丹田、補虛損、開腸胃，其功用在於健脾、和胃、安眠。
下水腫、癰腫和膿血。消熱毒，止腹瀉，利小便，除
瀉。除通氣，健脾胃。芝麻可治療體虛、勞累過度
疏經……血脈，去除頭皮屑，滋潤肌膚。蛤蜊可滋潤
消渴，能開胃。牛奶可養心肺，解熱毒，潤皮膚。冷補
月季可活血，消腫，敷毒。薑可除風邪寒熱，傷寒頭痛鼻
氣喘，止嘔吐，去痰下氣，去水腫氣脹，治時令外感咳嗽
治療肌膚麻木，關節腫痛，腳氣，霍亂大吐，轉筋不止。
補肺清熱，祛風勝濕，養顏駐容，輕身延年。治療體虛

丹田、補虛損、開腸胃，其功用在於健脾、和胃、安眠
下水腫，排除癰腫和膿血。消熱毒，止腹瀉，利小便，除
濁。除煩悶，通氣，健脾胃。芝麻可治療體虛、勞累過度
疏經絡，通血脈，去除頭皮屑，滋潤肌膚。蛤蜊可滋潤
消渴，能開胃。牛奶可養心肺，解熱毒，潤皮膚。冷補
月季可活血，消腫，敷毒。薑可除風邪寒熱，傷寒頭痛鼻
氣喘，止嘔吐，去痰下氣，去水腫氣脹，治時令外感咳嗽
治療肌膚麻木，關節腫痛，腳氣，霍亂大吐，轉筋不止。
補肺清熱，祛風勝濕，養顏駐容，輕身延年。治療體虛

李時珍
教你不生病的智慧

本草綱目飲食調養全書

上海中醫名家施維智真傳弟子
石晶明醫師　主編

胃、補虛損、開腸胃。其功用在於健脾、和胃、安眠。水腫，排除癰腫和膿血。消熱毒，止腹瀉，利小便，除胸。除煩悶，通氣，健脾胃。芝麻可治療體虛、勞累過度疏經絡，通血脈，去除頭皮屑，滋潤肌膚。蛤蜊可滋潤消渴，能開胃。牛奶可養心肺，解熱毒，潤皮膚。冷補，月季可活血，消腫，攻毒。薑可除風邪寒熱，傷寒頭痛鼻氣喘，止嘔吐，去痰下氣，去水腫氣脹，治時令外感咳嗽治療肌膚麻木，關節腫痛，腳氣，霍亂大吐，轉筋不止。補肺清熱，祛風勝濕，養顏駐容，輕身延年。治療體虛

前　言

菜市場裡的食材品種繁多，挑超久還是不知道該吃什麼。
最普通的蔬果肉禽怎樣搭配更有營養？
有哪些被我們忽視卻很有療效的小偏方？
……

《本草綱目》不僅是一部中藥學經典巨著，更是一本適合老百姓學習的飲食養生教材。本書所有的本草附方均取自《本草綱目》，經過認真篩選，將原文進行白話文釋義，讓讀者能夠將保健、康復常識寓於日常飲食之中，達到養生、防病、治病的目的。

本書還介紹了各項食材的宜忌搭配和食材適用人群，更結合現代營養學知識分析了食材營養特性，並附上相應食材的養生膳食，也可以作為菜譜使用，內容豐富，方便實用，是每個家庭不可或缺的健康生活好幫手。

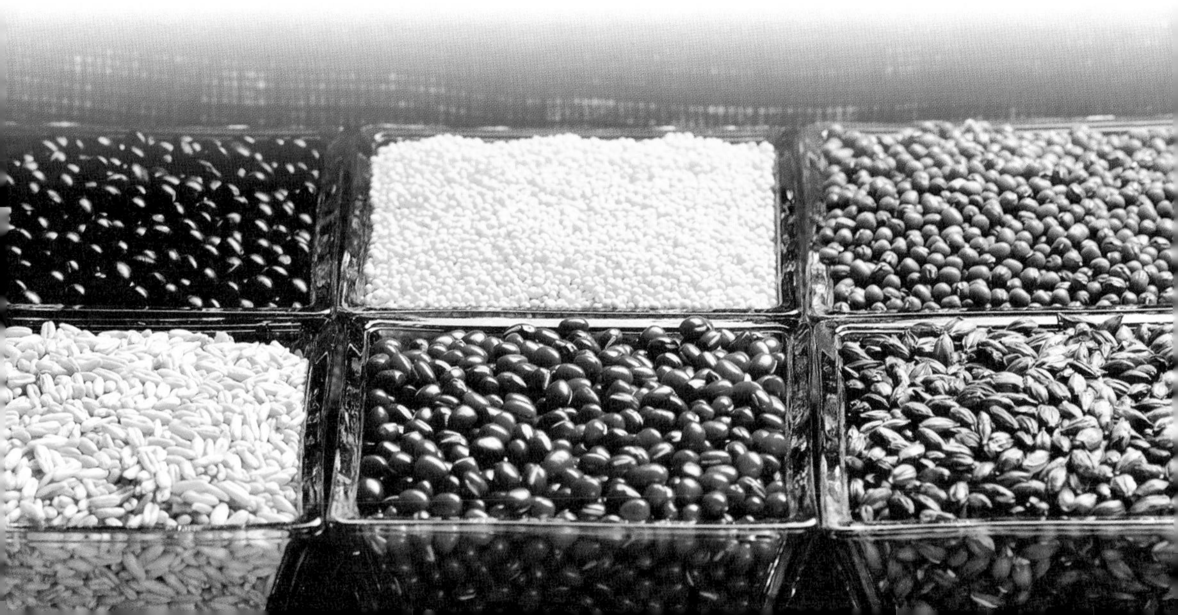

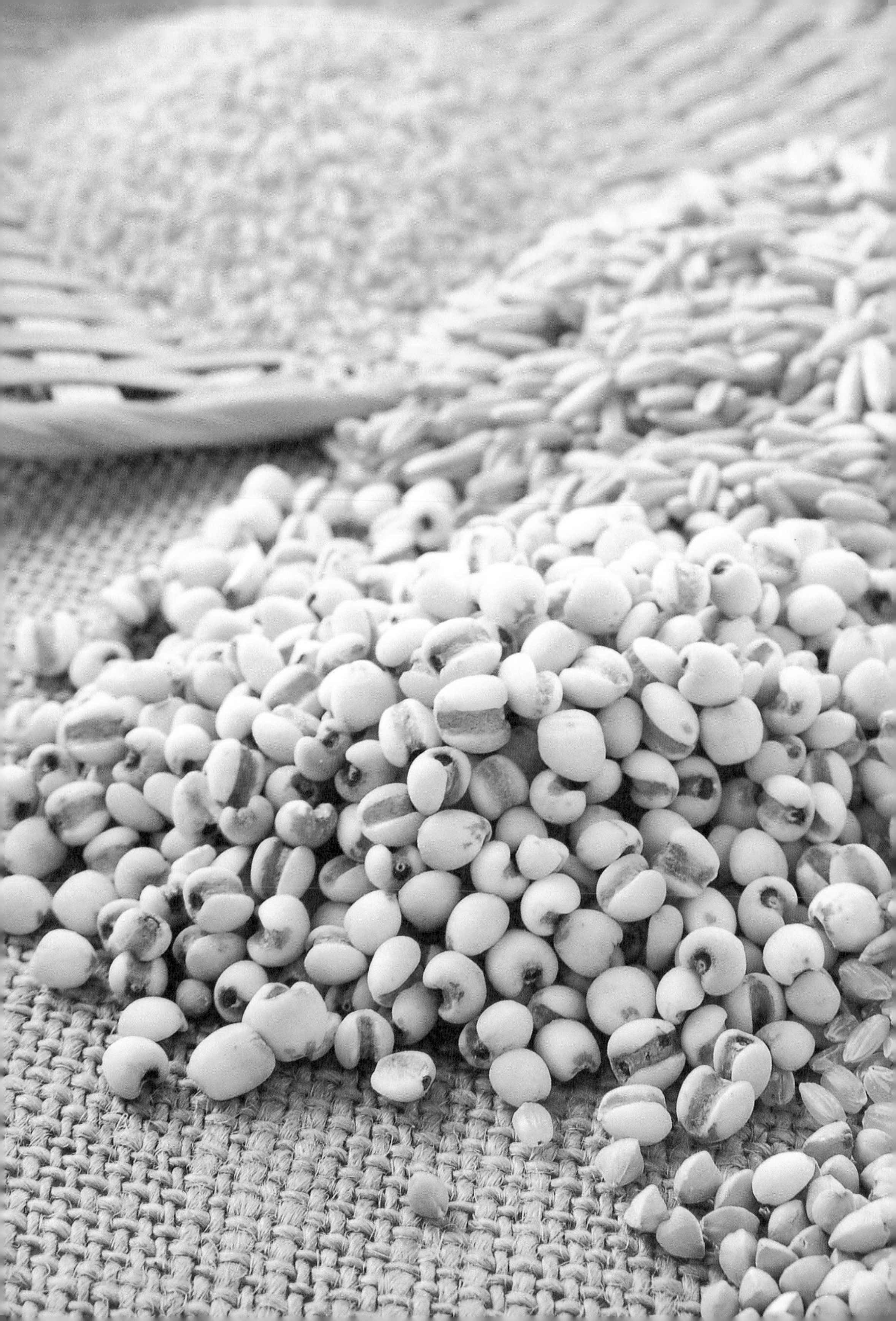

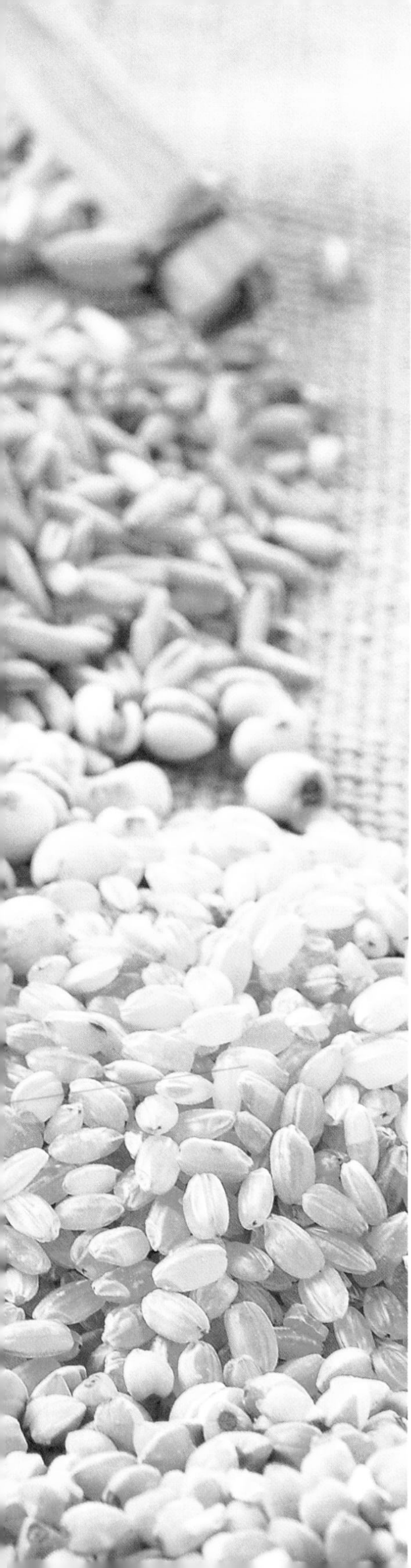

目　錄

PART 1　穀物篇

◆本書內容為作者多年來研究的精華彙集，其內容普遍適用於一般社會大眾；但由於個人體質多少有些互異，若在參閱、採用本書的建議後仍未能獲得改善或仍有所疑慮，建議您向專科醫師諮詢，才能為您的健康做好最佳的把關。

◆本書中的「本草附方」均來自《本草綱目》原方，故方中「兩、錢、升」均為古時計量單位。如需使用，請遵醫囑。

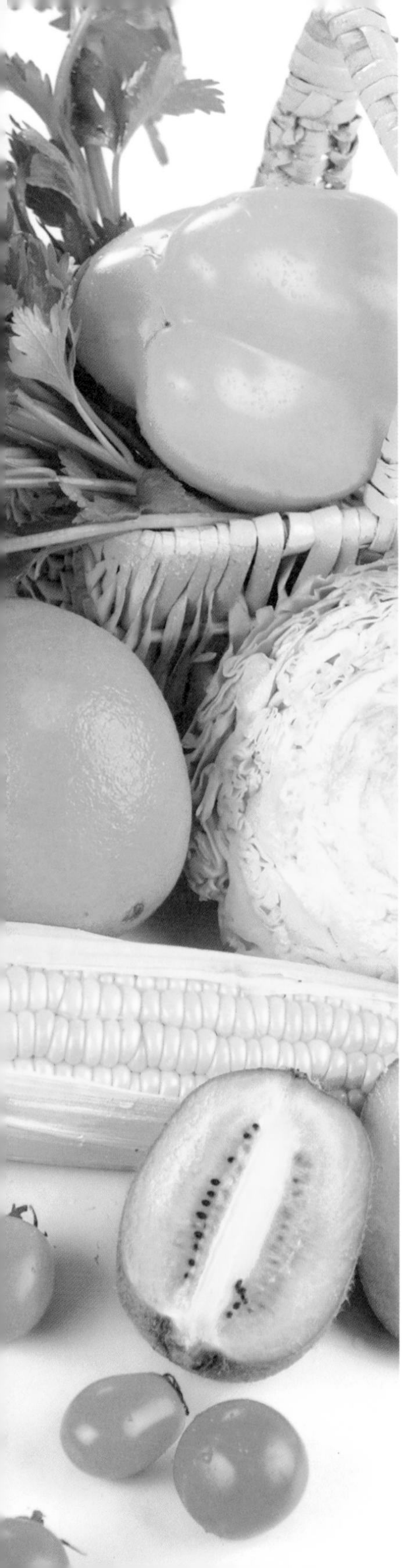

PART 2 蔬菜篇

PART 3 果品篇

PART 4 肉禽蛋篇

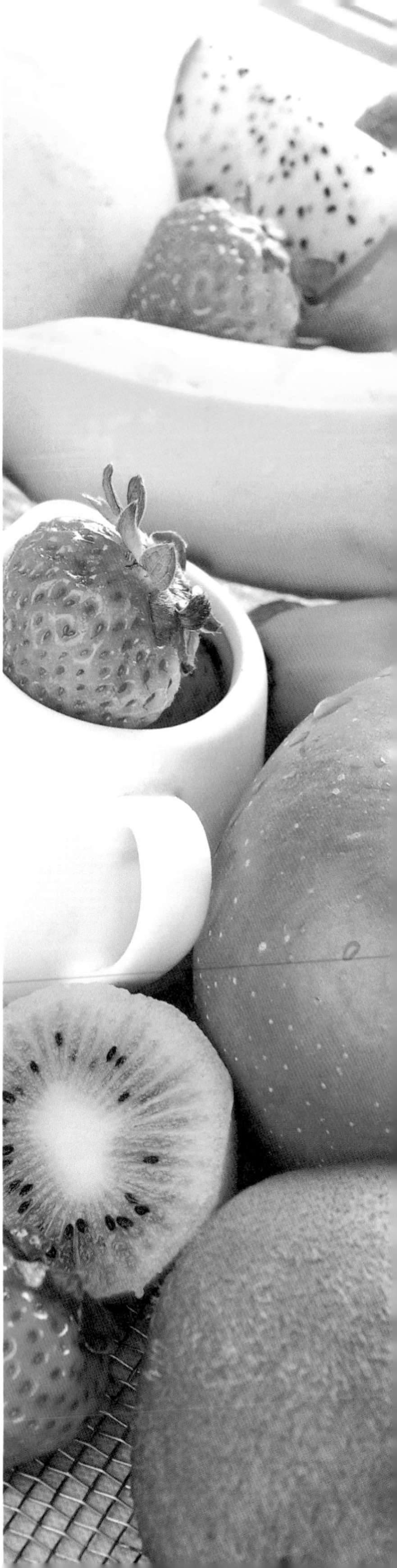

PART 5 菌藻篇

PART 6 水產篇

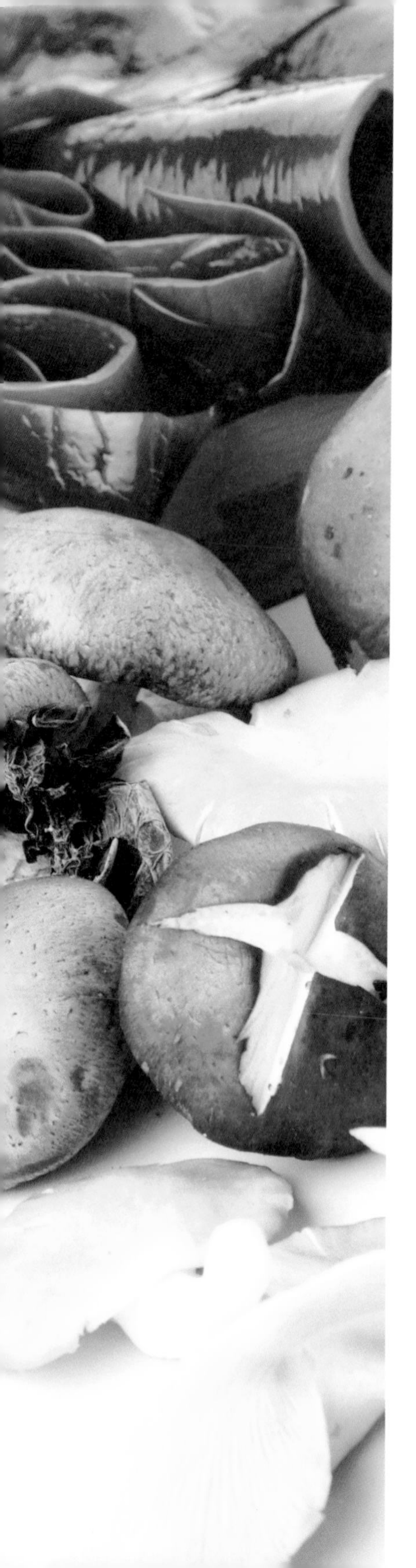

PART 7 飲品篇

PART 8 調料篇

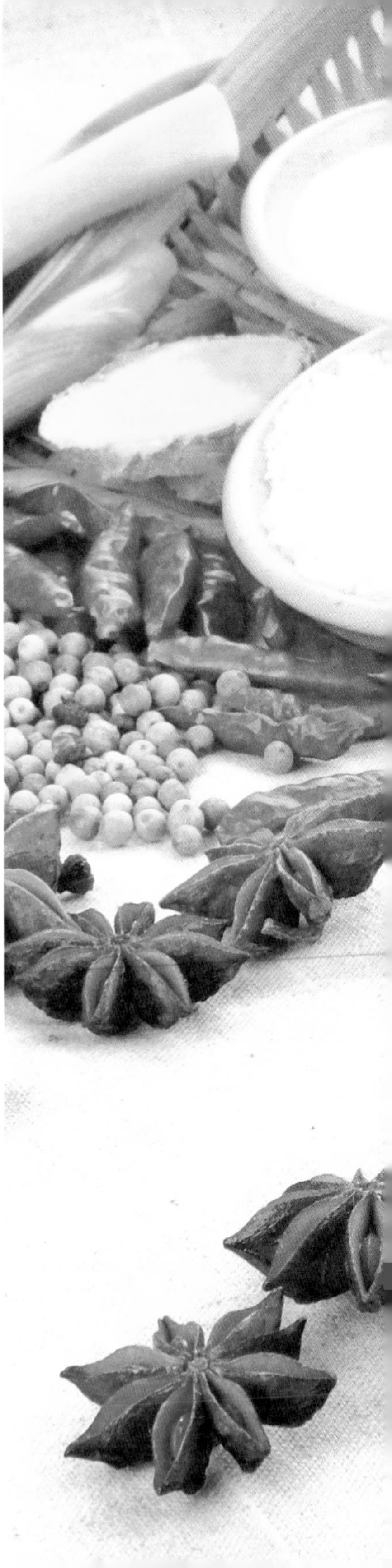

PART 1 穀物篇

中醫講「五穀爲養」，五穀雜糧最能滋養五臟眞氣，我們一日三餐都離不開它。穀類、豆類食物是我國傳統膳食結構中的主角，它們除了可以提供人體所需要的能量，還是人體所需蛋白質的主要來源。穀類食物和豆類食物價格較爲低廉，消化吸收利用率又高，它們一直都是我們最重要、最經濟的營養來源。

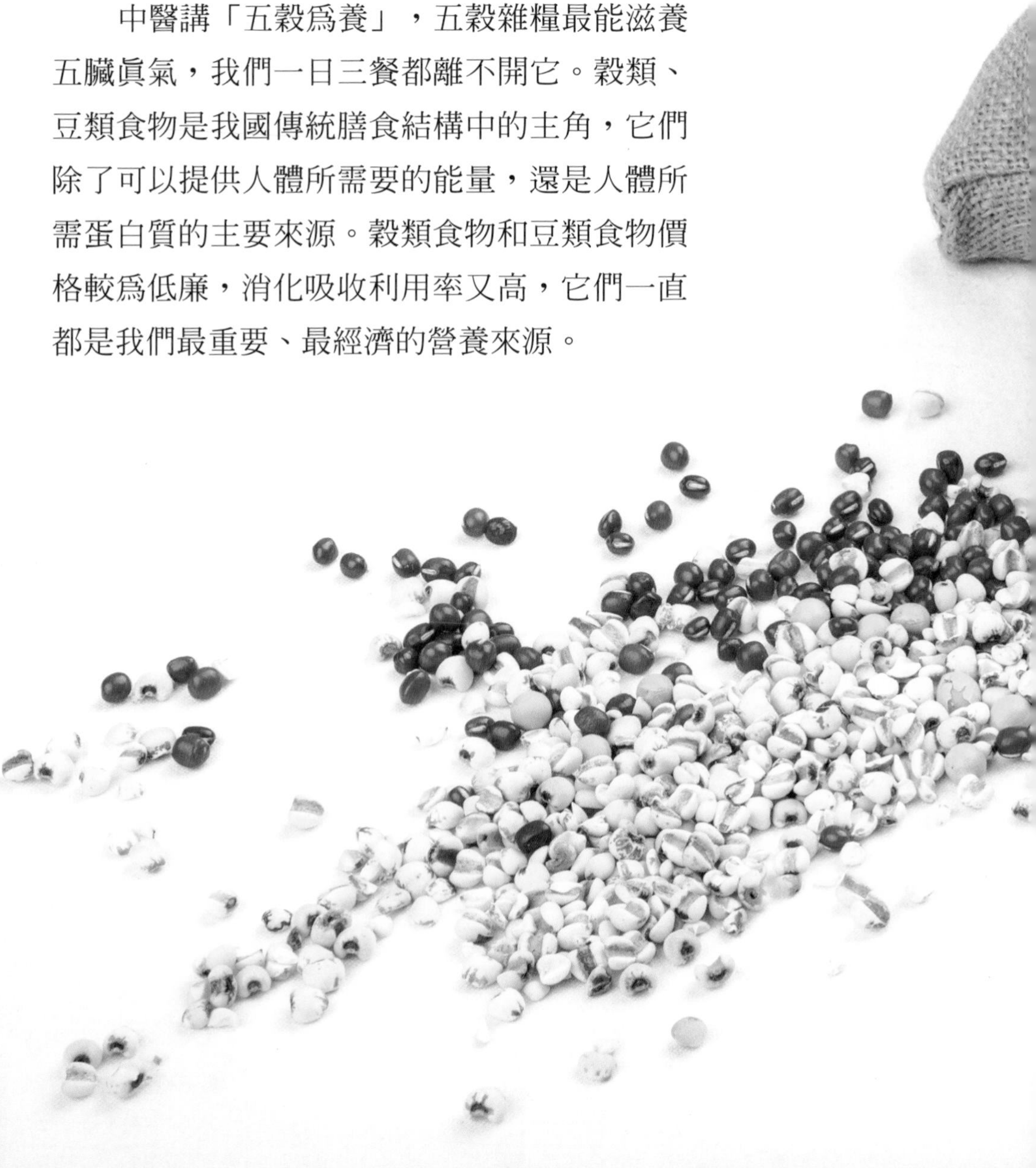

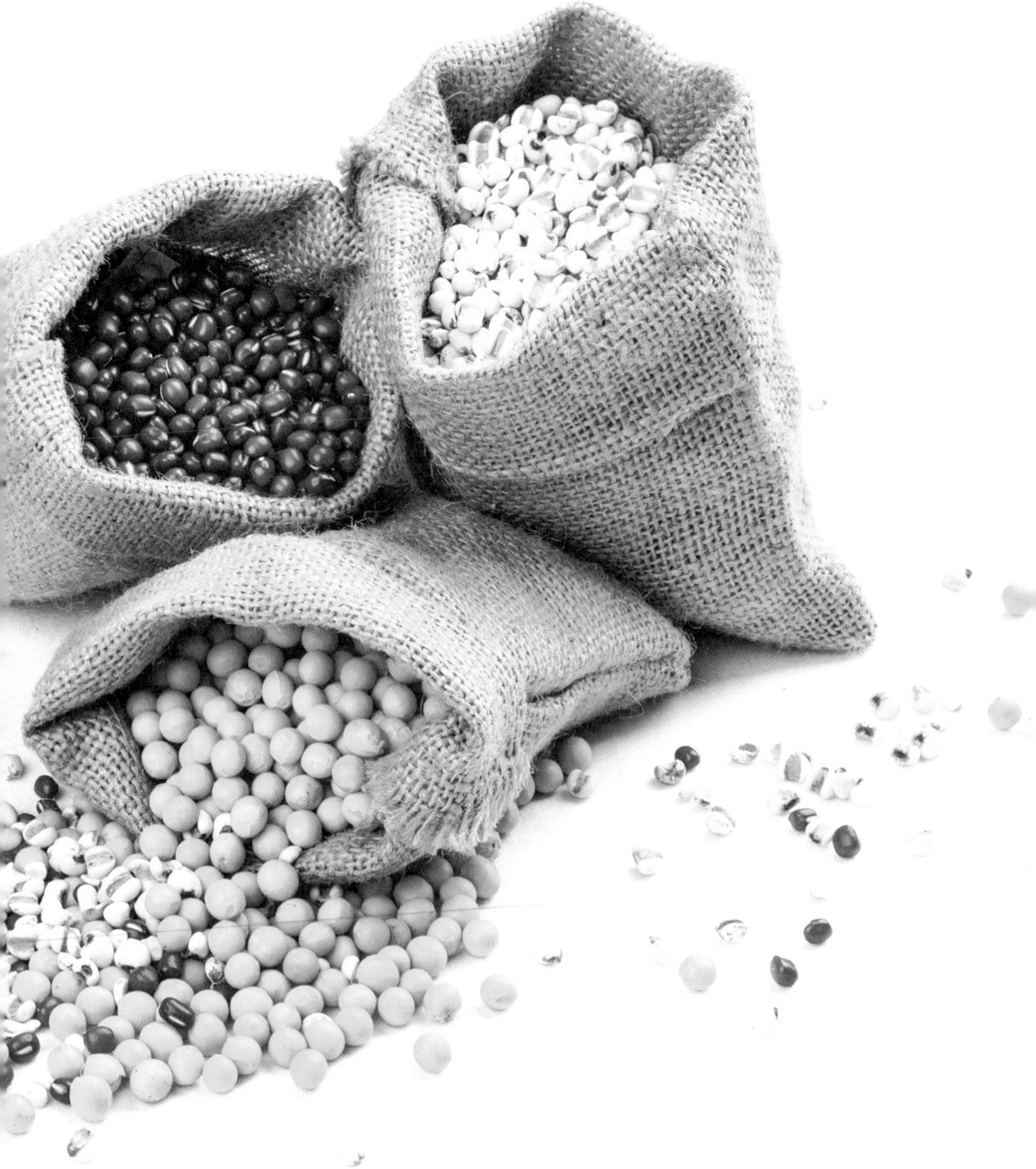

白米

釋　　名 大米、硬米、粳米。禾本科草本植物稻（粳稻）的種子。

性味歸經 性平，味甘，入脾、胃經。

主　　治 益脾胃，除煩渴，用於嘔吐或溫熱病所致的脾胃陰傷、胃氣不足、口乾渴等。

《本草綱目》記載：可健壯筋骨，益腸胃，通血脈，調和五臟。常食乾粳飯，令人不噎。

人群宜忌

✔**一般人群：**白米甘平，健脾益胃，老少皆宜。

✔**嬰兒：**產後奶水不足，可用米湯輔助餵養。

✘患者、產婦：病後產後虛弱，粥食最宜。

搭配宜忌

✔**白米與菠菜：**可補血養血，對痔瘡、便祕、高血壓有輔助治療作用。

✔**白米與蓮藕：**有健脾、開胃、止洩等功效，適用於食慾不振、大便稀薄等症。

✘白米與豬肝：不利於人體對鐵的吸收。

營養成分	/ 100 克
熱量（Cal）	346
蛋白質（g）	7.4
脂肪（g）	0.8
碳水化合物（g）	77.9
膳食纖維（g）	0.7
膽固醇（mg）	——
維生素 A（μg）	——
維生素 B1（mg）	0.11
維生素 B2（mg）	0.05
維生素 C（mg）	——
維生素 E（mg）	0.46
鈣（mg）	13
磷（mg）	110
鉀（mg）	103
鈉（mg）	3.8
鎂（mg）	34
鐵（mg）	2.3
鋅（mg）	1.7
硒（μg）	2.23

營養師提醒

白米中的蛋白質、脂肪、維生素 B 群含量都比較高，還含有鈣、磷、鐵等多種微量元素，是人體補充營養素的基礎食物。不過，由於白米缺乏維生素 A、維生素 C 和碘等人體必需成分，所以需要透過搭配蔬菜及其他食物來均衡營養。

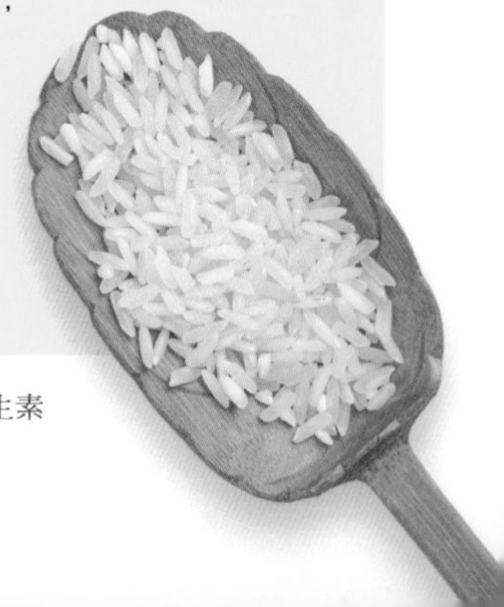

白米中含有的蛋白質、脂肪、維生素等營養素比較全面。

本草附方

1 **治汗出不止**：用一塊柔軟的布包白米粉，擦汗數次即止。

2 **治吐血、流血不止**：以淘陳米的水，溫服 1 杯，每日 3 次。

小偏方大功效

1 **風寒感冒**：白米 50 克，蔥白、白糖各適量。先煮白米，白米熟時把白糖和切成段的蔥白放入即可。每日 1 次，熱服。

2 **口臭、口腔潰瘍**：用淘白米的水漱口。

3 **健脾益胃**：白米 30~60 克。加水適量，煮成稀粥，早晨食用。

4 **補益心脾**：白米 100 克，桂圓肉 25 克，白糖適量。共入鍋中，加適量水熬煮成粥，調入白糖即成。

養生藥膳

補脾腎、潤燥益肺，適用於咳嗽、氣喘、腰痛、便祕者

鮮奶玉液：白米 100 克，核桃仁、牛奶、白糖各適量。白米洗淨，浸泡 1 小時後撈出，與核桃仁、牛奶、清水攪拌磨細，再用濾網過濾取汁，然後將汁倒入鍋內加清水燒沸，放入白糖攪拌至完全溶解後，過濾去渣，取濾液倒入鍋內燒沸即成。

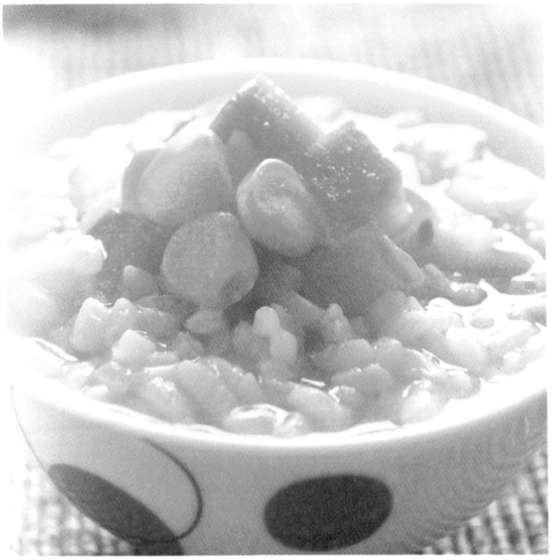

胡蘿蔔玉米粥有補肝明目、健脾養胃的功效。

補中益氣、健脾養胃，適用於病後脾胃虛弱、煩熱口渴者

蜜汁白米花生粥：白米 100 克，花生米 50 克，白糖、牛奶、蜂蜜各適量。白米洗淨，花生米洗淨，放入清水中浸泡 2 小時。鍋中倒入清水適量，加入白米和花生米熬煮成粥，再加適量白糖和牛奶攪勻，待稍涼後加蜂蜜調味即可。

胡蘿蔔玉米粥：胡蘿蔔 2 根，白米 50 克，玉米粒適量。白米洗淨，胡蘿蔔洗淨切成小碎塊。鍋中倒入清水適量，加入白米煮至五分熟時，放入胡蘿蔔、玉米粒煮熟即可。當早餐或晚餐食用。

糯米

釋　名 糯米是糯稻脫殼的米。中國南方稱糯米，北方則多稱江米。

性味歸經 性溫，味甘，入脾、胃、肺經。

主　治 具有補中益氣、健脾養胃、止虛汗的功效，對脾胃虛寒、食慾不佳、腹脹、腹瀉有一定緩解作用。

《本草綱目》記載：其暖脾胃，止虛寒，瀉痢，縮小便，收自汗，發痘瘡。

人群宜忌

✔**脾虛泄瀉者：**有補中益氣、止瀉的作用。

✔**產婦血虛者：**益血安胎，宜食粥。

✘老人、小孩、患者：糯米不易消化，一次不要食用過多。

搭配宜忌

✔**糯米與大棗：**健脾益氣，適用於心悸、失眠等症。

✔**糯米與蓮子：**強健骨骼及牙齒，能補養脾肺。

✘糯米與蘋果：會產生不易消化的物質，易出現噁心、嘔吐、腹痛等症狀。

營養成分	/ 100 克
熱量（Cal）	349
蛋白質（g）	7.3
脂肪（g）	1
碳水化合物（g）	78.3
膳食纖維（g）	0.8
膽固醇（mg）	——
維生素 A（μg）	——
維生素 B1（mg）	0.11
維生素 B2（mg）	0.04
維生素 C（mg）	——
維生素 E（mg）	1.29
鈣（mg）	26
磷（mg）	113
鉀（mg）	137
鈉（mg）	1.5
鎂（mg）	49
鐵（mg）	1.4
鋅（mg）	1.54
硒（μg）	2.71

營養師提醒

糯米是一種溫和的滋補品，可以止口渴，健脾胃，被譽為「脾之果」。經常食用，不僅營養滋補，還能溫暖五臟、強壯身體。但糯米性黏滯，難消化，故一次不宜食用過多。

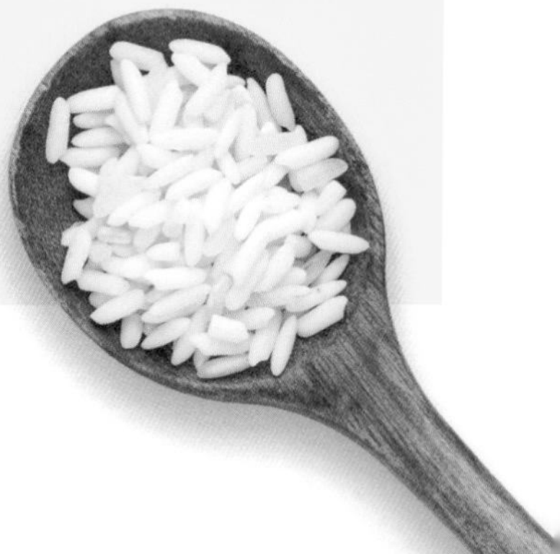

糯米以當年的新米為好。

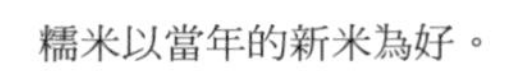

小偏方大功效

1 **胃痛**：糯米 100 克，百合、紅糖各適量。煮粥食用。

2 **便祕**：糯米 100 克，葡萄乾適量。煮粥食用。

3 **貧血**：糯米 100 克，大棗適量。煮粥食用。

4 **乳腺增生**：糯米 60 克，山藥、白糖各適量，白糖少許。用水煎服。

5 **補中益氣**：糯米 100 克。煮為稀粥服食，每日 1~2 次，喜好甜食者，可加白糖同煮。

6 **補虛止血**：糯米、藕粉、白糖各適量。加水揉成團，蒸食。

養生藥膳

增強體質，適用於體質虛弱、面色萎黃、少氣乏力者

糯米百合粥：糯米 100 克，百合、蓮子各 10 克，白糖適量。糯米、百合、蓮子洗淨備用。鍋中倒入清水適量，燒到半開時，倒入所有原料，待大火燒沸後調至小火慢慢熬製，粥熟時加入適量白糖，攪拌均勻即可。

調理腸胃，胃腸虛弱者可常食

糯米蓮藕片：蓮藕 200 克，糯米 100 克，白糖、桂花釀各適量。蓮藕去皮洗淨，將一端切開做蓋；糯米洗淨，浸漲，灌入蓮藕段中，蓋上蓋，用牙籤刺牢放入鍋中。倒水至鍋中，放白糖，大火燒沸，後用小火慢煮至熟，切片裝盤，淋桂花釀即可。

寬中健脾、祛熱解暑、活血化瘀

黃豆糯米粥：黃豆、糯米各 80 克，核桃 2 個。黃豆、糯米分別洗淨，放入溫水中浸泡半小時撈出；核桃敲碎取仁。鍋中倒入適量清水，加入糯米，大火燒沸後轉小火，然後加黃豆、核桃仁，煮熟即可。

蜂蜜糯米粥：糯米 120 克，蜂蜜適量。糯米洗淨，鍋中倒入適量清水，加入糯米煮粥，待稍涼後加蜂蜜調勻，服食。

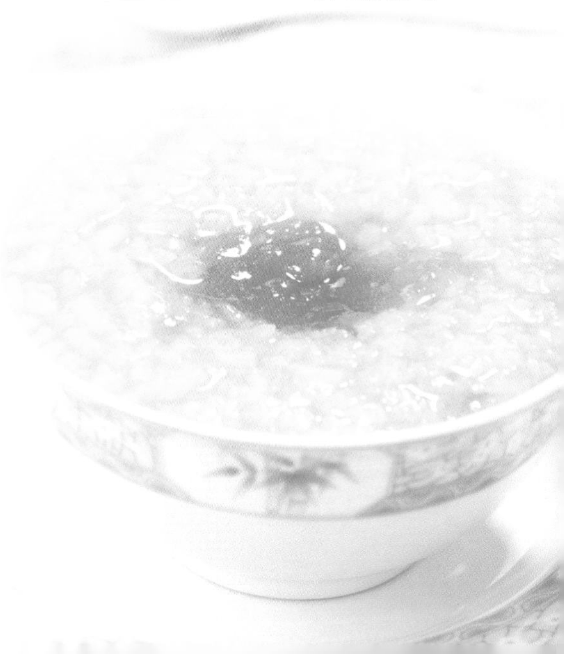

煮粥前先將糯米泡一夜，煮成的粥更好吃。

小米

釋　　名　學名粟，古稱「禾」，又稱「粱」。

性味歸經　性微寒，味甘，入脾、胃、腎經。

主　　治　健胃除濕，和胃安眠，滋養腎氣。輔助治療胃虛失眠、女性白帶發黃。

《本草綱目》記載：煮粥食益丹田、補虛損、開腸胃，其功用在於健脾、和胃、安眠。

人群宜忌

✔**一般人**：健脾益胃，老少皆宜。

✔**產婦**：產後虛弱，粥食最宜。

✔**高血壓、皮膚病、炎症患者**：小米對高血壓、皮膚病、炎症均有一定的預防和抑製作用。

搭配宜忌

✔**桂圓與小米**：補血養顏、安神益智，適用於心脾虛損、失眠健忘等症。

✔**胡蘿蔔與小米**：有助於保健眼睛，滋養皮膚。

✘杏仁與小米：易引起嘔吐、腹瀉。

營養成分	/ 100 克
熱量（Cal）	360
蛋白質（g）	9
脂肪（g）	3.1
碳水化合物（g）	75.1
膳食纖維（g）	1.6
膽固醇（mg）	——
維生素 A（μg）	17
維生素 B1（mg）	0.33
維生素 B2（mg）	0.1
維生素 C（mg）	——
維生素 E（mg）	3.63
鈣（mg）	41
磷（mg）	229
鉀（mg）	284
鈉（mg）	4.3
鎂（mg）	107
鐵（mg）	5.1
鋅（mg）	1.87
硒（μg）	4.74

營養師提醒

小米熬粥營養價值豐富，有「代參湯」之美稱。它保存了許多的維生素和礦物質，對身體虛弱的產婦具有很好的滋補作用。但其蛋白質的胺基酸組成並不理想，產婦還應注意與其他穀物搭配食用，避免營養不良。

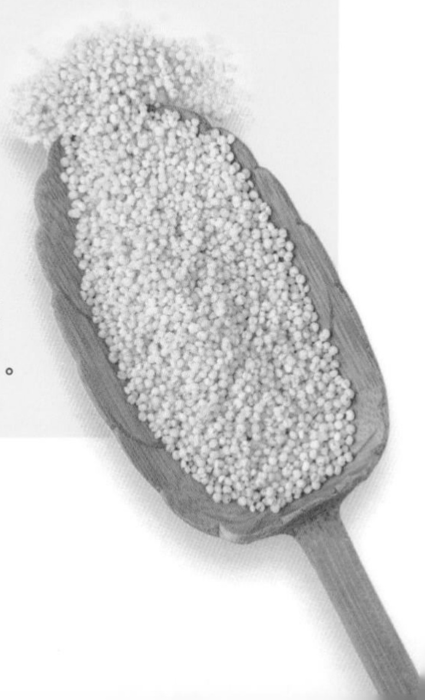

新鮮小米色澤均勻，呈金黃色，富有光澤。

本草附方

1 **治燒燙傷**：將小米炒焦，加水澄清，濾出汁後煎熬至跟麥芽糖一樣稠。熬好後，頻頻敷患處，能止痛，消除疤痕。

2 **治鼻血不止**：小米粉與水煮服用。

3 **治反胃吐食、脾胃虛弱**：小米500毫升，磨成粉，加水調成丸子。每次用7顆，煮熟後，加鹽調味，空腹和煮丸子的汁一起吞下。

4 **治糖尿病多食善飢**：陳小米煮粥服用。

小偏方大功效

1 **高血壓**：小米50克，蓮子適量。煮粥食用。

2 **胃病**：小米50克，薑片適量。煮粥食用。

3 **調中補虛**：小米100克，紅糖適量。小米煮粥，熟時加紅糖調勻食用。

4 **健胃除濕**：小米60克搗碎，洋蔥絲適量。兩者煎湯食用。

養生藥膳

益補肝腎、養心健腦

桂圓小米栗子粥：小米、玉米各80克，桂圓、栗子各50克，紅糖適量。小米、玉米分別洗淨，放入清水中浸泡30分鐘；桂圓、栗子去殼取肉，洗淨備用。小米、玉米、桂圓、栗子一起放入鍋中，倒入清水，熬煮成粥，調入紅糖即成。

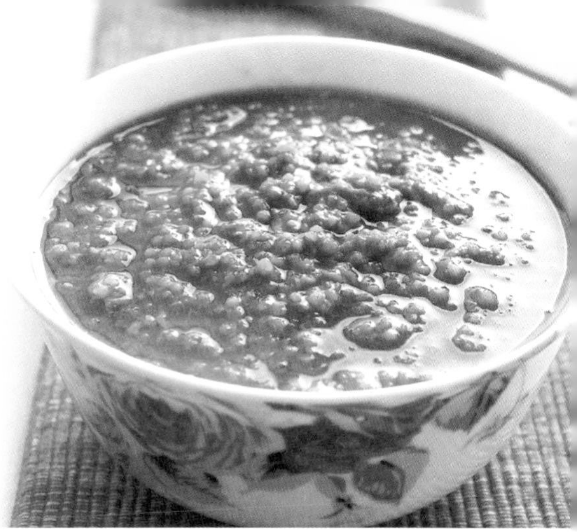

小米雞蛋粥滋補養胃、補血補虛，適合女性常食。

和胃安眠，適用於睡眠不實、脾胃不和者

芹菜小米粥：芹菜、小米各50克，白米100克，白糖適量。芹菜去根、洗淨、切成碎末，小米、白米分別洗淨，撈出。小米與白米同放入鍋中，加適量水，大火煮成粥。粥至八分熟時放入芹菜，待粥熟時加白糖調味即可。

小米雞蛋粥：小米100克，雞蛋2顆，紅糖適量。小米洗淨，加水上鍋，用大火燒沸，再用小火熬煮至粥濃，打入雞蛋，然後把雞蛋打散略煮，以紅糖調味後即成。

薏仁

釋　　名 又稱苡仁、苡米、藥玉米等。

性味歸經 性微寒，味甘，入脾、胃、大腸經。

主　　治 健脾利濕，止瀉排膿，用於脾虛腹瀉、關節疼痛、水腫、腳氣、皮膚粗糙等。

《本草綱目》記載：健脾益胃，補肺清熱，祛風勝濕，養顏駐容，輕身延年。

人群宜忌

✔**一般人群**：薏仁能補虛抗癌，老少皆宜。

✔**腫瘤患者**：能減輕腫瘤患者放、化療的毒副作用。

✔**愛美人士**：薏仁中的薏苡素可以防止曬黑，改善肌膚乾燥狀況。

搭配宜忌

✔**香菇與薏仁**：化痰理氣、清熱排膿。

✔**白木耳與薏仁**：滋補生津，常食可治療脾胃虛弱、肺胃陰虛等症。

營養成分	/ 100 克
熱量（Cal）	360
蛋白質（g）	12.8
脂肪（g）	3.3
碳水化合物（g）	71.1
膳食纖維（g）	2
膽固醇（mg）	——
維生素 A（μg）	——
維生素 B1（mg）	0.22
維生素 B2（mg）	0.15
維生素 C（mg）	——
維生素 E（mg）	2.08
鈣（mg）	42
磷（mg）	217
鉀（mg）	238
鈉（mg）	3.6
鎂（mg）	88
鐵（mg）	3.6
鋅（mg）	1.68
硒（μg）	3.07

營養師提醒

薏仁的營養價值很高，可作糧食食用，味道和白米相似，且易消化，煮粥、做湯均可。而且效果溫和，不論用於滋補還是用於治病都可以，微寒而不傷胃，益脾而不滋膩。

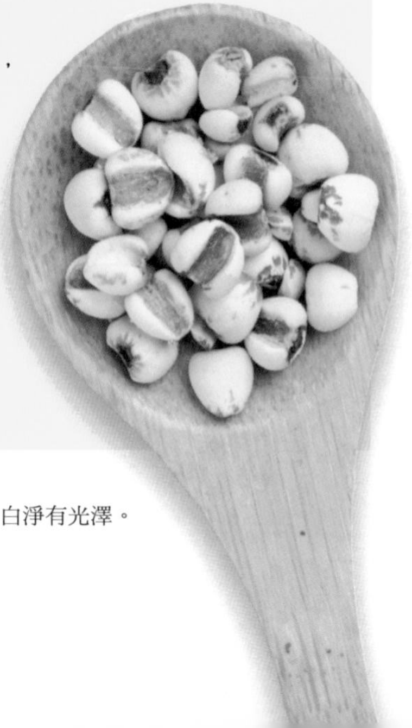

常食薏仁，可以使皮膚光滑細膩、白淨有光澤。

本草附方

1 **治四肢屈伸不利**：將薏仁研末，與白米煮粥食用。

2 **治水腫、喘氣急促**：郁李仁2兩研末，用水濾汁後和薏仁煮粥，每日食用。

3 **治天陰後風濕身疼**：麻黃2兩，杏仁20枚，甘草、薏仁各1兩，水4升，煮至2升，分3次服。

4 **治肺膿腫吐膿血**：薏仁10兩研末，加水3升，煎至1升，酒少許，送服。

小偏方大功效

1 **糖尿病**：薏仁適量。做粥，每日食用1小碗。

2 **黃疸**：薏仁60克。水煎服，每日2次。

3 **健脾除濕**：薏仁50克煮粥，用適量白糖調味食用。

4 **利水消腫**：熟薏仁粉5克。泡500毫升溫沸水，做茶水飲用。

養生藥膳

健脾除濕、潤肺止瀉、潤膚美容

薏仁蓮子百合粥：薏仁、白米各50克，蓮子（去心）30克，百合20克，紅糖、枸杞子適量。薏仁、白米、蓮子、百合分別洗淨。鍋中加清水適量，放入薏仁、蓮子、百合煮爛，再加入白米煮成粥，加枸杞子略煮，用適量紅糖調味食用。

健脾除濕、清熱排膿，適合糖尿病、水腫、扁平疣等症

薏仁白果湯：薏仁60克，白果（去殼）8~12枚，白糖（或冰糖）適量。薏仁、白果分別洗淨。鍋中倒入清水適量，加入薏仁、白果煮湯，熟時用白糖（或冰糖）調味食用。

薏仁綠豆粥：薏仁100克，綠豆50克，白糖適量。薏仁、綠豆分別洗淨。鍋中倒入清水適量，先放綠豆煮至豆熟，再加入薏仁，用小火煮成粥，加適量白糖即成。

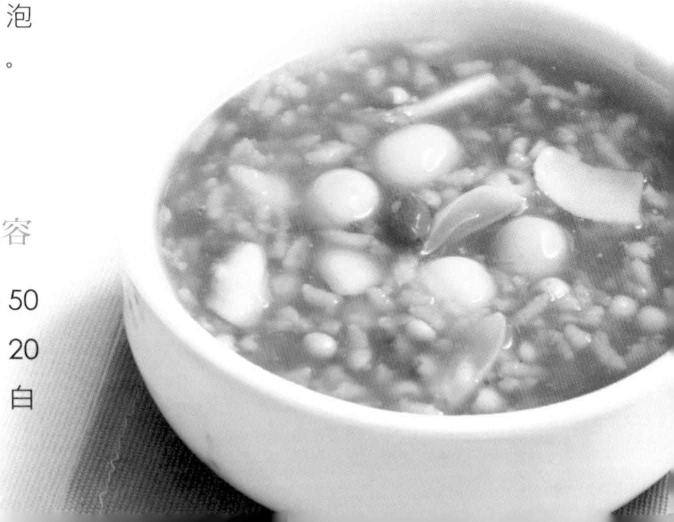

薏仁蓮子百合粥有滋陰潤肺的功效，適宜夏秋季節食用。

玉米

釋　名	俗名苞米、包穀、珍珠米、玉蜀黍等。
性味歸經	性平，味甘，入胃、大腸經。
主　治	調中健胃，消腫利尿，用於脾胃不健、食慾不振、小便不利或水腫、高血脂症、冠心病等。

《本草綱目》記載：味甘，性平，無毒，可調中開胃。其根葉可治小便淋瀝。

人群宜忌

✔**一般人群：**玉米性平，味甘，老少皆宜。

✔**老人：**玉米是抗眼睛老化的極佳補品。

✔**糖尿病患者：**玉米中的膳食纖維可吸收一部分葡萄糖，使血糖濃度下降。

搭配宜忌

✔**草莓與玉米：**可預防黑斑和雀斑生成。

✔**松子與玉米：**輔助治療脾肺氣虛、乾咳少痰、大便乾結等症狀。

✘**馬鈴薯與玉米：**二者同食使體內吸收太多澱粉，常大量食用易導致體重增加、血糖上升。

鮮玉米營養成分	/ 100 克
熱量（Cal）	112
蛋白質（g）	4
脂肪（g）	1.2
碳水化合物（g）	22.8
膳食纖維（g）	2.9
膽固醇（mg）	——
維生素 A（μg）	——
維生素 B1（mg）	0.16
維生素 B2（mg）	0.11
維生素 C（mg）	16
維生素 E（mg）	0.46
鈣（mg）	——
磷（mg）	117
鉀（mg）	238
鈉（mg）	1.1
鎂（mg）	32
鐵（mg）	1.1
鋅（mg）	0.9
硒（μg）	1.63

營養師提醒

玉米是粗糧中的保健佳品，對人體健康有利。玉米中所含的營養物質可以增強人體新陳代謝，調整神經功能，使皮膚細嫩光滑，並抑制、延緩皺紋產生，有長壽、美容的作用。

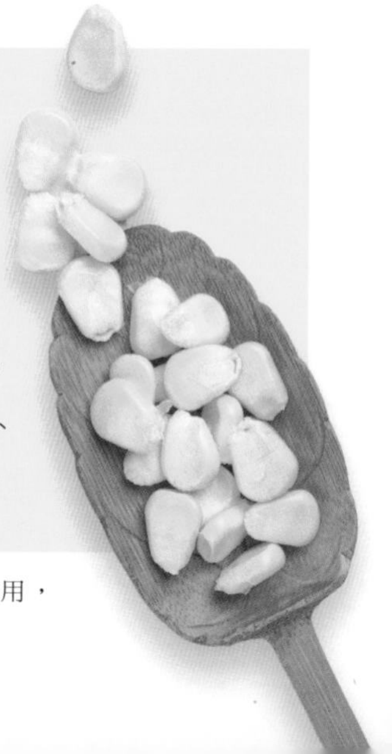

玉米有很強的抗氧化作用，能延緩衰老。

小偏方大功效

1 **瘡癬**：玉米粒250克，水熬取汁，再濃縮成膏，塗抹患處。

2 **小便不利**：玉米粒180克，甜椒、鹽、植物油各適量。玉米粒洗淨，甜椒切小丁。鍋中放油燒熱，加玉米粒煸炒5分鐘，放入甜椒丁、鹽，翻炒片刻即可。

3 **消腫利尿**：玉米粒30克，玉米鬚15克。加水適量，煎湯代茶飲。

4 **降血脂**：玉米粉30~60克，香油、蔥花、薑絲、鹽各適量。鍋中水開後撒入玉米粉，並攪勻成糊狀，待熟時加香油、蔥花、薑絲、鹽調味服食。

養生藥膳

潤腸通便

黑芝麻雙米粥：小米60克，黑芝麻20克，玉米粒40克，鵪鶉蛋3個，冰糖適量。小米洗淨，黑芝麻炒熟後碾成芝麻粉，鵪鶉蛋煮熟去殼備用。鍋中加適量的清水，大火煮開，加入小米、黑芝麻和玉米粒，再次煮開後改小火煮熟。加入冰糖，待糖化開後，放入鵪鶉蛋即可。

補益氣血、健脾養胃

排骨玉米：玉米半根，排骨50克，扁豆、蘑菇各60克，蔥花、薑絲、鹽、植物油、醬油、胡椒粉、紅糖各適量。玉米切厚片，排骨、扁豆、蘑菇分別放入沸水中汆。鍋中放油燒熱後，加入紅糖，炒至紅亮後放入排骨快速翻炒，排骨發紅時加清水燉煮，並加入蔥花、薑絲。排骨燉至八分熟後，投入蘑菇塊、玉米、扁豆等，共同煮到肉爛。最後加入鹽、醬油、胡椒粉調味即可。

強健脾胃

紅薯米粥：紅薯250克，玉米200克。鍋中倒入清水適量，下全部材料煮至紅薯軟爛、玉米開花，湯稠為度。

蘋果玉米湯：蘋果2個，玉米半根，雞腿1隻，薑片適量。雞腿放入沸水中汆後撈出；蘋果、玉米洗淨切成塊。把雞腿和玉米、蘋果加上清水一起放入煲鍋，大火燒沸，再轉小火煲40分鐘即可。

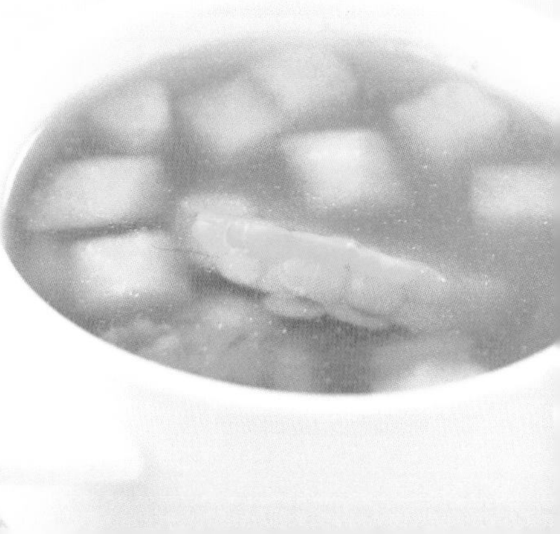

蘋果玉米湯能促進腸道
蠕動，幫助排出腸毒。

燕麥

釋　　名	又名雀麥、野麥。禾本科草本植物雀麥的種子。
性味歸經	性溫，味甘，入脾、胃、肝經。
主　　治	有補益脾胃、滑腸催產、止虛汗和止血等功效。

《本草綱目》記載：燕麥可充飢滑腸，煮成汁飲用，主治女人難產。

人群宜忌

✔**一般人群：**燕麥補虛，老少皆宜。

✔**便祕者：**燕麥有通便的作用。

✔**糖尿病患者：**燕麥含豐富可溶性膳食纖維，可以控制血糖指數，降低膽固醇，降血壓。

搭配宜忌

✔**牛奶與燕麥：**對身體醣類、脂肪類代謝有調節作用。

✔**山藥與燕麥：**具有健身益壽的作用，更是糖尿病、高血壓、高血脂症患者的膳食佳品。

✔**小米與燕麥：**可增加各類維生素、礦物質的攝取量。

✘**菠菜與燕麥：**二者同食會影響人體對鈣的吸收。

燕麥片營養成分	/ 100 克
熱量（Cal）	376
蛋白質（g）	15
脂肪（g）	6.7
碳水化合物（g）	66.9
膳食纖維（g）	5.3
膽固醇（mg）	——
維生素 A（μg）	——
維生素 B1（mg）	0.3
維生素 B2（mg）	0.13
維生素 C（mg）	——
維生素 E（mg）	3.07
鈣（mg）	186
磷（mg）	291
鉀（mg）	214
鈉（mg）	3.7
鎂（mg）	177
鐵（mg）	7
鋅（mg）	2.59
硒（μg）	4.31

營養師提醒

燕麥中富含膳食纖維和皂苷素（sapogenin），可以幫助調節人體的腸胃功能，預防便祕。它還含有豐富的維生素 E，可以保持肌膚彈性，是上好的美容品。不過，燕麥中缺乏維生素 C，最好與富含維生素 C 的食物一起食用。

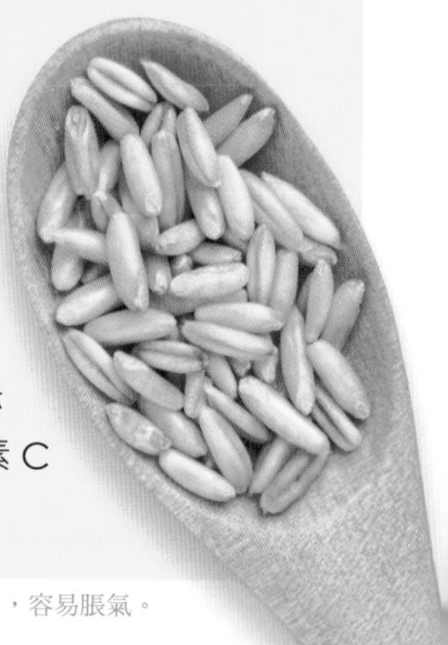

燕麥一次不宜食用太多，容易脹氣。

小偏方大功效

1 **自汗、盜汗**：燕麥 30 克。水煎去渣，分 2 次服，服用時可加白糖。

2 **皮膚瘙癢**：燕麥片 20 克，牛奶適量。調成乾糊狀，敷患處數次。

3 **消食化積**：燕麥、白米各 50 克。同煮至粥熟後，加適量白糖調味服食。

4 **降脂減肥**：燕麥片適量。放入鍋內，加清水，待水開時攪拌，煮至熟軟。

養生藥膳

降脂減肥，適用於肥胖、高血脂症、冠心病患者

小白菜雞蛋麥片：小白菜 80 克，燕麥片 100 克，雞蛋 1 顆，鹽、香油各適量。鍋中倒入清水適量，燒沸，把雞蛋打入鍋內攪散，小白菜切碎放入，待水燒沸後，放入燕麥片並不停攪動，燒沸後加鹽，淋上適量香油即可。

潤腸通便，排便不順者可以多吃

山藥牛奶燕麥粥：牛奶 500 毫升，燕麥片 100 克，山藥 50 克，白糖適量。將牛奶倒入鍋中，山藥洗淨去皮切塊，與燕麥片一起入鍋，小火煮，邊煮邊攪拌，煮至燕麥片、山藥熟爛，加白糖調味即可。

減肥、美容養顏

全麥大棗飯：燕麥、大麥、小麥、蕎麥各 40 克，白米 50 克，大棗 8 個。燕麥、大麥、小麥、蕎麥分別洗淨，浸泡一晚；白米洗淨，大棗洗淨去核。將所有的材料一起入鍋，加適量清水煮成飯即可。

燕麥南瓜粥：燕麥 30 克，白米 50 克，小南瓜 1 個，蔥花、鹽各適量。小南瓜洗淨削皮，切成小塊。白米洗淨，放入鍋中，加適量水，大火燒沸後改小火煮 20 分鐘，再放入南瓜塊、燕麥，用小火煮 10 分鐘。加入鹽、蔥花調味即成。

燕麥南瓜粥不僅營養豐富，
而且熱量很低，減肥人群可常食。

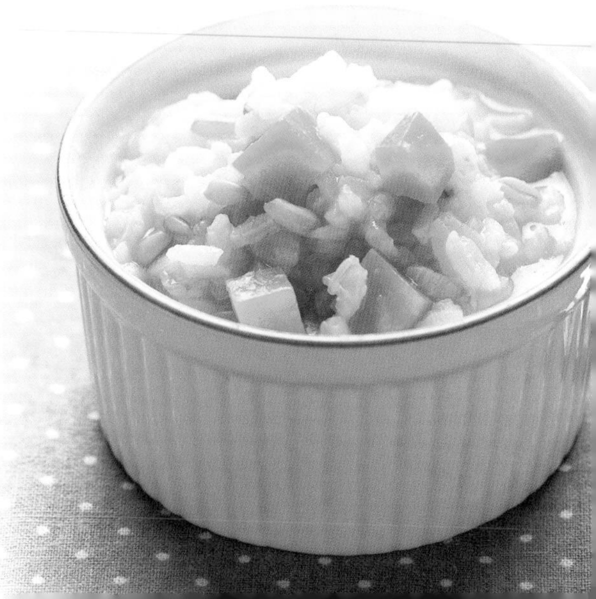

小麥

釋　　名　又名麩麥，屬禾本科栽培作物。

性味歸經　性寒，味甘，入心、脾、腎經。

主　　治　具有養心益腎、健脾止渴、除熱解渴、收斂虛汗等作用。

《本草綱目》記載：小麥可除熱，止煩渴，利小便，補養肝氣，止漏血唾血。

人群宜忌

✔**一般人群**：小麥健脾益胃，老少皆宜。

✔**食道炎患者**：小麥具有抗食管癌的作用，宜多吃。

✘慢性肝病患者：小麥含天然鎮靜劑物質，慢性肝病患者不宜食用。

搭配宜忌

✔**大棗與小麥**：可養氣血、健脾胃，適用於氣血兩虧、脾胃不足所致的心慌、氣短、失眠。

✘枇杷與小麥：易生痰。

營養成分	/ 100 克
熱量（Cal）	337
蛋白質（g）	11.9
脂肪（g）	1.3
碳水化合物（g）	75.2
膳食纖維（g）	10.8
膽固醇（mg）	——
維生素 A（μg）	——
維生素 B_1（mg）	0.4
維生素 B_2（mg）	0.1
維生素 C（mg）	——
維生素 E（mg）	1.82
鈣（mg）	34
磷（mg）	325
鉀（mg）	289
鈉（mg）	6.8
鎂（mg）	4
鐵（mg）	5.1
鋅（mg）	2.33
硒（μg）	4.05

營養師提醒

更年期女性食用未被加工的小麥能緩解更年期綜合症，進食全麥食品可以降低血液循環中雌激素的含量，預防乳腺癌。小麥粉還有很好的嫩膚、除皺、去斑功效，與白米搭配食用效果最好。

小麥做成麵粉時，加工精細度越高，營養越低。

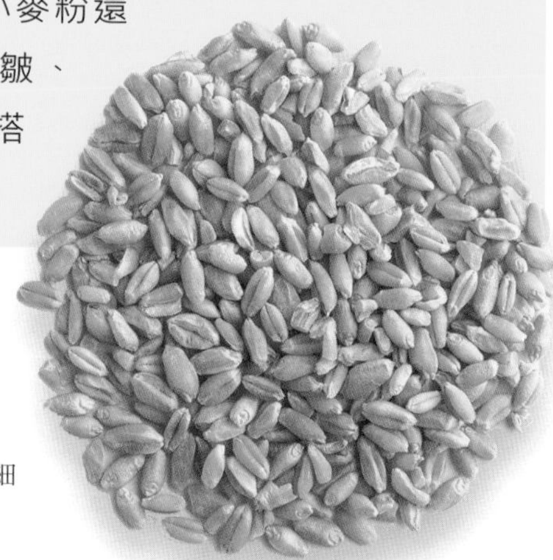

本草附方

1 **治老人小便不利**：小麥1升，通草2兩，水3升煮至1升，飲服。

2 **治頸上長瘤**：小麥1升、醋1升浸泡，晒乾後為末，海藻磨末3兩和勻，酒送服，每日3次。

3 **治小便尿血**：麩皮炒香，用肥豬肉蘸食。

4 **治吐血**：小麥粉略炒，用藕汁調服。

5 **治出血，口、耳、鼻皆出者**：小麥粉加鹽少許，冷水調服3錢。

6 **治咽喉腫痛，不能進食**：小麥粉和醋，塗喉外腫痛處。

7 **治婦女乳腺炎**：小麥粉半斤炒黃，加醋，煮為糊，塗後即消。

小偏方大功效

1 **腹瀉**：小麥粉30克，紅豆適量。炒黑，用紅糖水沖服。

2 **全身水腫**：小麥麩30克，大棗5個，紅糖適量。小麥麩炒黃，加適量紅糖拌勻，用大棗煮湯沖服。

3 **貧血**：小麥100克，花生適量。煮粥食用。

4 **助消化、暖脾胃**：將小麥200克倒入鐵鍋中攤勻，不炒動，用微火烘烤。等貼近鍋底的下半部分小麥變黑時，加清水800毫升，煎沸。將紅糖放入碗內，把煎沸的生熟小麥（半面生，半面熟）水倒入碗內，攪勻，趁熱口服。

養生藥膳

養心肺、止煩渴

麥冬小麥粥：山藥、小麥各60克，麥冬、白米各30克。山藥去皮洗淨切塊，小麥、白米、麥冬分別洗淨。將所有材料放入鍋內，加適量清水，大火燒沸後，小火煮至小麥熟爛即可。

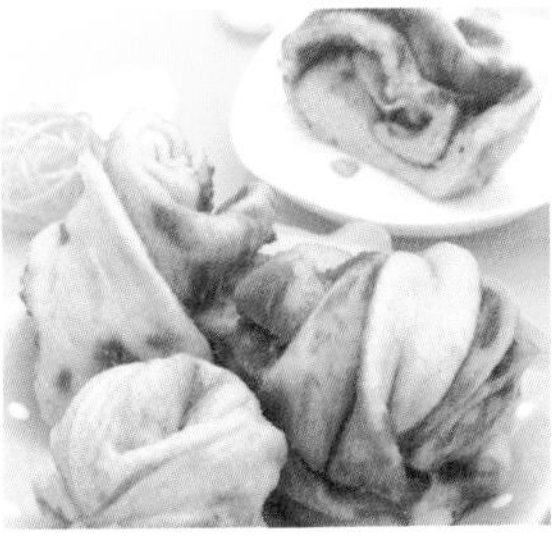

芝麻醬花捲：小麥粉80克，芝麻醬20克，發酵麵團、鹽、植物油、中筋麵粉各適量。將小麥粉放入盆內，加入溫水和發酵麵團，發酵後加入中筋麵粉揉勻，稍放。將芝麻醬放入碗內，加入鹽、植物油調勻。將醒發麵團桿成長方片，抹勻芝麻醬，捲成卷，切成相等的段，每兩段疊起擰成花捲，用大火蒸15分鐘即可。（芝麻醬要用熟植物油調稀，不要用水調，否則蒸熟的花捲會很乾。）

黃豆

釋名 又名大豆、黃大豆、胡豆、菽。嫩時稱毛豆。

性味歸經 性溫，味甘，入胃、大腸經。

主治 清熱解毒，解熱潤肺，輔助治療胃中積熱、水脹腫毒、小便不利。

《本草綱目》記載：大豆有黑、白、黃、褐、青、斑數色。黃者可做腐、榨油、造醬，餘但可做腐，及炒食而已，寬中下氣，利於調養大腸，消水脹腫毒。

營養成分	/ 100 克
熱量（Cal）	388
蛋白質（g）	35
脂肪（g）	16
碳水化合物（g）	34.2
膳食纖維（g）	15.5
膽固醇（mg）	——
維生素 A（μg）	37
維生素 B1（mg）	0.41
維生素 B2（mg）	0.2
維生素 C（mg）	——
維生素 E（mg）	18.9
鈣（mg）	191
磷（mg）	465
鉀（mg）	1503
鈉（mg）	2.2
鎂（mg）	199
鐵（mg）	8.2
鋅（mg）	3.34
硒（μg）	6.16

人群宜忌

✔**孕婦**：可補充婦女在懷孕期間的鈣流失。

✔**兒童**：黃豆中含鐵豐富，可防治兒童缺鐵性貧血。

✘**食積腹脹者**：黃豆易在胃腸中產生氣體，加重食積腹脹。

搭配宜忌

✔**松子與黃豆**：具有抗衰老的功效。

✔**玉米與黃豆**：加強腸壁蠕動，能預防大腸癌。

✘**優酪乳與黃豆**：會影響優酪乳中鈣質的消化和吸收。

營養師提醒

黃豆是含蛋白質最豐富的植物性食物，同時還含有必需的脂肪酸和亞麻油酸，是維持人體健康不可缺少的物質，又是礦物質和維生素的良好來源。

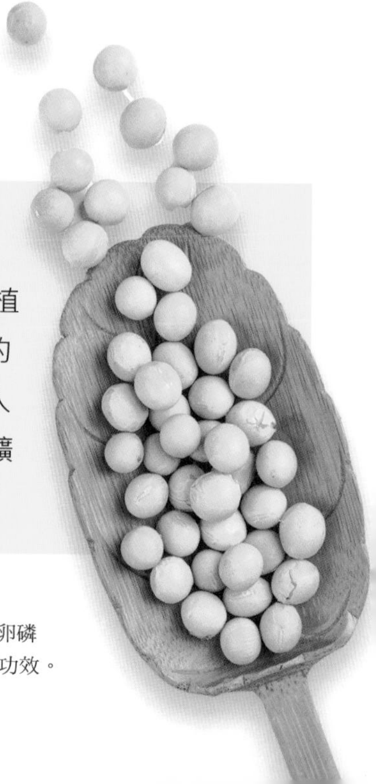

黃豆中的不飽和脂肪酸和大豆卵磷脂能保持血管彈性，並有健腦功效。

本草附方

1 **治中風不語及失聲**：用黃豆煮汁，煎稠如飴，含，並飲汁。

2 **解巴豆毒，下痢不止**：黃豆1升煮汁，飲服。

3 **治腰脅疼痛**：炒黃豆2升，酒3升，同煮至2升，分數次服用。

小偏方大功效

1 **習慣性便祕**：黃豆皮120克。用水煎湯，分3次服用。

2 **癤腫疔瘡**：黃豆、明礬各適量。黃豆在水中浸軟，加明礬，一起搗爛成泥，外敷患處。

3 **潤燥清肺**：黃豆浸泡磨汁，燒沸後加糖飲用。每日清晨空腹飲1碗。

4 **清熱解毒**：黃豆150~200克，海帶30克。同煮湯，用鹽或白糖調味食用。

養生藥膳

滋陰補血，改善更年期症狀，延緩衰老

豆漿燉羊肉：羊肉200克，山藥150克，豆漿500克，植物油、鹽、薑絲各適量。羊肉洗淨，剁成塊；山藥去皮洗淨，切塊。將所有材料一起放入鍋中燉2小時即可。

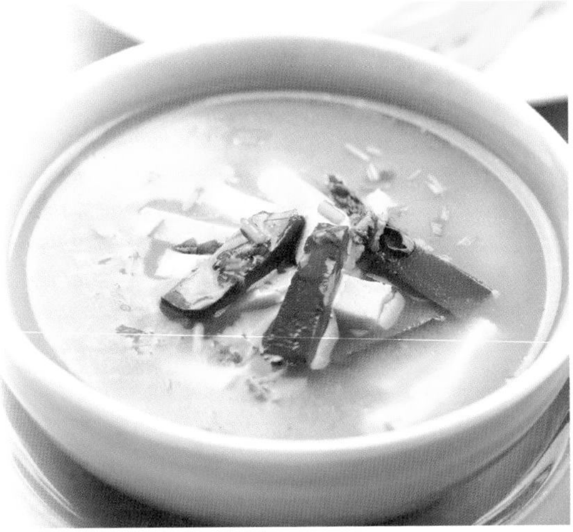

鴨血豆腐湯也可以配上些菠菜食用。

鴨血豆腐湯：鴨血250克，豆腐300克。鹽、高湯、醬油、香油、香菜末各適量。將鴨血和豆腐洗淨切成條，分別放入沸水汆一下。鍋置火上，倒入高湯750毫升燒沸，放鴨血塊、豆腐塊，煮至豆腐塊漂起，加入鹽、醬油、香菜末，淋入香油即可。

降血壓，適用於高血壓患者

黃豆芽煲烏賊：淡菜、黃豆芽各100克，烏賊200克，植物油、薑片、蔥段、蒜末各適量。淡菜洗淨，一切兩半；烏賊洗淨，切段；黃豆芽洗淨，去鬚根。鍋中放油燒至六分熱後，加入薑片、蔥段、蒜末爆香，再加入淡菜、烏賊、黃豆芽炒勻，加入清水，用小火煲30分鐘，加鹽調味即成。

綠豆

釋名 又名植豆、青小豆。以其綠色而得名。

性味歸經 性涼，味甘，入心、胃經。

主治 消腫下氣，清熱解毒。調和五臟，行十二經脈，宜常食之。

《本草綱目》記載：綠豆可解諸熱，益氣，解酒食諸毒。熟者膠黏，難得克化，脾胃虛弱與病後勿食。

人群宜忌

✔**女性**：綠豆能美容，常吃有助於消退面部色斑。

✔**肥胖者**：常吃綠豆芽可以減肥，肥胖者宜多吃。

✘**脾胃虛弱者**：綠豆性涼，脾胃虛弱的人不宜多吃。

✘**服藥者**：服溫補藥時不要吃綠豆食品，以免降低藥效。

搭配宜忌

✔**南瓜與綠豆**：可生津益氣，對夏季心煩、口渴、尿赤、頭昏、乏力等症有一定療效。

✔**百合與綠豆**：有清熱潤肺的功效。

✘**魚與綠豆**：魚會破壞綠豆中的維生素 B1，影響營養的吸收。

營養成分	/ 100 克
熱量（Cal）	328
蛋白質（g）	21.6
脂肪（g）	0.8
碳水化合物（g）	62
膳食纖維（g）	6.4
膽固醇（mg）	——
維生素 A（μg）	22
維生素 B1（mg）	0.25
維生素 B2（mg）	0.11
維生素 C（mg）	——
維生素 E（mg）	10.95
鈣（mg）	81
磷（mg）	337
鉀（mg）	787
鈉（mg）	3.2
鎂（mg）	125
鐵（mg）	6.5
鋅（mg）	2.18
硒（μg）	4.28

營養師提醒

綠豆含有豐富的蛋白質以及多種胺基酸、維生素和鈣、鐵、磷等礦物質，其所含的維生素 B 群能夠補充出汗時的營養損失。煮綠豆粥的時候不要加鹼性物質，因為鹼會破壞多種維生素 B 群，使綠豆的營養功效大大降低。

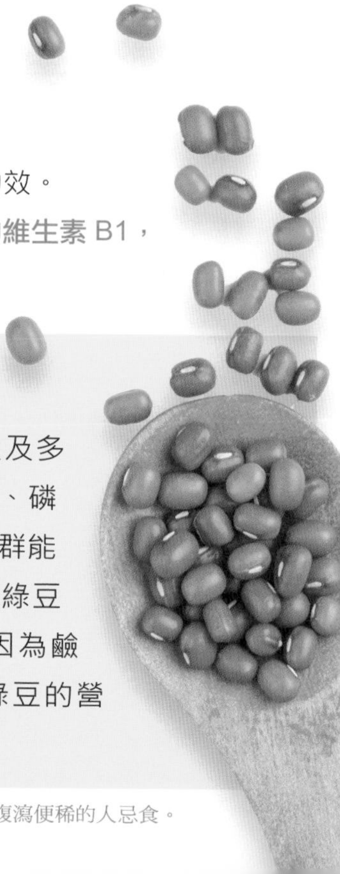

綠豆性寒，脾胃虛寒、腹瀉便稀的人忌食。

本草附方

1 **治小兒皮膚紅赤、腫**：綠豆5錢，大黃2錢，一起研末，加生薄荷汁和蜜調勻，敷塗患處。

2 **治痘後癰毒**：綠豆、紅豆、黑豆等量，研成末，用醋調勻，塗抹患處。

小偏方大功效

1 **痱子**：熟綠豆適量。塗抹抹患處，可治療痱子引起的癢痛。

2 **濕疹、皮炎**：綠豆粉、冰片各適量。和勻，外敷即可。

3 **輕微食物中毒**：頻頻飲綠豆濃湯，至毒解為止。

4 **視物不清**：綠豆皮15克。水煎服。

5 **防暑消火**：綠豆150克。煎水代茶飲用。

6 **提神祛煩**：綠豆皮、西瓜皮各40克。煎水代茶飲用。

7 **清熱解毒**：先將白菜根莖頭1個洗淨切片，再與綠豆芽30克同煮，渴時代水飲用。

養生藥膳

活血化瘀、降脂通便、和脈降壓

大黃綠豆飲：綠豆60克，生大黃6克，蜂蜜20克。綠豆洗淨，鍋中加水煮爛，約2小碗。生大黃洗淨，另煎約2分鐘，取汁100毫升。將大黃汁與蜂蜜加於綠豆湯中，拌勻，備用。分2次，吃豆喝湯，當日服完。

解暑除煩、利水消腫

綠豆薏仁粥：綠豆150克，薏仁60克，冰糖適量。綠豆、薏仁洗淨。鍋中倒入清水適量，加入綠豆、薏仁，小火煮至爛熟，加入冰糖調味即成。

南瓜綠豆湯：南瓜450克，綠豆200克。將南瓜洗淨，去瓤、子，切塊；綠豆洗淨。南瓜和綠豆一起放入鍋內，加清水，小火煮至綠豆爛熟即成。

綠豆薏仁粥是夏季解暑的上佳選擇。

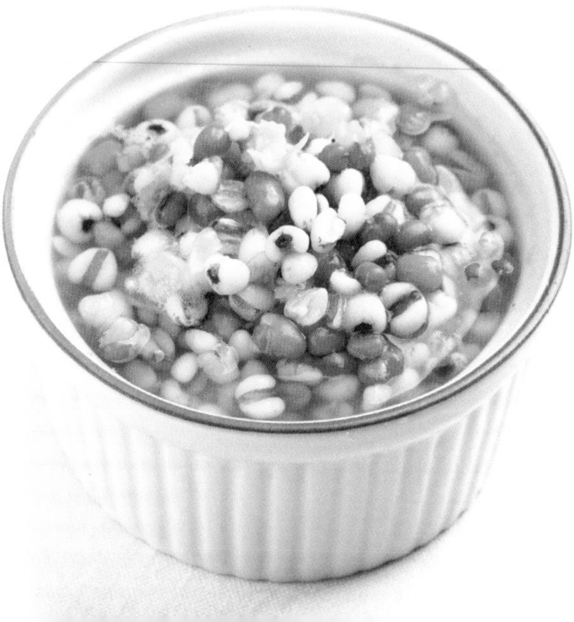

紅豆

釋　名	又名赤小豆、紅小豆，因其紅色而得名。
性味歸經	性平，味甘，入心、小腸經。
主　治	除熱毒，散惡血，消脹滿，利小便。輔助治療癰腫膿血、下腹脹滿、小便不利。

《本草綱目》記載：可下水腫，排除癰腫和膿血。消熱毒，止腹瀉，利小便，除脹滿、消渴。除煩悶，通氣，健脾胃。

營養成分	/ 100 克
熱量（Cal）	323
蛋白質（g）	20.2
脂肪（g）	0.6
碳水化合物（g）	63.4
膳食纖維（g）	7.7
膽固醇（mg）	——
維生素 A（μg）	13
維生素 B1（mg）	0.16
維生素 B2（mg）	0.11
維生素 C（mg）	——
維生素 E（mg）	14.36
鈣（mg）	74
磷（mg）	305
鉀（mg）	860
鈉（mg）	2.2
鎂（mg）	138
鐵（mg）	7.4
鋅（mg）	2.2
硒（μg）	3.8

人群宜忌

✔**水腫、腎炎患者：**紅豆具有下水腫、止瀉痢、健脾胃、熱中消渴、降壓的功效。
✔**產婦：**多吃紅豆，有催乳的功效。
✘尿頻者：紅豆能利尿，故尿頻者不宜多食。

搭配宜忌

✔**百合與紅豆：**有補充氣血、安定神經的功效。
✔**鯉魚與紅豆：**能利水除濕，適宜水腫者食用。

營養師提醒

紅豆富含澱粉，又被稱為「飯豆」，具有「利小便、消脹、除腫、止吐」的功能，被李時珍稱為「心之穀」。紅豆是人們生活中不可缺少的高營養、多功能的雜糧，但它有利尿作用，尿頻患者不宜多食。

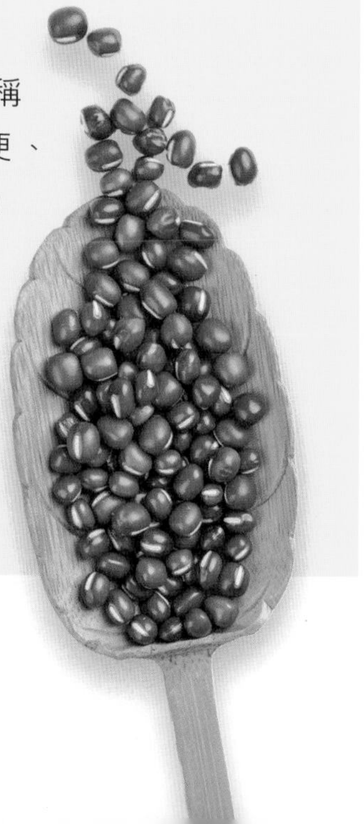

將紅豆在開水中浸泡片刻，撈出晒乾，儲藏在缸中，可保持長時間不變質、不生蟲。

本草附方

1 **治痔瘡出血**：取紅豆 2 升，醋 5 升，煮熟後在太陽下晒到醋乾為止，研成末，和酒服 1 錢，每日 3 次。

2 **治舌頭上出血的症狀**：紅豆 1 升，和 3 升水，榨汁服下。

3 **治尿痛、尿血**：紅豆 3 合（1 合約等於 30 克），炒後研末，再加蔥段適量，用小火煨好，加酒調服 2 錢。

小偏方大功效

1 **水腫**：紅豆 120 克，煮湯當茶飲。

2 **乳汁不通**：紅豆 250 克，白米適量。煮粥食用。

3 **腮腺炎**：紅豆用水浸軟，搗爛，用適量雞蛋清調成膏狀，外敷患處。

4 **外傷血腫**：紅豆研成粉末，用冷水調敷患處。

5 **利水消腫**：紅豆 30 克，薏仁 20 克。將紅豆、薏仁洗淨浸泡半日，撈出瀝乾。兩者同煮成粥，放涼食用。

養生藥膳

健脾益胃、利尿消腫、補虛補血

紅豆荸薺煲烏雞：紅豆 50 克，淨烏雞半隻，荸薺、蔥段、薑片、高湯、料酒、胡椒粉、鹽各適量。將紅豆用溫水泡透，洗淨烏雞剁成塊，荸薺去皮洗淨切片。烏雞塊汆水後撈出。將紅豆、烏雞塊、荸薺、薑片放入鍋中，再倒入高湯、料酒、胡椒粉，加蓋用中火煲開，再改小火煲約 2 小時，調入鹽，繼續煲 15 分鐘，最後撒上蔥段即可。

紅豆花生粥：紅豆 100 克，花生 50 克，白米 200 克，陳皮、紅糖各適量。將陳皮、紅豆、花生分別洗淨入鍋，倒入適量清水，燒沸約 10 分鐘後再將白米洗淨加入，用小火慢慢熬煮，待熟時加紅糖調味即可。

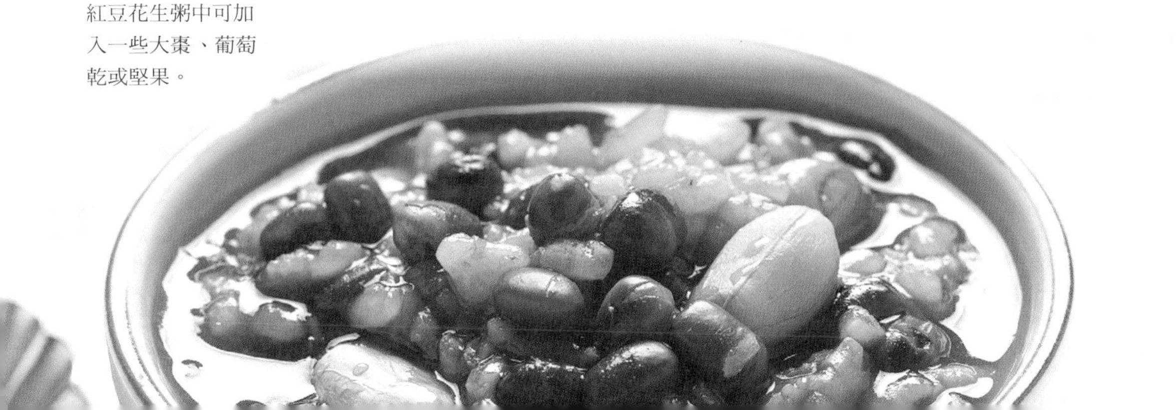

紅豆花生粥中可加入一些大棗、葡萄乾或堅果。

芝麻

釋名 又名胡麻、巨勝子，有黑白之分，食用以白芝麻為佳，入藥則以黑芝麻為良。

性味歸經 性平，味甘，入肺、腎經。

主治 潤腸通便，補肺益氣，助脾長肌，通血脈，潤肌膚。輔助治療大小便不通、婦人乳閉、小兒透發麻疹、老人或體虛者大便乾結。

《本草綱目》記載：芝麻可治療體虛、勞累過度，滑腸胃，疏經絡，通血脈，去除頭皮屑，滋潤肌膚。

人群宜忌

✔**一般人群：**補益五臟，老少皆宜。
✔**產後乳汁缺乏者：**芝麻有通乳的功效。
✔**髮枯、髮白者：**多吃黑芝麻可養髮烏髮。

搭配宜忌

✔**海帶與芝麻：**可美容顏、抗衰老。
✔**檸檬與芝麻：**可補血養顏。
✘**巧克力與芝麻：易影響營養的吸收。**

黑芝麻營養成分	/ 100 克
熱量（Cal）	557
蛋白質（g）	19.1
脂肪（g）	46.1
碳水化合物（g）	24
膳食纖維（g）	14
膽固醇（mg）	——
維生素 A（μg）	——
維生素 B1（mg）	0.66
維生素 B2（mg）	0.25
維生素 C（mg）	——
維生素 E（mg）	50.4
鈣（mg）	780
磷（mg）	516
鉀（mg）	358
鈉（mg）	8.3
鎂（mg）	290
鐵（mg）	22.7
鋅（mg）	6.13
硒（μg）	4.7

營養師提醒

芝麻含有豐富的營養物質，對老年人長壽有重要意義。芝麻是高膳食纖維食物，治療便祕，並具有滋潤皮膚的作用。但芝麻為發物，凡患瘡瘍、濕疹等皮膚病的患者應忌食。

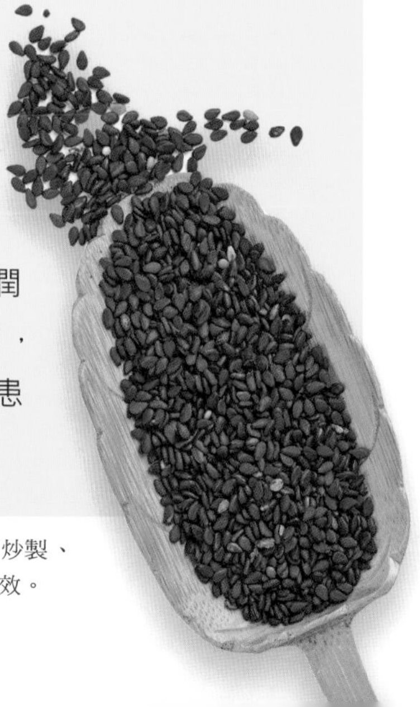

食用芝麻要經過清洗、炒製、碾碎後才能發揮最大功效。

本草附方

1 **治風寒感冒：**芝麻炒焦，趁熱和酒飲用，暖臥出汗則癒。

2 **治中暑：**炒黑芝麻攤冷研末，水調服 3 錢。

3 **治乳瘡腫痛：**芝麻炒焦研末，以植物油調外敷。

小偏方大功效

1 **乾咳：**黑芝麻 5 克，冰糖適量，搗碎沸水沖服，早晚空腹服。

2 **治便血：**黑芝麻 500 克，紅糖適量。黑芝麻炒焦研末，加入紅糖攪拌均勻，食用即可。

3 **治尿血：**飲芝麻油，日服 3 次，每次 10 毫升。兒童減半。

4 **治蜘蛛咬傷及蟲咬傷：**芝麻研爛外敷。

5 **補肝腎、潤五臟：**黑芝麻 30 克，白米 100 克。黑芝麻炒熟，研磨成末，與白米同煮成粥。

養生藥膳

補氣益血、抗衰老、延年益壽

黑芝麻豬肉湯：黑芝麻 60 克，豬瘦肉 250 克，胡蘿蔔 40 克，鹽、蔥花、薑絲、香油各適量。豬瘦肉洗淨切片，胡蘿蔔洗淨切塊。將黑芝麻、豬瘦肉、胡蘿蔔放入鍋中，加入適量清水，大火燒沸後小火慢煲 50 分鐘，放入鹽、蔥花、薑絲和香油即可。

補氣養血、潤膚養顏

牛奶芝麻粥：糯米 100 克，黑芝麻 20 克，核桃仁 80 克，甜杏仁 15 克，牛奶 250 毫升，冰糖、枸杞子各適量。糯米洗淨，用沸水浸泡 30 分鐘；黑芝麻炒至微香；核桃仁搗碎。將糯米、黑芝麻、核桃仁、甜杏仁、枸杞子放入鍋內，加入適量清水，燒沸後轉小火，加牛奶熬至粥熟，加冰糖即可食用。

黑芝麻花生粥：黑芝麻 30 克，白米 150 克，花生 50 克。黑芝麻炒熟備用。白米、花生放入鍋內，加適量清水，熬煮至八分熟時放入黑芝麻，同煮成粥。

黑芝麻花生粥還有潤腸通便的功效。

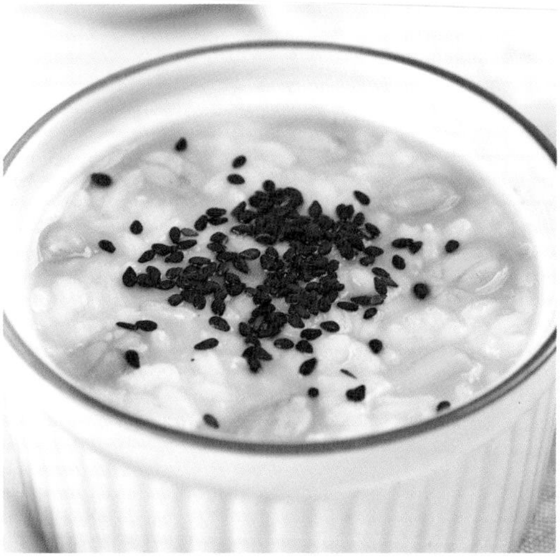

PART 2 蔬菜篇

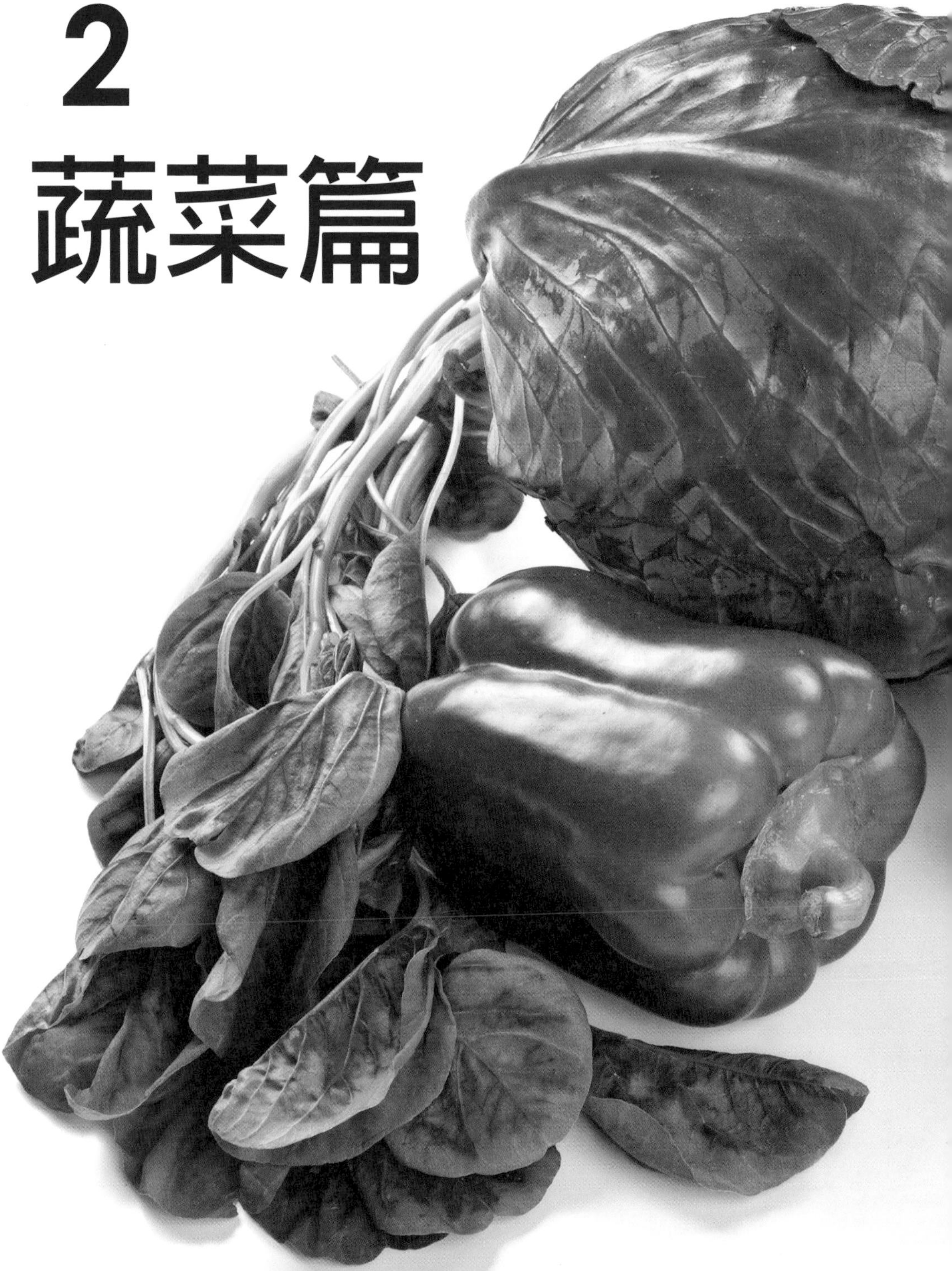

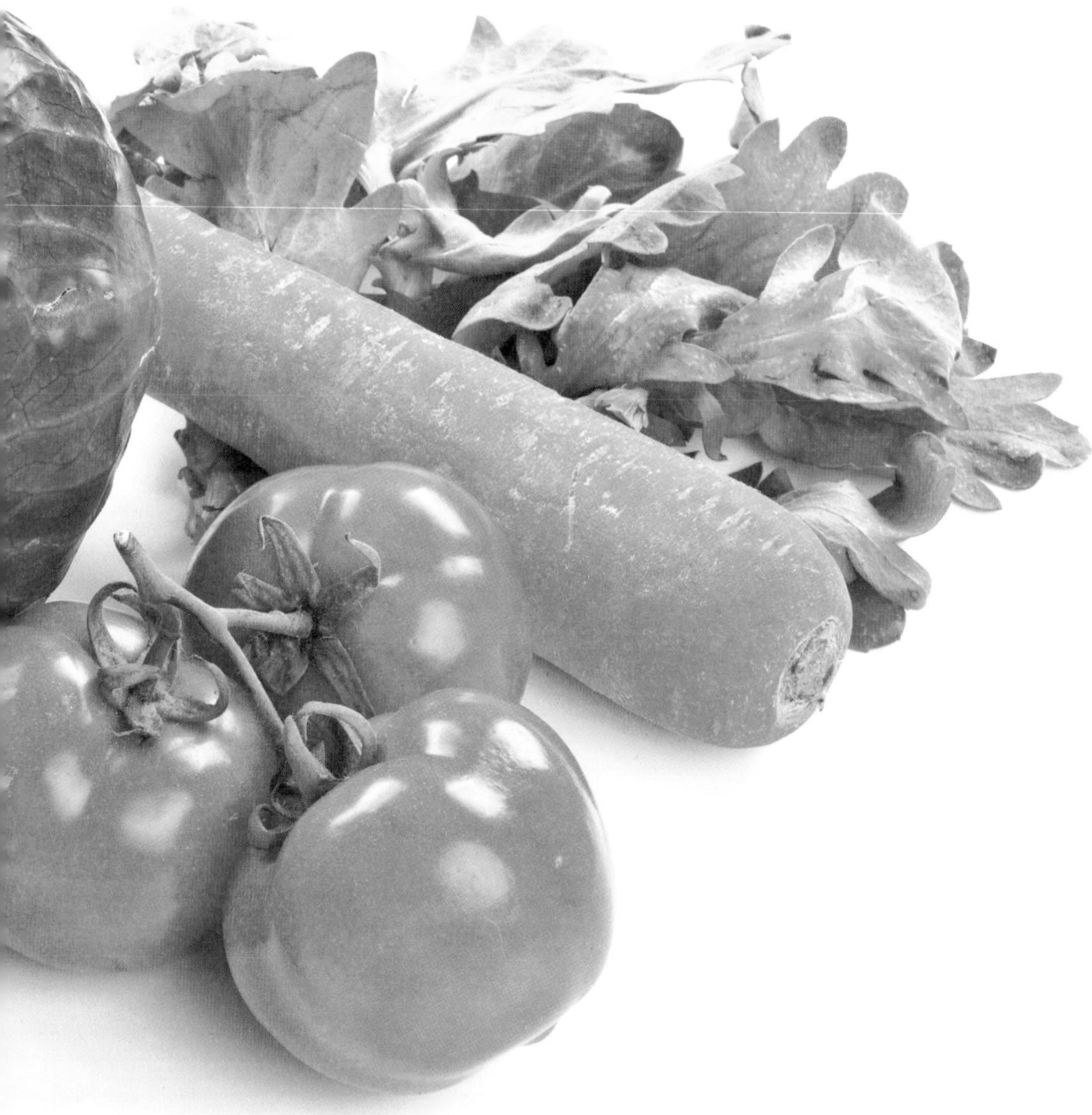

人食用蔬菜的歷史悠久，兩千多年前的古人就懂得「五菜爲充」的道理。蔬菜是公認的健康食品，不僅可以供給人體所必需的營養，還有很好的防病治病功效。蔬菜可以增強身體的抗病毒能力，清潔血液，預防各種因蛋白質及脂肪攝取過多、營養過剩而生出的「文明病」、「富貴病」。

白菜

釋　名　也叫菘，有兩種：一種莖圓厚，微青；一種莖扁薄，白色。

性味歸經　性平、微寒，味甘，入胃、大腸經。

主　治　有清熱解毒、防止便祕、養顏護膚、防癌抗癌的功效。

《本草綱目》記載：白菜利腸胃，除胸悶，解酒後口渴。消食下氣，止熱邪咳嗽，利大小便。

營養成分	/ 100 克
熱量（Cal）	18
蛋白質（g）	1.5
脂肪（g）	0.1
碳水化合物（g）	3.2
膳食纖維（g）	0.8
膽固醇（mg）	——
維生素 A（μg）	20
維生素 B1（mg）	0.04
維生素 B2（mg）	0.05
維生素 C（mg）	31
維生素 E（mg）	0.76
鈣（mg）	50
磷（mg）	31
鉀（mg）	——
鈉（mg）	57.5
鎂（mg）	11
鐵（mg）	0.7
鋅（mg）	0.38
硒（μg）	0.49

人群宜忌

✔**一般人群：**白菜甘平，老少皆宜。

✔**腹脹者：**白菜可通利胃腸，腹脹者宜食。

搭配宜忌

✔**鯉魚與白菜：**對妊娠水腫有輔助治療效果。

✔**奶酪與白菜：**二者同食有助於形成磷酸鈣，可預防骨質疏鬆與肌肉抽筋等。

✘**蛋清與白菜：蛋清中的鋅離子會加快白菜中所含維生素 C 的氧化速度，從而降低其營養價值。**

營養師提醒

常吃白菜能治療便祕，預防痔瘡和結腸癌。同時，白菜中的膳食纖維還可促進人體對動物蛋白的消化吸收，但不可過多冷食，氣虛胃寒者更不能多吃。

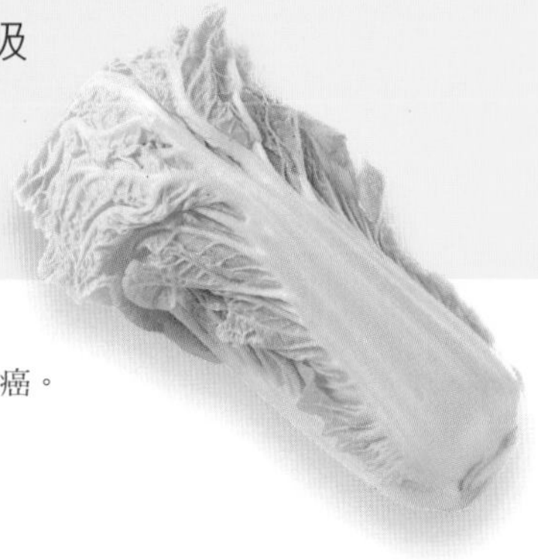

多吃白菜還能夠預防乳腺癌。

小偏方大功效

1 **胃潰瘍**：白菜搗爛榨汁 200 毫升，飯前加熱，溫服，每日 2 次。

2 **消化不良、便祕**：白菜 200 克，用沸水煮食。

3 **感冒**：白菜根 3 個洗淨切片，紅糖、薑適量，水煎服。每日 2 次。

4 **生毒瘡**：白菜搗爛，敷患處即可。

5 **清熱止咳**：乾白菜 50 克，白米 80 克。加適量水煮粥，粥熟時，用花生油少量調味服食，每日 2~3 次。

養生藥膳

潤腸、促進排毒、緩解便祕

栗子扒白菜：栗子 150 克，白菜 400 克，植物油、蔥花、薑末、太白粉、鹽各適量。栗子去皮，洗淨，在油鍋內過油，取出備用；白菜洗淨，切成小片，先放入鍋內煸炒，熟後盛出備用。鍋中放油燒熱後，放入蔥花、薑末炒香，接著放入白菜與栗子，用太白粉勾芡，加鹽調味即成。

通利腸胃、養胃生津、清熱解毒

油燜白菜：白菜心 500 克，平菇 250 克，植物油、鹽、胡椒粉、太白粉各適量。將白菜心、平菇洗淨，倒入盆內，加鹽稍醃。鍋中放油燒至四、五分熟時，倒入白菜心，燜至八分熟，加清水，將白菜心燜熟後瀝乾湯汁，把白菜心整齊地放在盤中。鍋內放清水、平菇、鹽、胡椒粉燒沸，淋入太白粉勾芡，然後澆在白菜上即可。

健脾開胃，可預防和治療便祕

果汁白菜心：白菜心 400 克，紅甜椒 1 個，香菜、鹽、橘子汁、白糖各適量。白菜心洗淨，切 4 公分長的細絲；紅甜椒去蒂、子，洗淨，切絲；香菜洗淨切段。將白菜心、紅甜椒絲、香菜段用鹽水醃 20 分鐘，倒出鹽水，加入橘子汁、白糖拌勻，放冰箱冷藏室內冷藏數小時後即可食用。

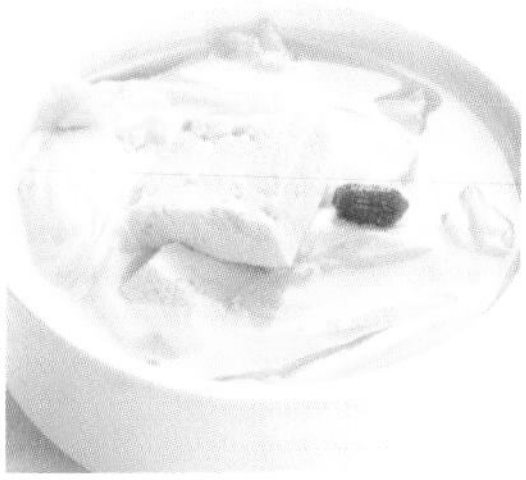

白菜燉豆腐：白菜 400 克，豆腐 500 克，香油、鹽、蔥末、薑末、枸杞子各適量。豆腐切成塊，白菜洗淨，切成段。砂鍋中放入適量清水，倒入豆腐塊、白菜段、薑末和枸杞子，燉煮 10 分鐘。出鍋前加鹽調味，加蔥末、香油提香。

高麗菜

《本草綱目》記載：煮食甘美，其根經冬不死，春亦有英，生命力旺盛，故人們譽稱為「不死菜」。

釋　名　別名甘藍、圓白菜、洋白菜、包心菜，為十字花科植物甘藍的莖葉。

性味歸經　性平，味甘，入胃、大腸經。

主　治　能健脾養胃、行氣止痛，適用於脾胃不和、胃腹脹滿或拘急疼痛等症。

營養成分	/ 100 克
熱量（Cal）	24
蛋白質（g）	1.5
脂肪（g）	0.2
碳水化合物（g）	4.6
膳食纖維（g）	1
膽固醇（mg）	——
維生素 A（μg）	12
維生素 B1（mg）	0.03
維生素 B2（mg）	0.03
維生素 C（mg）	40
維生素 E（mg）	0.5
鈣（mg）	49
磷（mg）	26
鉀（mg）	124
鈉（mg）	27.2
鎂（mg）	12
鐵（mg）	0.6
鋅（mg）	0.25
硒（μg）	0.96

人群宜忌

✔**糖尿病患者**：高麗菜中的糖、澱粉含量較低。

✔**癌症患者**：高麗菜所含的異構硫氰酸鹽（iso-thiocyanate）和蘿蔔硫素（sulforaphane）均具有明顯的抗癌作用。

✔**孕婦、兒童**：高麗菜富含葉酸，孕婦及兒童應多吃。

搭配宜忌

✔**豬瘦肉與高麗菜**：有助於恢復肌膚彈性，還可消除疲勞，提高免疫力。

✔**黑木耳與高麗菜**：不但營養豐富，還能健脾開胃，增強人體免疫力。

✘**蛋清與高麗菜：蛋清中的鋅離子會加快高麗菜中維生素 C 的氧化速度，從而降低其營養價值。**

營養師提醒

高麗菜是一種天然的防癌食品，而且富含維生素 C 與維生素 U。維生素 U 能緩解膽絞痛，促進潰瘍癒合，可治療由胃及十二指腸潰瘍或膽囊炎所引起的上腹部疼痛等症狀。

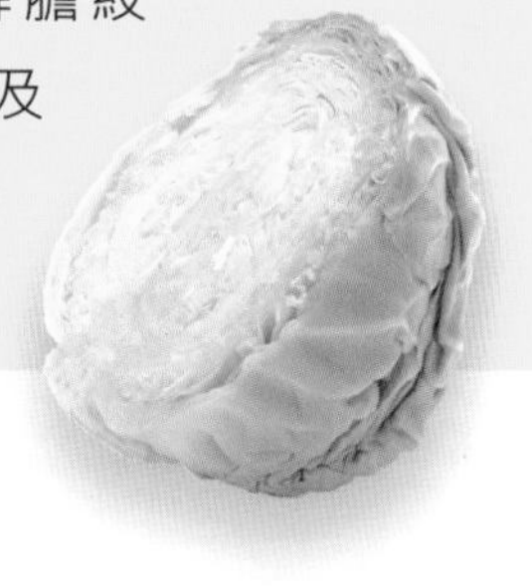

高麗菜對治療潰瘍有很好的療效。

小偏方大功效

1 **關節扭傷**：高麗菜搗成泥糊狀，塗蓋在患處。

2 **嗜睡**：高麗菜 200 克。水煎煮食，每日 2 次。

3 **緩急止痛**：高麗菜洗淨、切碎，然後放入果汁機中榨取汁液，再將高麗菜汁燒沸後加入白糖即可。每日飲 2 次。

4 **健脾益胃**：高麗菜 500 克。榨汁，蜂蜜調服。

養生藥膳

緩急止痛，促進潰瘍癒合，適用於消化道潰瘍者

高麗菜粥：高麗菜 300 克，白米 100 克。高麗菜洗淨，切碎；白米洗淨。將白米放入鍋內，加適量清水，熬煮至五分熟時加入高麗菜，粥熟即可。

排毒養顏，清除口腔異味

蔬菜汁：蓮藕、芹菜、胡蘿蔔、高麗菜各 60 克，優酪乳適量。蓮藕、芹菜、胡蘿蔔、高麗菜洗淨切碎，放入果汁機，加適量優酪乳，攪打成汁即可飲用。

補脾健胃、益氣通絡

高麗菜牛肉湯：高麗菜 500 克，牛肉 60 克，薑片、鹽各適量。高麗菜洗淨切絲，牛肉洗淨切成薄片，連同薑片一起放入鍋內，加適量的水燒沸。加入高麗菜，共煮至菜熟肉爛即可。

開胃，改善食慾不振

芝麻拌高麗菜：高麗菜 500 克，黑芝麻、鹽、植物油各適量。鍋置火上，用小火將黑芝麻不斷翻炒，炒出香味時出鍋；高麗菜洗淨切絲。鍋中放油燒熱後，放入高麗菜快速翻炒，加鹽調味，出鍋前撒上黑芝麻拌勻即可。

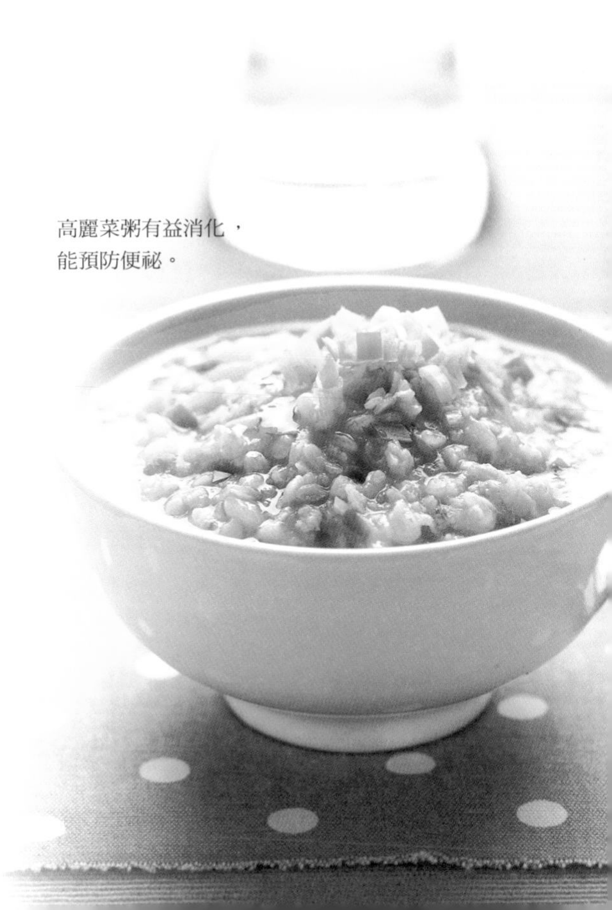

高麗菜粥有益消化，能預防便祕。

胡蘿蔔

釋　名 元朝時從胡地（伊朗）引種而來，氣味有點像蘿蔔，所以得此名。

性味歸經 性微溫，味甘、辛，入肺、脾經。

主　治 健脾消食，補肝明目，潤腸通便，清熱解毒，降氣止咳。輔助食療小兒營養不良、麻疹、夜盲症、便祕、高血壓、腸胃不適等症。

《本草綱目》記載：胡蘿蔔可下氣補中，利胸膈和腸胃，安五臟，增強食慾，對人體有利無害。

營養成分	/ 100 克
熱量（Cal）	39
蛋白質（g）	1
脂肪（g）	0.2
碳水化合物（g）	8.8
膳食纖維（g）	1.1
膽固醇（mg）	——
維生素 A（μg）	688
維生素 B1（mg）	0.04
維生素 B2（mg）	0.03
維生素 C（mg）	13
維生素 E（mg）	0.41
鈣（mg）	32
磷（mg）	27
鉀（mg）	190
鈉（mg）	71.4
鎂（mg）	14
鐵（mg）	1
鋅（mg）	0.23
硒（μg）	0.63

人群宜忌

✔**女性**：胡蘿蔔可以滋潤皮膚，消除色素沉著，減少臉部皺紋，還可以滋養頭髮。

✔**糖尿病患者**：胡蘿蔔中含有一種能降低血糖的成分，是糖尿病患者的佳蔬良藥。

✔**癌症患者**：胡蘿蔔中的胡蘿蔔素和木質素，具有防治癌症的功效。

搭配宜忌

✔**黃豆與胡蘿蔔**：有利於骨骼發育。

✘**醋與胡蘿蔔**：會破壞胡蘿蔔中的胡蘿蔔素，降低其營養價值。

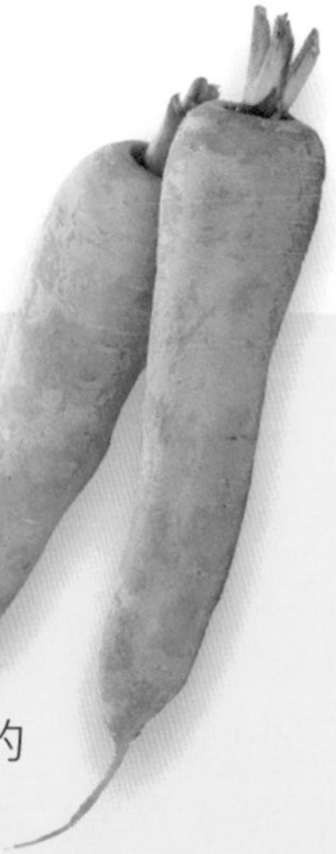

營養師提醒

胡蘿蔔中的主要營養成分是β-胡蘿蔔素，它只有溶解在油脂中時，人體才能吸收。生吃、蒸食或者切絲拌食會使90%的β-胡蘿蔔素被白白浪費掉。

胡蘿蔔宜選擇橙紅色、根莖粗大、表面光滑、不開裂、無傷爛的。

小偏方大功效

1 **發熱**：胡蘿蔔200克，冰糖適量。加水煎湯。每日2次。

2 **肝炎**：胡蘿蔔200克，香菜適量。加水煎湯。每日2次。

3 **百日咳**：胡蘿蔔500克，擠汁，加適量冰糖煮開，溫服，每日2次。

4 **小兒營養不良**：胡蘿蔔1根。飯後食用，連服數日。

5 **健脾消食**：胡蘿蔔250克，切片，加鹽少許，用水煮爛，去渣取汁服。每日3次。

6 **降氣止咳**：胡蘿蔔120克，大棗10個，以清水3碗煎湯1碗，分3次服用。

養生藥膳

抗氧化、消除身體炎症

柳丁胡蘿蔔汁：柳丁1個，胡蘿蔔1根，薄荷葉適量。柳丁去皮，胡蘿蔔洗淨切塊，全放入果汁機中，打成汁後，加一些薄荷葉即可飲用。

健脾開胃、促進消化、溫胃止嘔

辣椒薑胡蘿蔔汁：胡蘿蔔1根，辣椒1個，薑片適量。胡蘿蔔洗淨，切成片；辣椒洗淨，切成四半，去掉中間的子。把準備好的胡蘿蔔、辣椒、薑片一起放入果汁機中，攪打成汁。為了使口味更好，可適當加入鳳梨汁調味。

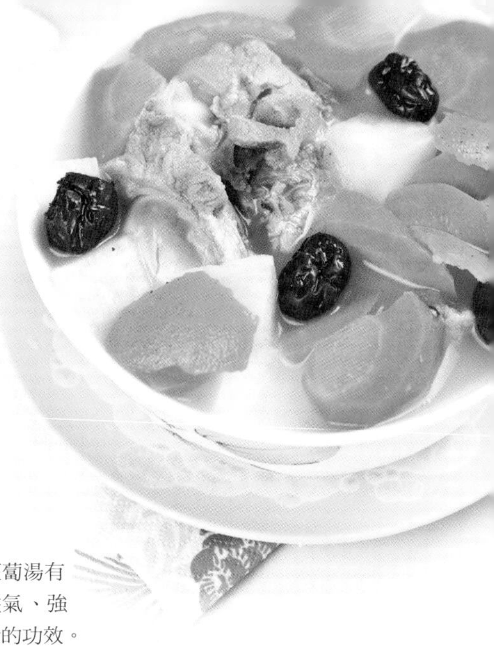

豬骨蘿蔔湯有補中益氣、強身健骨的功效。

健脾和胃、清熱利尿

胡蘿蔔芹菜汁：胡蘿蔔100克，芹菜150克，車前草30克，蜂蜜適量。芹菜洗淨，切段；胡蘿蔔洗淨，去皮切片；車前草洗淨，切段。將芹菜、胡蘿蔔、車前草放入果汁機中，加適量白開水，攪打成汁，將汁液加熱，調入蜂蜜，溫服即可。

豬骨蘿蔔湯：豬棒骨或豬腔骨500克，青蘿蔔、胡蘿蔔各400克，陳皮、蜜棗、鹽各適量。豬棒骨或豬腔骨洗淨，用沸水汆過；青蘿蔔、胡蘿蔔去皮，切塊；陳皮、蜜棗洗淨。煲內放適量清水，待水燒沸時，放入全部材料一起煲3小時，用鹽調味即成。

菠菜

釋名 又名波斯草、赤根菜。

性味歸經 性涼，味酸，入胃經。

主治 滋陰補血，通利五臟，輔助治療高血壓、糖尿病、便祕。

《本草綱目》記載：菠菜可利五臟，除腸胃熱，解酒。疏通血脈，開胸下氣，調澀，止口渴潤燥。

人群宜忌

✔**老年人**：常食菠菜可降低視網膜退化的危險。

✔**便祕者**：菠菜能清理人體腸胃的熱毒，可防止便祕。

✔**糖尿病患者**：菠菜葉中含有一種類似胰島素的物質，能使血糖保持穩定。

搭配宜忌

✔**雞蛋與菠菜**：有助於人體達到鈣與磷的攝取平衡。

✔**雞血與菠菜**：養肝護肝、淨化血液。

✘**食醋與菠菜**：會阻礙鈣質的吸收，還會損傷牙齒。

營養成分	/ 100 克
熱量（Cal）	28
蛋白質（g）	2.6
脂肪（g）	0.3
碳水化合物（g）	4.5
膳食纖維（g）	1.7
膽固醇（mg）	——
維生素 A（μg）	487
維生素 B1（mg）	0.04
維生素 B2（mg）	0.11
維生素 C（mg）	32
維生素 E（mg）	1.74
鈣（mg）	66
磷（mg）	47
鉀（mg）	311
鈉（mg）	85.2
鎂（mg）	58
鐵（mg）	2.9
鋅（mg）	0.85
硒（μg）	0.97

營養師提醒

菠菜含豐富的鐵元素及維生素 C，維生素 C 能夠提高鐵的吸收率，並促進鐵與造血的葉酸共同作用，對缺鐵性貧血有較好的輔助治療效果。吃菠菜的同時盡可能吃一些鹼性食物，如海帶、蔬菜、水果等，促進草酸鈣排出，防止結石。

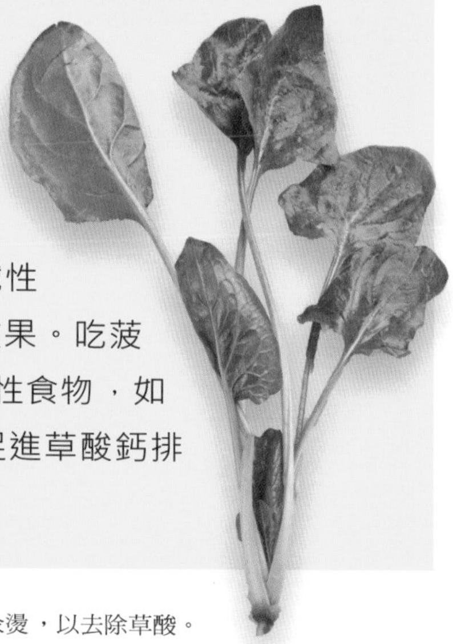

食用菠菜前應該用沸水汆燙，以去除草酸。

小偏方大功效

1 **養血補虛**：菠菜、大棗各 50 克，白米 100 克。菠菜洗淨切小段，白米、大棗洗淨，加水熬成粥食用。

2 **清熱降脂**：菠菜根適量。煎湯常服。

3 **便祕**：菠菜用沸水汆 3~5 分鐘，撈出後以麻油拌食。

4 **脫髮**：菠菜 50 克，黑芝麻適量。炒熟食用。

5 **跌打損傷**：菠菜洗淨榨汁，每次 100 毫升，米酒送服，每日 2~3 次。

養生藥膳

補血、明目、潤燥

菠菜豬血湯：豬血 200 克，菠菜 250 克，鹽適量。豬血洗淨，切成小方塊；菠菜洗淨切段。鍋中加水燒沸，放入豬血塊，燒沸放入菠菜，煮熟後加鹽調味即可。

補鐵補鈣

牛奶燉菠菜：菠菜 200 克，五花肉、洋蔥、胡蘿蔔各 50 克，牛奶、鹽、胡椒各適量。將菠菜整棵汆過後切碎，五花肉、洋蔥、胡蘿蔔切碎丁備用。牛奶倒入鍋中燒沸，加入五花肉、洋蔥、胡蘿蔔略煮，放入菠菜，加鹽、胡椒調味即可。

增進食慾、增強體質

菠菜拌木耳：菠菜 200 克，黑木耳 50 克，薑絲、鹽、香油各適量。菠菜去葉取根莖洗淨切段，黑木耳浸好洗淨，切絲。菠菜、黑木耳汆熟，撈起漂涼，將處理好的菠菜莖、黑木耳裝盤，加入薑絲、鹽，淋香油拌勻即成。

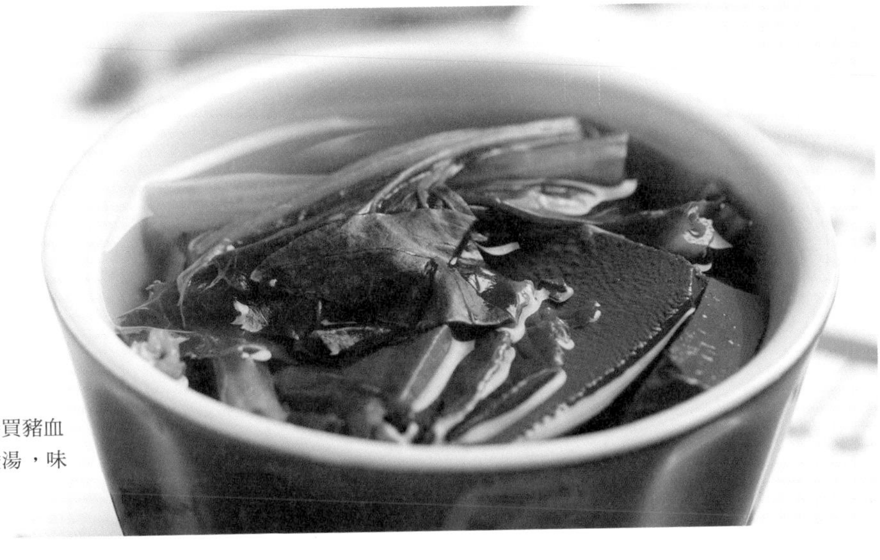

也可直接買豬血腸切段煲湯，味道鮮美。

油菜

釋名 油麻菜，古名蕓薹。長出來的葉子有點像白菜。

性味歸經 性涼，味辛，入肝、肺、脾經。

主治 活血化瘀，解毒消腫，寬腸通便，強身健體。輔助治療手足瘀腫、乳房膿腫、便祕、缺鈣。

《本草綱目》記載：油菜可治丹毒，乳房腫塊，破腹內痞塊結血。

營養成分	/ 100 克
熱量（Cal）	25
蛋白質（g）	1.8
脂肪（g）	0.5
碳水化合物（g）	3.8
膳食纖維（g）	1.1
膽固醇（mg）	——
維生素 A（μg）	103
維生素 B1（mg）	0.04
維生素 B2（mg）	0.11
維生素 C（mg）	36
維生素 E（mg）	0.88
鈣（mg）	108
磷（mg）	39
鉀（mg）	210
鈉（mg）	55.8
鎂（mg）	22
鐵（mg）	1.2
鋅（mg）	0.33
硒（μg）	0.79

人群宜忌

✔**愛美人士：**能抵禦皮膚過度角化。

✔**產婦：**油菜有促進血液循環、散血消腫的作用，可輔助治療孕婦產後瘀血腹痛。

✔**習慣性便祕患者：**油菜具有使腸道暢通的作用。

搭配宜忌

✔**香菇與油菜：**可促進腸道代謝，防治便祕。

✔**蝦仁與油菜：**能消腫散血、清熱解毒。

✘竹筍與油菜：竹筍易破壞油菜中的維生素 C，降低營養價值。

營養師提醒

油菜中含有大量植物膳食纖維，能促進腸道蠕動，改善便祕；胡蘿蔔素和維生素 C 有助於增強身體免疫能力；其含鈣量在綠葉蔬菜中最高，一個成年人一天吃 500 克油菜，即可滿足每日鈣需求。

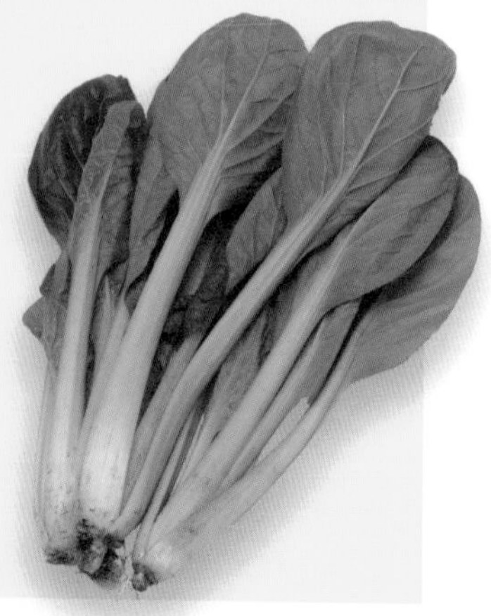

油菜切碎後不宜久放，以防止維生素 C 氧化。

本草附方

1 **治腹痛**：用油菜葉搗爛取汁2合，加蜂蜜1合，溫服。

2 **治產後惡露不下**：用炒過的油菜子、當歸、肉桂心、赤芍各等分，研為末，每次用酒服下2錢，便能排出子宮內遺留的餘血和濁液。

3 **治偏頭痛**：用油菜子1分，大黃3分，研為末，吸入鼻中，很快就會好。

4 **治扭傷骨節**：用油菜子1兩，炒黃米2合，適量龍骨研為末，醋調成膏，攤在紙上，敷貼骨節扭傷處。

小偏方大功效

1 **痢疾**：油菜葉搗爛，取汁1杯，用蜂蜜和清水調服。

2 **便血**：油菜120克，切碎取汁，用蜂蜜調服。

3 **成人皮膚紅疹、熱痛**：油菜搗爛如泥，塗於患處。

4 **消腫散結**：油菜200克洗淨，沸水汆熟，切段。泡發海帶100克，切絲，沸水略煮。二者用芝麻醬、鹽、蒜泥涼拌即可。

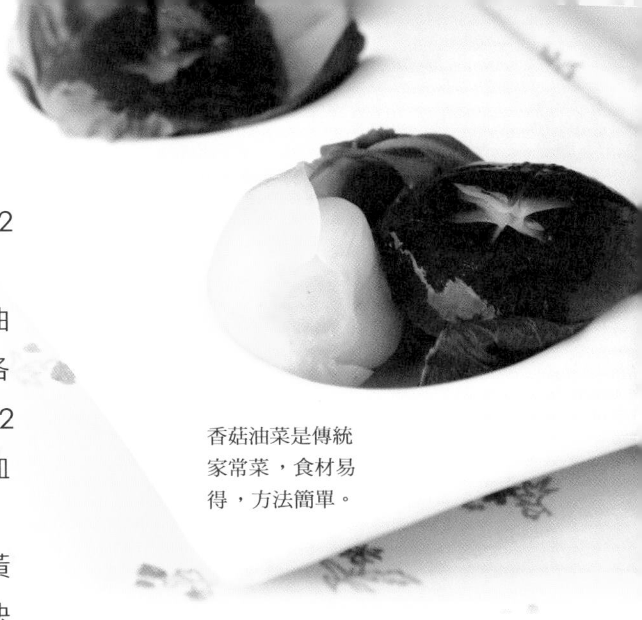

香菇油菜是傳統家常菜，食材易得，方法簡單。

養生藥膳

強身健體、開胃補腎

油菜炒蝦仁：蝦肉50克，油菜250克，薑絲、蔥花、鹽、料酒、澱粉、植物油各適量。蝦肉洗淨切成薄片，用鹽、料酒、澱粉拌好；油菜梗葉分開，洗淨後切成長段。鍋中放油燒熱後，先下蝦片煸幾下即取出；再向鍋中放油燒熱，加鹽，先煸炒油菜梗，再煸炒油菜葉，至半熟時倒入蝦片，並加入薑絲、蔥花等，用大火快炒幾下即可起鍋裝盤。

香菇油菜：油菜250克，乾香菇6朵，植物油、鹽各適量。油菜擇洗乾淨，乾香菇用溫沸水泡開去蒂。鍋中放油燒熱後，先放油菜炒幾下，再放入香菇和浸泡香菇的溫沸水，燒至菜梗軟爛，加入鹽調味即成。

芹菜

釋名	有水芹和旱芹兩類。水芹生在沼澤的邊上，旱芹則生在陸地。
性味歸經	性寒，味甘，入胃、膀胱經。
主治	清熱解毒，平衡血壓，輔助治療便祕、動脈硬化。

《本草綱目》記載：芹菜可洗毒瘡，同時也可服用。將汁塗在蛇、蠍毒癰腫的患處，可聚積精氣，除下瘀血，止霍亂腹瀉。

人群宜忌

✔**便祕者：**芹菜含有大量的膳食纖維，可刺激腸道蠕動，促進排便。

✔**脾胃偏熱者：**芹菜性涼，對於偏熱病者有療效。

✔**高血壓患者：**芹菜有一定的保護血管的作用，對高血壓、血管硬化等均有輔助治療作用。

搭配宜忌

✔**花生與芹菜：**有助於降低血壓、血脂。

✔**核桃與芹菜：**是高血壓、便祕患者的理想食品。

✘**蛤蜊與芹菜：**容易引起腹瀉、腹痛等不良症狀。

營養成分	/ 100 克
熱量（Cal）	17
蛋白質（g）	0.8
脂肪（g）	0.1
碳水化合物（g）	3.9
膳食纖維（g）	1.4
膽固醇（mg）	——
維生素 A（μg）	10
維生素 B1（mg）	0.01
維生素 B2（mg）	0.08
維生素 C（mg）	12
維生素 E（mg）	2.21
鈣（mg）	48
磷（mg）	50
鉀（mg）	154
鈉（mg）	73.8
鎂（mg）	10
鐵（mg）	0.8
鋅（mg）	0.46
硒（μg）	0.47

營養師提醒

芹菜的莖、葉中均含有芳香性揮發物質，能增強人們的食慾。經常吃些芹菜，可中和尿酸及體內的酸性物質，對痛風的防治有一定幫助。芹菜中還含有大量的膳食纖維，可以刺激腸胃蠕動、促進排便，是減肥、美容的佳品。

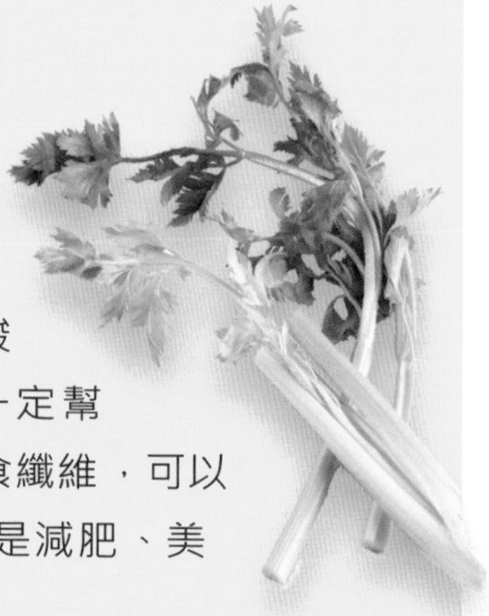

芹菜葉的營養價值高於莖，食用時不要丟棄。

小偏方大功效

1 **糖尿病**：芹菜 500 克。洗淨搗汁，每日分 3 次服，連服數日。

2 **產後腹痛**：芹菜 60 克。水煎，加紅糖和米酒適量調勻，空腹徐徐飲服。

3 **健脾消痰**：芹菜 120 克，白米 250 克。同煮成稀粥。

4 **活血養血**：芹菜 300 克，大棗 50 克，月季花 10 克，冰糖適量。將前三味洗淨共煎成湯，加冰糖飲用。

養生藥膳

平肝清熱、益氣和血，適用於高血壓、動脈硬化患者

香菇炒芹菜：泡發香菇 100 克，芹菜 250 克，植物油、香油、鹽、料酒、太白粉、醬油、蔥花、薑末各適量。香菇洗淨，用刀切成 2 片；芹菜擇洗乾淨，斜切成絲。將香菇片、芹菜絲一起入沸水鍋中汆透，撈出。鍋中放油燒熱後，放蔥花、薑末炒香，下香菇片、芹菜絲煸炒，烹入料酒，加醬油、鹽，用太白粉勾芡，淋上香油，翻炒均勻，出鍋盛入盤內即成。

改善便祕

芹菜蘋果汁：胡蘿蔔 1 根，蘋果 1 個，芹菜 60 克。將胡蘿蔔洗淨，去皮切成小塊；蘋果洗淨，去皮與核，切成小塊；將芹菜洗淨，切小段，與所有材料一起放入果汁機中，攪打成果汁即可飲用。

奇異果芹菜汁：奇異果 2 個，芹菜 1 根，蜂蜜適量。奇異果去皮洗淨，切成小塊；芹菜洗淨切小段。在果汁機中倒入適量純淨水，然後依次放入奇異果、芹菜攪打成汁，最後加蜂蜜調味。

預防便祕和缺鐵性貧血

香乾芹菜：芹菜 300 克，香乾 3 塊，紅椒絲、鹽、白糖各適量。芹菜洗淨後切段，香乾切絲。鍋中放油燒熱後，倒入香乾炒出香味，再倒入芹菜，翻炒幾下，調入鹽和白糖，加入紅椒絲，炒勻後大火翻炒片刻即可。

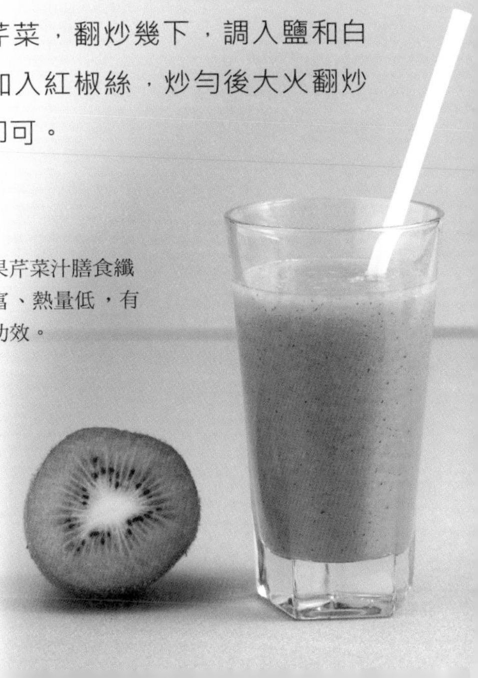

奇異果芹菜汁膳食纖維豐富、熱量低，有減肥功效。

山藥

釋名 土薯、山芋、薯蕷。藥用野生的最好，食用家種的好。

性味歸經 性平，味甘，入肺、胃、腎經。

主治 補脾養胃，生津益肺，補腎益精。輔助治療脾虛食少、久瀉不止、肺虛喘咳、腎虛遺精、尿頻。

《本草綱目》記載：山藥久食，令人耳聰目明，輕身不飢，延年益壽。

人群宜忌

✔**減肥者**：山藥含有 多醣蛋白成分的黏液質、消化酵素，可預防心血管脂肪沉積，有助於胃腸的消化和吸收。

✔**便祕者**：山藥有收澀作用，便祕者不宜食。

搭配宜忌

✔**苦瓜與山藥**：二者均有減肥、降血糖的功效。

✔**鴨肉與山藥**：可消除油膩，滋陰補肺。

營養成分	/ 100 克
熱量（Cal）	57
蛋白質（g）	1.9
脂肪（g）	0.2
碳水化合物（g）	12.4
膳食纖維（g）	0.8
膽固醇（mg）	——
維生素 A（μg）	3
維生素 B1（mg）	0.05
維生素 B2（mg）	0.02
維生素 C（mg）	5
維生素 E（mg）	0.24
鈣（mg）	16
磷（mg）	34
鉀（mg）	213
鈉（mg）	18.6
鎂（mg）	20
鐵（mg）	0.3
鋅（mg）	0.27
硒（μg）	0.55

營養師提醒

山藥中含有豐富的黏蛋白、澱粉酶、游離胺基酸和多酚氧化酶等物質，具有滋補作用，為病後康復食補的佳品。

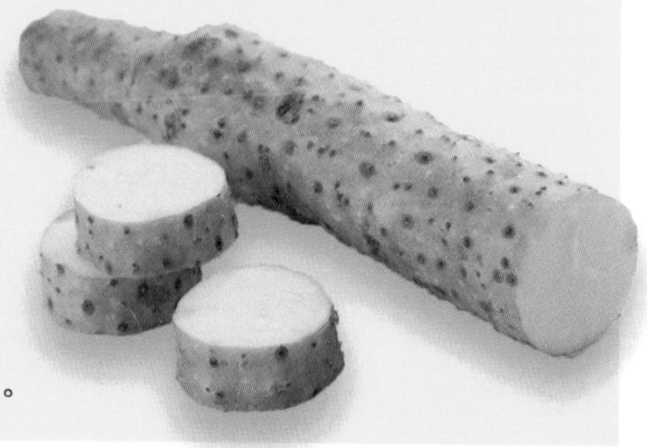

山藥對滋養皮膚、健美養顏有獨特效果。

本草附方

1 **治喉中有痰，呼吸不暢：**用生山藥半碗搗爛，加甘蔗汁半碗，和勻，趁熱飲用。

2 **治手足凍瘡：**取一截山藥，磨爛，敷凍瘡處。

小偏方大功效

1 **肺病發熱咳喘：**山藥 1 根。用水煎服。

2 **慢性胃炎：**山藥 1 根，牛奶、麵粉糊各適量。煮粥服用。

3 **補脾胃、安心神：**山藥 25 克，小麥、糯米各 50 克。將山藥、小麥、糯米加適量白糖同煮為稀粥。每日早晚分 2 次服食。

養生藥膳

補鐵補血

菠菜山藥湯：山藥、菠菜各 100 克，薑片、蔥段、鹽各適量。山藥去皮洗淨，切塊；菠菜洗淨切段。將山藥、薑片一起放入鍋中，加清水煲 20 分鐘後放入菠菜、蔥段，加鹽調味即可。

生津益肺、補脾養胃

番茄炒山藥：山藥 200 克，番茄 2 個，蔥花、植物油、鹽各適量。山藥去皮洗淨切片，番茄切塊。鍋中放油燒熱後，放入蔥花爆鍋，將切好的番茄倒入鍋內煸炒，加入山藥片煸炒幾下，然後加水，蓋上鍋蓋稍煮片刻，開鍋後加鹽調味即可。

山藥香菇雞：胡蘿蔔、山藥各 1 根，雞腿 1 隻，香菇 1 朵，料酒、醬油、鹽各適量。山藥洗淨去皮，切片；胡蘿蔔洗淨切小塊；香菇泡軟，去蒂；雞腿洗淨，剁成小塊，汆水後沖淨。將雞腿放鍋內，加入香菇、料酒、醬油、鹽和 500 毫升清水，同煮，開後改小火。10 分鐘後加入胡蘿蔔、山藥至煮熟，收至湯汁稍乾即可。

菠菜山藥湯有清熱、利尿的作用，
也能幫助治療痔瘡。

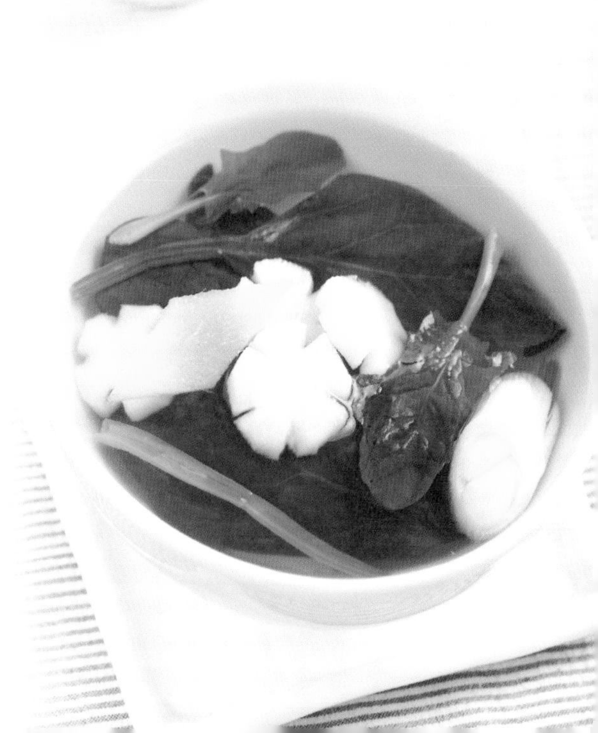

空心菜

釋名	蕹菜。
性味歸經	性寒，味甘，入肝、心、大腸、小腸經。
主治	清熱解毒，涼血利尿。輔助治療維生素B2缺乏症、糖尿病。

《本草綱目》記載：空心菜吃後可清火降壓、利胃利腸、通便。《廣州植物誌》記載：內服解飲食中毒，外用治一切胎毒、腫物和撲傷。

營養成分	/ 100 克
熱量（Cal）	23
蛋白質（g）	2.2
脂肪（g）	0.3
碳水化合物（g）	3.6
膳食纖維（g）	1.4
膽固醇（mg）	——
維生素 A（μg）	253
維生素 B1（mg）	0.03
維生素 B2（mg）	0.08
維生素 C（mg）	25
維生素 E（mg）	1.09
鈣（mg）	99
磷（mg）	38
鉀（mg）	243
鈉（mg）	94.3
鎂（mg）	29
鐵（mg）	2.3
鋅（mg）	0.39
硒（μg）	1.2

人群宜忌

✔**便祕者**：空心菜能潤腸、通便。

✔**高血壓患者**：多吃可降血壓。

✘體質虛弱、脾胃虛寒、腹瀉者：空心菜性寒滑利，故不宜多食。

搭配宜忌

✔**紅辣椒與空心菜**：富含豐富維生素和礦物質，可降壓、解毒、消腫。

✔**雞爪與空心菜**：有滋潤肌膚、潤腸通便的功效。

✘枸杞子與空心菜：易出現腹脹、腹瀉等症狀。

✘牛奶與空心菜：空心菜影響牛奶中鈣的吸收。

營養師提醒

空心菜是鹼性食物，食後可降低腸道的酸度，預防腸道內的菌群失調，對防癌、調節胃腸功能、調整人體的酸鹼平衡均有益。夏天生冷食物吃得較多，很容易發生食物中毒，吃空心菜能發揮一定的解毒作用。

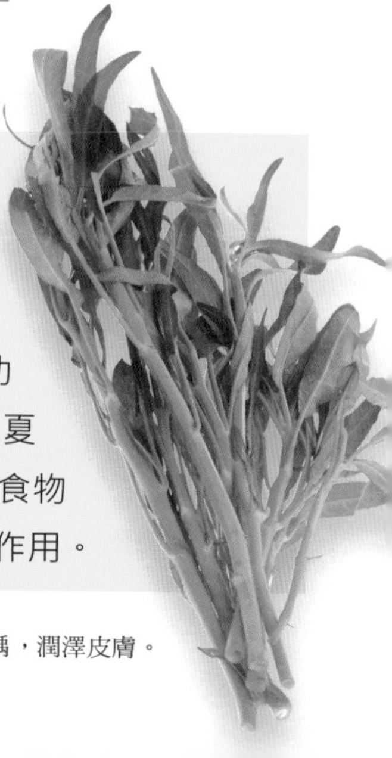

空心菜中的葉綠素，可潔齒防齲，潤澤皮膚。

本草附方

1 **治鼻血不止**：空心菜數根，和糖搗爛，倒入沸水，溫服。

2 **治皮膚濕癢**：空心菜水煎數沸，涼到微溫時洗患處，每日洗1次。

3 **治蛇咬傷**：空心菜洗淨搗爛，取汁約半碗和酒服之，渣塗患處。

小偏方大功效

1 **痢疾**：空心菜根100克。水煎服，每日2次。

2 **清熱涼血**：空心菜250克。切碎搗爛，榨取液。每次用2~3匙，衝入沸水，用蜂蜜調味後服用。

3 **利尿除濕**：空心菜120克，車前草60克。加水煎湯服。

養生藥膳

清熱解毒

涼拌空心菜：空心菜200克，蒜末、白糖、鹽、香油各適量。空心菜洗淨，切成段，略汆後撈出瀝乾。將蒜末、白糖、鹽和適量清水調勻後，澆入熱香油，將調味汁和空心菜拌勻即可。

促進腸蠕動、通便排毒

泡椒空心菜：空心菜200克，泡椒10克，薑絲、蒜末、蔥花、鹽、植物油、醬油、香油各適量。空心菜洗淨切段，過油後撈出瀝乾；泡椒切段。鍋中放油燒熱後，放入泡椒、薑絲、蒜末煸香，加空心菜、鹽、醬油，以小火燒至湯汁快收乾，撒入蔥花，淋入香油即可。

空心菜粥：空心菜80克，白米100克，鹽適量。空心菜洗淨，切小段；白米洗淨。鍋中放適量清水，放入白米煮至將熟時，加入空心菜、鹽，再續煮至粥成。

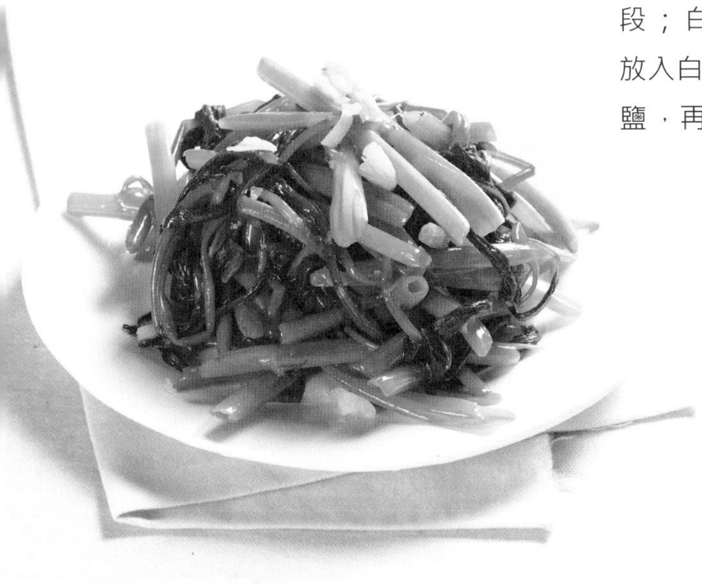

夏天沒有食慾，涼拌一盤爽脆空心菜可幫助開胃。

番茄

釋名	西紅柿。茄科草本植物番茄的果實。
性味歸經	性微寒，味甘、酸，入肺、胃經。
主治	有潤肺生津、健胃消食、養陰涼血、提高食慾的功效。

《陸川本草》記載：西紅柿甘酸微寒，生津止渴，健胃消食，治口渴、食慾不振。

人群宜忌

✔**愛美人士：**熟食番茄，美容防衰效果極佳。

✔**高血壓患者：**番茄對保護血管、防治高血壓有一定作用。

搭配宜忌

✔**白糖與番茄：**對於脾胃虛弱、食慾不振者非常適宜，且降血壓效果明顯。

✔**雞蛋與番茄：**二者同食有滋補、美容功效。

✘**豬肝與番茄：豬肝中的鐵離子會使番茄中豐富的維生素C氧化，從而失去原有的營養價值。**

營養成分	/ 100克
熱量（Cal）	20
蛋白質（g）	0.9
脂肪（g）	0.2
碳水化合物（g）	4
膳食纖維（g）	0.5
膽固醇（mg）	——
維生素A（μg）	92
維生素B1（mg）	0.03
維生素B2（mg）	0.03
維生素C（mg）	19
維生素E（mg）	0.57
鈣（mg）	10
磷（mg）	23
鉀（mg）	163
鈉（mg）	5
鎂（mg）	9
鐵（mg）	0.4
鋅（mg）	0.13
硒（μg）	0.15

營養師提醒

番茄中含有一種對心血管有很好保護作用的物質——番茄紅素，它是一種很強的抗氧化劑，能清除自由基，阻止癌變進程（對前列腺癌防治效果更佳），並能減少心臟病的發作。番茄顏色越紅，番茄紅素含量越高。

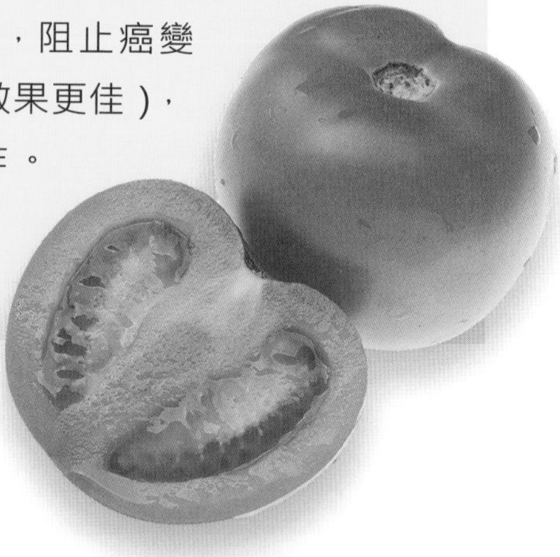

番茄不宜放在冰箱中儲存，放在陰涼乾燥處即可。

本草附方

治熱病或胃熱傷陰，煩渴口乾： 番茄 2 個。用沸水汆後，撕去外皮，搗爛，加白糖適量，拌勻服食。

小偏方大功效

1 **高血壓：** 每日早晨選 1~2 個新鮮成熟的番茄蘸白糖空腹吃。

2 **牙齦出血：** 將番茄洗淨生吃，每日吃 1 個，連吃半個月。

3 **美容、防衰老：** 取新鮮成熟的番茄 1 個，搗爛取汁，加適量蜂蜜，調勻後用此汁塗臉，20 分鐘後用清水洗淨。

養生藥膳

健脾和胃、補中益氣、涼血通便

番茄牛奶羹： 番茄、雞蛋各 1 個，牛奶 120 毫升，鹽、白糖、澱粉、花生油、胡椒粉各適量。先將番茄洗淨，切塊待用；澱粉用牛奶調成汁，雞蛋煎成荷包蛋待用。牛奶汁燒沸，加入番茄、荷包蛋煮片刻，然後加入鹽、白糖、花生油、胡椒粉調勻即可。

益氣生津、清熱解毒、安神

番茄魚丸湯： 魚肉 80 克，番茄 2 個，雞蛋（取蛋清）1 個，蔥花、鹽各適量。將番茄洗淨，切塊；魚肉用攪肉機打成泥狀放入容器內，加入蛋清、鹽、蔥花攪勻，用手擠成丸子狀。鍋中加適量清水燒沸，放入番茄燒沸，再加魚丸煮熟，最後放蔥花、鹽即可。

番茄燉豆腐： 番茄 2 個，豆腐 1 塊，青菜、植物油、鹽各適量。將番茄、豆腐分別洗淨切塊。鍋中放油燒熱後，下鍋小火煸炒番茄至湯汁狀，下入豆腐，添適量清水、鹽，大火燒沸後改小火慢燉，30 分鐘左右收湯，加少量青菜即可。

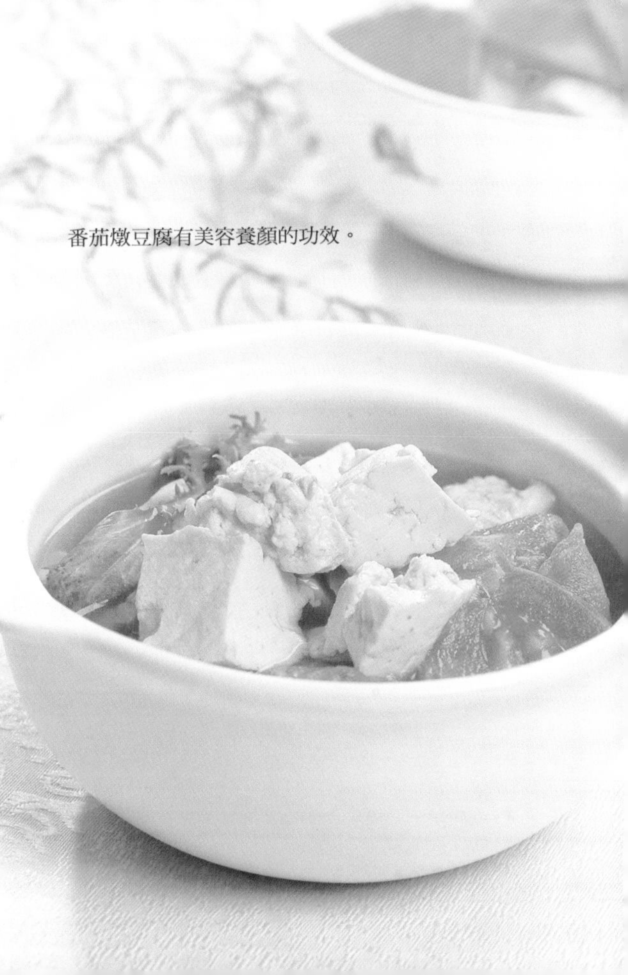

番茄燉豆腐有美容養顏的功效。

萵苣

釋名	生菜、白苣。折斷葉子後有白汁流出。
性味歸經	性涼，味甘，入胃、膀胱經。
主治	利五臟，通經脈，清胃熱，鎮痛，催眠，減肥瘦身，降低膽固醇。

《本草綱目》記載：可壯筋骨，利五臟，開利胸膈，疏通經脈，益脾氣。

人群宜忌

✔**肥胖者**：萵苣熱量低，膳食纖維高，有利於減肥。

✘脾胃虛寒者：萵苣性寒涼。

搭配宜忌

✔**海帶與萵苣**：海帶中的鐵與萵苣中的維生素C搭配，可促進人體對鐵元素的吸收。

✔**菌菇與萵苣**：有補脾益氣、潤燥化痰的滋補功效。

✔**豆腐與萵苣**：搭配食用，是一道高蛋白、低脂肪、低膽固醇、維生素含量高的菜餚。

營養師提醒

萵苣富含水分、膳食纖維和維生素C，可以消除體內多餘脂肪，故又叫減肥萵苣，備受人們喜愛。其莖葉中含有萵苣素，具有清熱消炎，鎮痛催眠，降低膽固醇，輔助治療神經衰弱等功效。

莖色帶白的萵苣才是新鮮的。

營養成分	/ 100克
熱量（Cal）	15
蛋白質（g）	1.3
脂肪（g）	0.3
碳水化合物（g）	2
膳食纖維（g）	0.7
膽固醇（mg）	——
維生素A（μg）	298
維生素B1（mg）	0.03
維生素B2（mg）	0.06
維生素C（mg）	13
維生素E（mg）	1.02
鈣（mg）	34
磷（mg）	27
鉀（mg）	170
鈉（mg）	32.8
鎂（mg）	18
鐵（mg）	0.9
鋅（mg）	0.27
硒（μg）	1.15

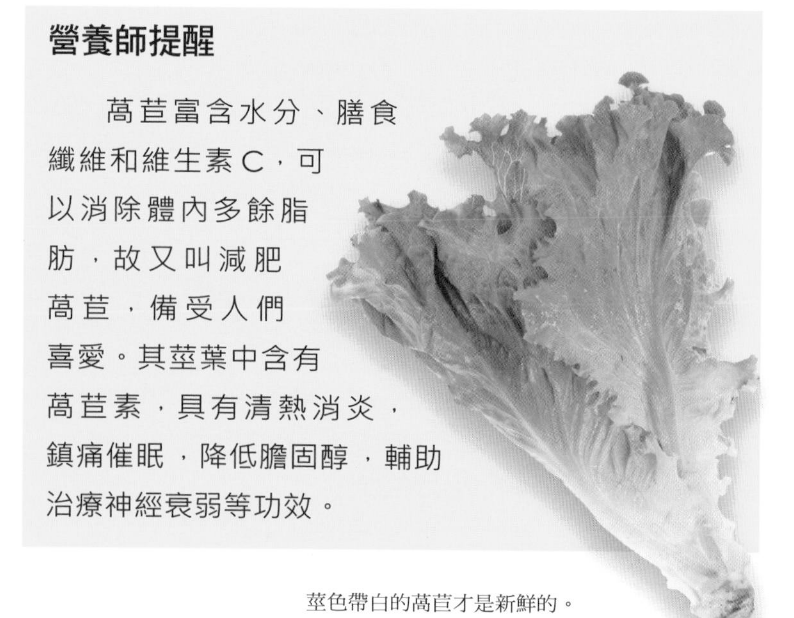

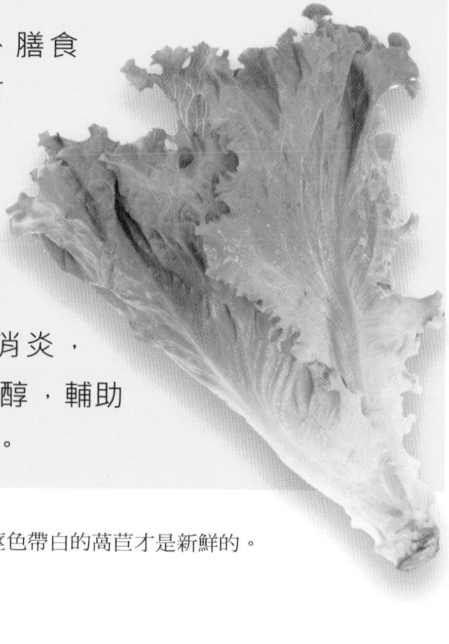

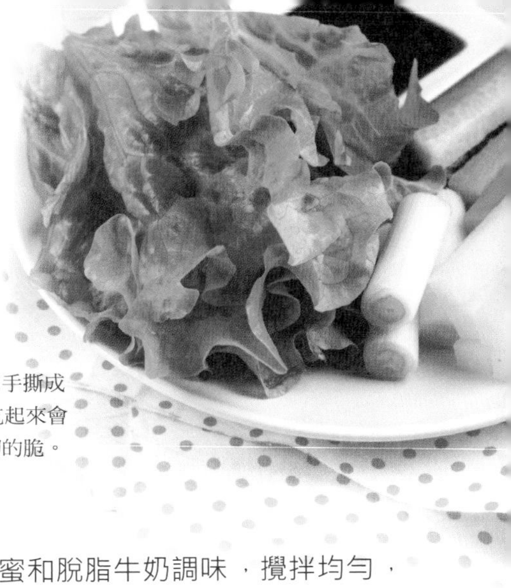

萵苣用手撕成片，吃起來會比刀切的脆。

小偏方大功效

1 **面部毛細血管擴張**：萵苣葉 50 克，搗碎，加少量清水，煮 5 分鐘。萵苣葉撈出後包入紗布，趁熱敷臉，剩下的湯汁可用來洗臉。常用可治療面部毛細血管擴張，還可以緩解陽光灼傷，預防痘痘。

2 **降壓通絡**：萵苣 100 克。切碎，水煎服。

3 **美體豐胸**：萵苣 100 克洗淨撕片，適量甜椒洗淨切塊。兩者用冷沸水浸泡 3 分鐘，濾乾水分盛入盤中，食用時拌入沙拉醬即可。不僅可以美體豐胸，還可以增強免疫力。

養生藥膳

健胃消食、瘦身美容

萵苣蘋果汁：萵苣 100 克，芹菜、香菜各 10 克，番茄、蘋果、檸檬各半顆，黃豆粉、蜂蜜、脫脂牛奶各適量。將番茄用沸水燙一下，去掉皮和蒂後切塊，蘋果、檸檬洗淨，切成小塊；萵苣、芹菜、香菜洗淨後切成小段。將上述材料一起放入果汁機中，待榨出汁液，放入黃豆粉，繼續攪打 10 秒，然後將混合汁倒入準備好的玻璃杯中。加入蜂蜜和脫脂牛奶調味，攪拌均勻，即可飲用。

蘸醬菜：萵苣、櫻桃蘿蔔、黃瓜、蔥、白蘿蔔、甜麵醬、茴香、鹽、白糖、香油各適量。把新鮮的櫻桃蘿蔔、黃瓜、蔥、白蘿蔔洗淨、切成段；萵苣洗淨，用淡鹽水浸一下。將甜麵醬加茴香、鹽、白糖炒，淋入香油，再加入等量的清水，燒沸。放涼，用蔬菜蘸食。

降血脂、降血壓、抗衰老

蠔油萵苣：萵苣 500 克，蒜末、蠔油、醬油、鹽、料酒、胡椒粉、清湯、太白粉、香油、植物油各適量。鍋內放入清水，加少許鹽、植物油燒沸，放入洗淨的萵苣略汆，撈出控干水分，擺放盤內。鍋中放油燒熱後，下蒜末炒香，加入蠔油、醬油、料酒、胡椒粉、清湯燒沸，用太白粉勾芡，淋入香油，澆在萵苣上即可。

豇豆

釋名 又稱角豆、薑豆、帶豆。

性味歸經 性平，味甘，入脾、胃經。

主治 益氣健脾、開胃和中、補腎固精，可輔助治療脾虛、腹脹、便瀉等症。

《本草綱目》記載：豇豆可理中益氣，補腎健胃，和五臟，調養顏身，生精髓，止消渴，治嘔吐、痢疾，止尿頻，可解鼠蛇之毒。

人群宜忌

✔**糖尿病患者**：豇豆中的磷脂可促進胰島素分泌，調節糖代謝。

✘**氣滯便結者**：豇豆多食易脹肚。

搭配宜忌

✔**蒜與豇豆**：幫助消化、增進食慾，有殺菌消毒的作用。

✔**豬肉與豇豆**：可健脾補腎、生精養血，適用於腰膝酸軟、失眠多夢、遺精、白帶過多等症。

營養成分（長）	/ 100 克
熱量（Cal）	32
蛋白質（g）	2.7
脂肪（g）	0.2
碳水化合物（g）	5.8
膳食纖維（g）	1.8
膽固醇（mg）	——
維生素 A（μg）	20
維生素 B1（mg）	0.07
維生素 B2（mg）	0.07
維生素 C（mg）	18
維生素 E（mg）	0.65
鈣（mg）	42
磷（mg）	50
鉀（mg）	145
鈉（mg）	4.6
鎂（mg）	43
鐵（mg）	1
鋅（mg）	0.94
硒（μg）	1.4

營養師提醒

豇豆含有易於消化吸收的優質蛋白質、適量的碳水化合物及多種維生素、微量元素，可全面補充身體所需的營養素。豇豆還是鹼性食品，可以調節體內酸鹼值，抗疲勞，清滌腸道。

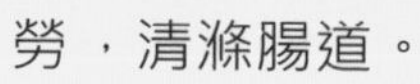

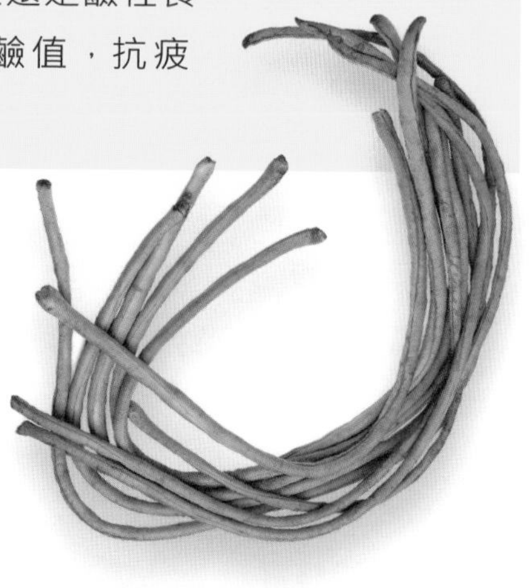

豇豆中的維生素 C 能促進抗體合成，提高身體免疫力。

小偏方大功效

1 **盜汗**：豇豆 20 克，冰糖 10 克。水煎服。

2 **小便不通**：豇豆 40 克。水煎服。

3 **腮腺炎**：豇豆或葉一把。搗爛敷患處。

4 **健脾利濕**：豇豆 200 克，空心菜 250 克。加水煎湯食。亦可調以植物油、鹽等食之。

5 **清熱解毒**：豇豆 100 克，白米 150 克。同煮粥，可用植物油、鹽調味食用。

養生藥膳

提高免疫力

酸豇豆炒肉末：酸豇豆 100 克，乾辣椒、野山椒、五花肉末、蒜末、薑末、鹽、料酒、蔥花、植物油各適量。酸豇豆汆後撈出過涼水，瀝乾，切小段；乾辣椒、野山椒分別洗淨切小段。鍋中放油燒熱，放入五花肉末、蒜末、薑末炒香，加入鹽、料酒，再放豇豆煸炒，然後加干辣椒、野山椒炒勻，撒上蔥花即可。

健脾補腎、益氣養胃

蝦米熗豇豆：豇豆 200 克，蝦米 50 克，蔥花、薑絲、植物油、花椒粒、鹽各適量。豇豆擇洗淨後切成段，汆透瀝水裝盤，撒上蔥花、薑絲。鍋中放油燒熱，撒入少量花椒粒炸香後撈出，再放入蝦米炒香，一起澆在豇豆上，略燜，再加鹽拌勻即成。

促進大腸蠕動，幫助消化，治療便祕

梅干菜炒豇豆：豇豆 200 克，梅干菜 50 克，植物油、蔥花、鹽、白糖各適量。將豇豆、梅干菜擇洗乾淨，豇豆切成寸段。鍋中放油燒熱後，用蔥花爆出香味，放入豇豆煸炒幾下，放入鹽、白糖。將梅干菜下入鍋內，炒幾下，蓋鍋燜 3~5 分鐘出鍋即可。

薑汁豇豆：豇豆 300 克，薑末、醋、鹽、醬油、香油各適量。豇豆洗淨，切段，放入沸水鍋汆至剛熟時撈起，放涼。薑末和醋調成薑汁，加鹽、香油、醬油，拌勻後裝盤即成。

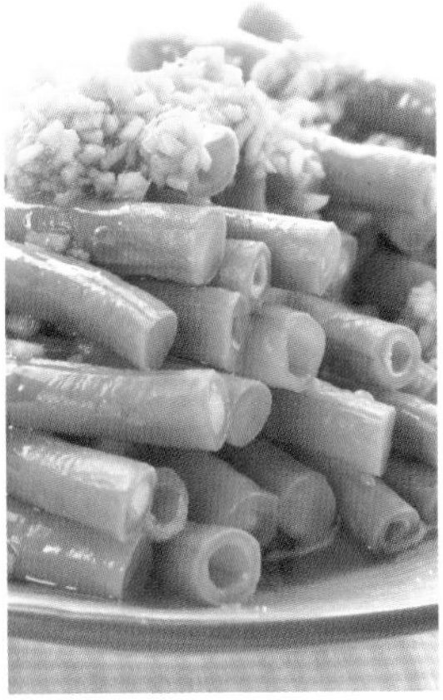

製作薑汁豇豆時，一定要把豇豆汆熟。

韭菜

釋　　名 只要種一次便長期生長，所以叫韭。又名起陽草。

性味歸經 性溫，味甘、辛，入胃、肝、腎經。

主　　治 溫中開胃，行氣活血，補腎助陽，調和臟腑，輔助治療陽痿、白帶、腹瀉、腰膝痛。

《本草綱目》記載：韭菜可安撫五臟六腑，除胃中煩熱，對患者有益，可以長期吃。另有歸腎壯陽，止洩精，治婦女月經失調的功效。

營養成分	/ 100 克
熱量（Cal）	29
蛋白質（g）	2.4
脂肪（g）	0.4
碳水化合物（g）	4.6
膳食纖維（g）	1.4
膽固醇（mg）	——
維生素 A（μg）	235
維生素 B1（mg）	0.02
維生素 B2（mg）	0.09
維生素 C（mg）	24
維生素 E（mg）	0.96
鈣（mg）	42
磷（mg）	38
鉀（mg）	247
鈉（mg）	8.1
鎂（mg）	25
鐵（mg）	1.6
鋅（mg）	0.43
硒（μg）	1.38

人群宜忌

✔**便祕者**：韭菜內含膳食纖維多，能促進腸道蠕動，保持大便暢通。

✔**寒性體質者**：健胃暖中、溫腎助陽、散瘀活血。

✔**男子陽痿、女子經痛者**：韭菜有止痛、壯陽的功效。

✘**陰虛火旺者**：韭菜不易消化且容易上火。

搭配宜忌

✔**豆芽與韭菜**：補虛，還可通腸利便，達到減肥功效。

✔**雞肉與韭菜**：可以發揮補腎、行氣、止痛的作用，輔助治療陽痿、尿頻、腎虛、痔瘡及胃痛。

✘**白酒與韭菜**：二者都是溫熱食物，容易上火。

✘**醋與韭菜**：醋會破壞韭菜中類胡蘿蔔素成分，使營養流失。

營養師提醒

韭菜具有促進食慾和 降低血脂的作用，對高血壓、冠心病、高血脂症等有一定功效。它還含有蒜氨酸，能夠加速乳酸（疲勞物質）分解，有抗疲勞、促恢復的功效。

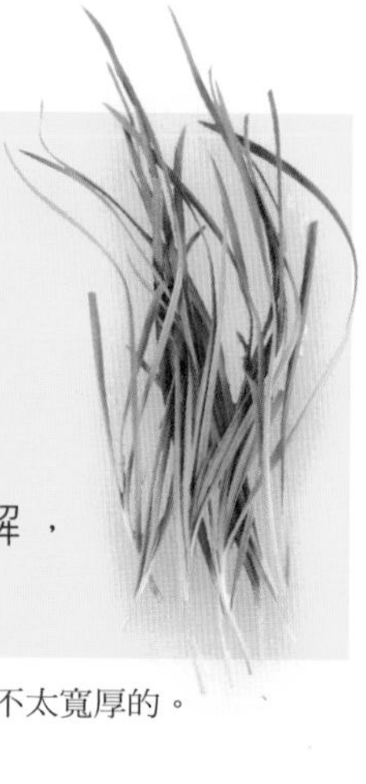

韭菜宜選擇根莖直挺、葉子不太寬厚的。

本草附方

消化道腫瘤：韭菜榨汁，加入少量鹽、滷汁，先飲一點，再漸漸加量，吐出濃痰後，可明顯好轉。

小偏方大功效

1 **經痛：**韭菜 250 克。搗爛取汁，將適量紅糖燒沸，兌入韭菜汁中，飲服。

2 **過敏性皮炎：**韭菜搗爛，塗於患處。

3 **補腎助陽：**韭菜 30 克，白糖 15 克。加水同煮，連服數日。

4 **溫中開胃：**韭菜一把，洗淨搗爛榨汁約 60 克，溫沸水沖服。

養生藥膳

養心安神、清腸降脂

韭菜炒雞蛋：韭菜 300 克，雞蛋 2 個，鹽、料酒、植物油各適量。韭菜洗淨瀝乾，切成長段備用；雞蛋打入碗內，加料酒、鹽攪打均勻。鍋中放油燒至五六分熱，倒入韭菜煸炒。待韭菜將熟，迅速加入雞蛋液翻炒，一邊翻炒一邊淋上少量油，待雞蛋液凝固至熟，即可裝盤上桌。

溫補肝腎

韭菜炒豆腐：豆腐 400 克，韭菜 100 克，蔥花、薑絲、植物油、鹽各適量。豆腐洗淨，切條，放在沸水中汆一下；韭菜擇洗乾淨，切成長段。鍋中放油燒熱後，下蔥花、薑絲炒香，加入豆腐條，不停翻炒至將熟，加入韭菜和鹽炒勻即可。

韭菜炒蝦仁：韭菜 200 克，蝦仁 50 克，植物油、鹽各適量。蝦仁洗淨，瀝乾水分；韭菜洗淨，切成 2 公分長的段。鍋中加油燒熱後，放入蝦仁煸炒 2 分鐘，放入韭菜，大火翻炒至熟爛，出鍋前加鹽炒勻即可。

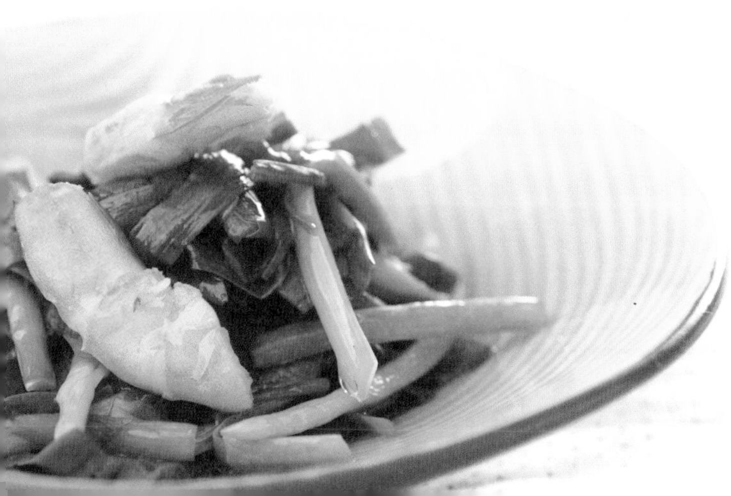

韭菜炒蝦仁有降血壓的功效，適合高血壓患者可適量食用。

茄子

釋名	又名落蘇，有青茄、紫茄、白茄之分。
性味歸經	性涼，味甘，入胃、大腸經。
主治	清熱涼血，消腫解毒，輔助治療大便出血、熱毒瘡癰、皮膚瘡傷等。

《本草綱目》記載：茄子可治療寒熱，五臟勞損。可散血止痛，消腫寬腸。

人群宜忌

✔**出血性疾病患者**：紫茄子富含維生素 P，可改善毛細血管脆性，防止小血管出血。

✔**高膽固醇血症患者**：茄子有降低膽固醇的功效。

✔**癌症患者**：茄子皮中含有龍葵素，它能抑制消化道腫瘤細胞的增殖，能輔助治療胃癌、直腸癌。

搭配宜忌

✔**草魚與茄子**：溫中補虛、利濕、暖胃、平肝、祛風。

✔**辣椒與茄子**：辣椒中富含的維生素 C 可增加茄子中維生素 P 的吸收率，可發揮更好的抗壓、美白功效。

✘**螃蟹與茄子**：兩者同為寒性，常食會導致腹瀉。

營養成分（紫皮・長）/ 100克	
熱量（Cal）	23
蛋白質（g）	1
脂肪（g）	0.1
碳水化合物（g）	5.4
膳食纖維（g）	1.9
膽固醇（mg）	——
維生素 A（μg）	30
維生素 B_1（mg）	0.03
維生素 B_2（mg）	0.03
維生素 C（mg）	7
維生素 E（mg）	0.2
鈣（mg）	55
磷（mg）	28
鉀（mg）	136
鈉（mg）	6.4
鎂（mg）	15
鐵（mg）	0.4
鋅（mg）	0.16
硒（μg）	0.57

營養師提醒

茄子富含維生素 P，可改善微細血管脆性，軟化微細血管，防止小血管出血、硬化和破裂，對高血壓、動脈硬化及壞血病均有一定的防治作用。

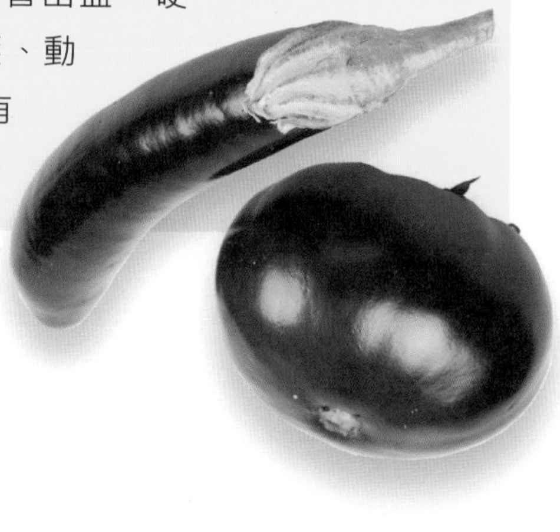

茄子還有防治壞血病及促進傷口癒合的功效。

本草附方

1 **治咽喉腫痛**：將茄子細嚼後咽汁。

2 **治腫毒**：生茄子切去一半，剜去瓤，使其像罐子的形狀，然後將它扣在瘡上，有助於腫毒消散，如瘡已出膿，可再做一次，以消除病根。

3 **治女性乳頭燥裂**：取秋季裂開的茄子，陰乾燒成灰後研成末，調水塗。

4 **治尿血**：將茄葉熏乾研為末，每次服 2 錢，溫酒或鹽湯送下。

5 **治牙疼**：將秋茄花燒成灰後研末塗痛處，痛即止。

小偏方大功效

1 **支氣管炎**：茄子莖葉 30 克，薑 6 克。煎湯服用。

2 **小兒口瘡**：霜後茄子 1 個切片。晒乾後研成細末，抹於口中患處。

3 **消化不良**：茄子葉 10 片。水煎服。

4 **清熱消腫**：茄子 2 個。洗淨後切開放在碗內，加植物油、鹽少許，隔水蒸熟食用。

養生藥膳

清熱瀉火、止癢

茄子絲瓜炒瘦肉：茄子 300 克，絲瓜 100 克，豬瘦肉 50 克，鹽、植物油各適量。茄子洗淨，切片；絲瓜洗淨，去皮，去瓤，切絲；豬瘦肉洗淨，切絲。鍋中放油燒至七分熱後，放入肉絲煸炒，加入茄子、絲瓜，翻炒至熟，調入鹽即可。

油烹茄條：茄子 300 克，雞蛋 1 顆，太白粉、植物油、鹽、醬油、蔥花、胡蘿蔔絲、白糖各適量。茄子去蒂去皮，洗淨切條，用雞蛋和太白粉掛糊抓勻；醬油、鹽、白糖兌成汁待用。鍋中放油燒熱後，放入茄條炸至金黃，撈出；另起鍋，蔥花、胡蘿蔔絲爆香，放入茄條，倒入兌好的汁，翻炒幾下即可。

茄條掛糊後能降低茄子的吸油能力。

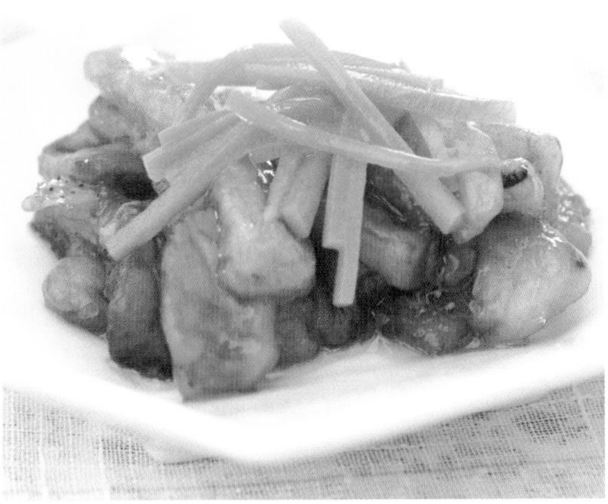

青椒

釋　　名　燈籠椒、柿子椒、甜椒、菜椒。

性味歸經　性熱，味辛，入心、肺經。

主　　治　散寒除濕、緩解疲勞、防止便祕、預防壞血病。

《食物本草》中記載：青椒可消宿食，解結氣，開胃口，辟邪惡，殺腥氣諸毒。

人群宜忌

✔**心腦血管疾病患者**：適量食用青椒，可以有效預防心臟病、冠狀動脈硬化，並降低膽固醇。

✔**肥胖者**：青椒中含有一種特殊物質，能加速新陳代謝，燃燒體內脂肪，達到減肥的效果。

✘口腔潰瘍患者：口腔對鹹、辣、酸、苦等味道敏感，吃青椒會加重疼痛。

搭配宜忌

✔**馬鈴薯與青椒**：馬鈴薯健脾補氣、鎮靜神經，青椒富含多種維生素，可營養互補，功效加倍。

營養成分	/ 100 克
熱量 (Cal)	27
蛋白質 (g)	1.4
脂肪 (g)	0.3
碳水化合物 (g)	5.8
膳食纖維 (g)	2.1
膽固醇 (mg)	——
維生素 A (μg)	57
維生素 B1 (mg)	0.03
維生素 B2 (mg)	0.04
維生素 C (mg)	62
維生素 E (mg)	0.88
鈣 (mg)	15
磷 (mg)	33
鉀 (mg)	209
鈉 (mg)	2.2
鎂 (mg)	15
鐵 (mg)	0.7
鋅 (mg)	0.22
硒 (μg)	0.62

營養師提醒

青椒中含有豐富的維生素 C 和維生素 A，兩者的含量隨其成熟程度而增加。青椒特有的清香味道和所含的辣椒素有刺激唾液分泌的作用，能增強食慾，幫助消化，促進腸蠕動，防止便祕。不過吃了帶有辛辣味的青椒後，會使人心跳加快、皮膚血管擴張，所以不宜一次吃得過多。

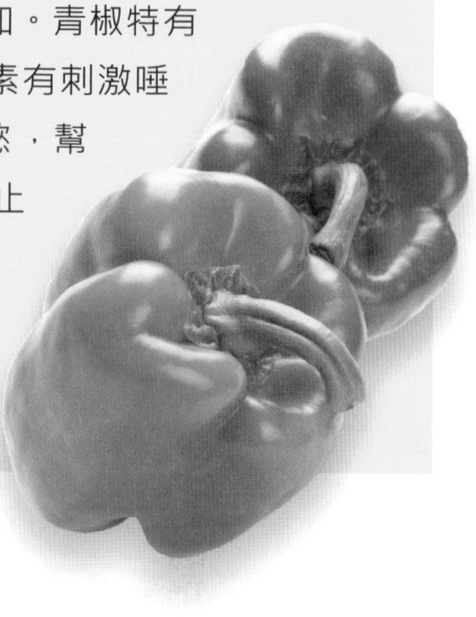

柄成綠色、表皮無皺、肉質厚且有彈性的是優質青椒。

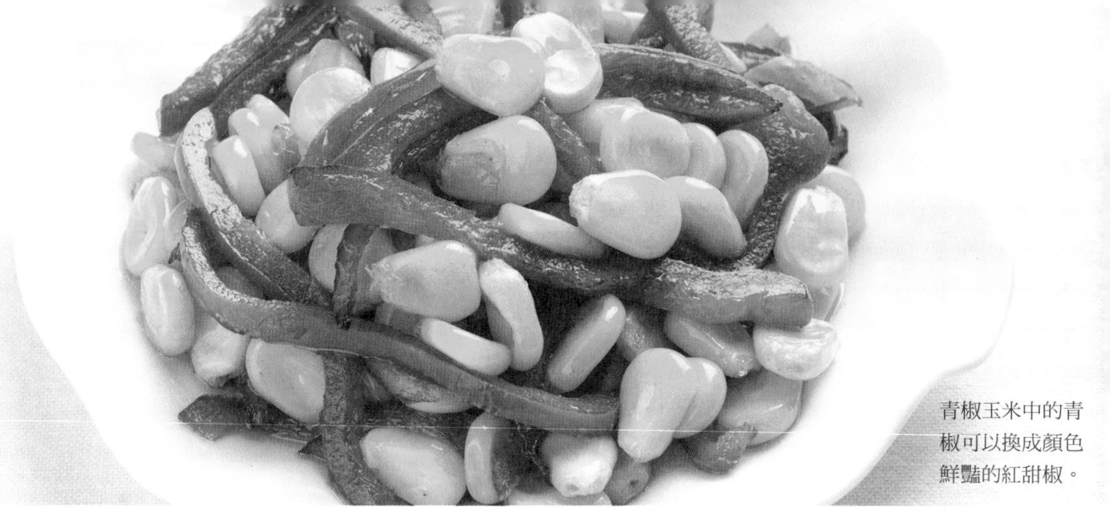

青椒玉米中的青椒可以換成顏色鮮豔的紅甜椒。

小偏方大功效

1 **脫髮**：青椒切碎，在燒酒中浸泡10天，塗擦脫髮部位。

2 **感冒**：青椒煮湯喝。

3 **痢疾**：青椒1個，和適量麵粉做成丸子，煮熟，用熱豆腐皮裹，食用。

4 **散寒除濕**：食用青椒會使人心跳加速、皮膚血管擴張、胃部溫熱，因此中醫認為它和辣椒一樣，有溫中下氣、散寒除濕的效果。

5 **預防壞血病**：青椒適合急火快炒，可最大限度保留維生素C，使其抗壞血病功效發揮到最佳。

養生藥膳

補脾開胃、健腦益智

青椒香乾炒毛豆：青椒100克，香乾80克，毛豆150克，植物油、鹽、香油各適量。青椒洗淨去子，切絲；香乾切絲。鍋中放油燒七分熱後，放入青椒、毛豆，炒至毛豆熟，下香乾絲，加鹽、清水，再炒片刻，淋上香油即可。

增進食慾

青椒蔬果汁：青椒、萵苣各50克，鳳梨、蘋果、檸檬各半個，番茄1個，蜂蜜適量。青椒洗淨去子，切成小片；將萵苣洗淨，在沸水中汆一下，切碎；番茄洗淨；鳳梨、蘋果、檸檬分別洗淨，切成片。將青椒、萵苣、番茄、鳳梨、蘋果、檸檬放入果汁機內榨汁，加入蜂蜜調味即可。

青椒玉米：鮮玉米粒150克，青椒300克，植物油、鹽各適量。將鮮玉米粒洗淨瀝乾，青椒去蒂洗淨，切絲。鍋中放油燒熱後，放青椒炒蔫鏟起盛出備用。將玉米粒入鍋炒至八分熟，下油加青椒、鹽炒勻起鍋即成。

黃瓜

釋名	胡瓜。瓜皮青色，皮上有小刺，皮到老的時候則變成黃色。
性味歸經	性涼，味甘，入胃、大腸經。
主治	清熱利水，解毒消腫，生津止渴，輔助治療身熱煩渴、咽喉腫痛、濕熱黃疸、小便不利等。

《本草綱目》記載：黃瓜能清熱解渴，利水道。但不能經常吃，否則動寒熱，損陰血。

人群宜忌

✔**愛美人士**：黃瓜汁有潤膚除皺的功效。

✔**肝臟病患者**：黃瓜中含有精胺酸等人體必需胺基酸，對肝臟患者的康復很有益處。

搭配宜忌

✔**金針與黃瓜**：二者含有豐富的維生素和膳食纖維，可補虛養血、利濕消腫。

✔**黑木耳與黃瓜**：二者同食可以平衡營養。

✘花生與黃瓜：會導致腹瀉。

營養成分	/ 100 克
熱量（Cal）	15
蛋白質（g）	0.8
脂肪（g）	0.2
碳水化合物（g）	2.9
膳食纖維（g）	0.5
膽固醇（mg）	——
維生素 A（μg）	15
維生素 B1（mg）	0.02
維生素 B2（mg）	0.03
維生素 C（mg）	9
維生素 E（mg）	0.49
鈣（mg）	24
磷（mg）	24
鉀（mg）	102
鈉（mg）	4.9
鎂（mg）	15
鐵（mg）	0.5
鋅（mg）	0.18
硒（μg）	0.38

營養師提醒

黃瓜水分多，含有一定的維生素和人體生長發育必需的多醣和胺基酸。經常食用，或貼在皮膚上，或搗汁後塗擦皮膚，可有效對抗皮膚老化，減少皺紋的產生。此外，黃瓜有降血糖的作用，適合糖尿病患者食用。

黃瓜尾部含有較多苦味素，有抗癌功效，食用時不要去掉。

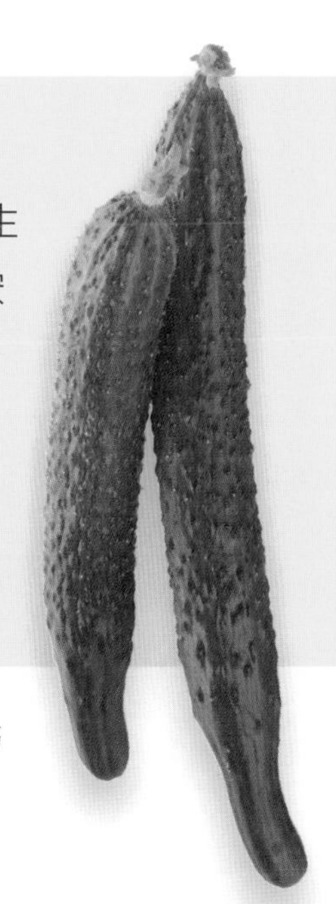

本草附方

1 **治小兒熱痢**：嫩黃瓜加蜜吃，有良效。

2 **治四肢水腫**：將一個黃瓜破開，連同瓜子用醋和清水煮至爛熟，空腹吃。

3 **治燙火傷**：黃瓜汁塗。

小偏方大功效

1 **肥胖**：黃瓜皮 20 克，茶葉、蒜各適量。用清水煎湯。

2 **痱子**：黃瓜去皮切片，外擦患處。

3 **清熱利水**：黃瓜數條，去瓤洗淨，切成條塊，加少量清水燒沸後撈出，趁熱加入蜂蜜 100 克調勻，可隨量食用，每日數次。

4 **解毒消腫**：老黃瓜皮 30 克。水煎服。

養生藥膳

生津止渴

白木耳拌黃瓜：黃瓜 400 克，泡發白木耳 150 克，白糖、鹽、醬油、醋各適量。黃瓜洗淨切片，撒上鹽醃 10 分鐘，擠去水分；白木耳在沸水中略汆後撈出；醬油、醋、白糖混合後調汁。在黃瓜、白木耳中放入調好的汁液，拌勻即可食用。

和胃消食、利水減肥

薑汁黃瓜：黃瓜 350 克，薑末、醬油、醋、香油、鹽各適量。先將黃瓜洗淨剖開，挖去瓜瓤，切成條狀，用鹽醃漬入味，待用；將黃瓜、薑末放入盤內，加入醬油、醋、鹽、香油調勻，即成。

黃瓜汁：黃瓜 250 克，蜂蜜適量。黃瓜洗淨、切塊，加入適量清水，用果汁機榨成黃瓜汁，冷卻後加入適量蜂蜜即可。

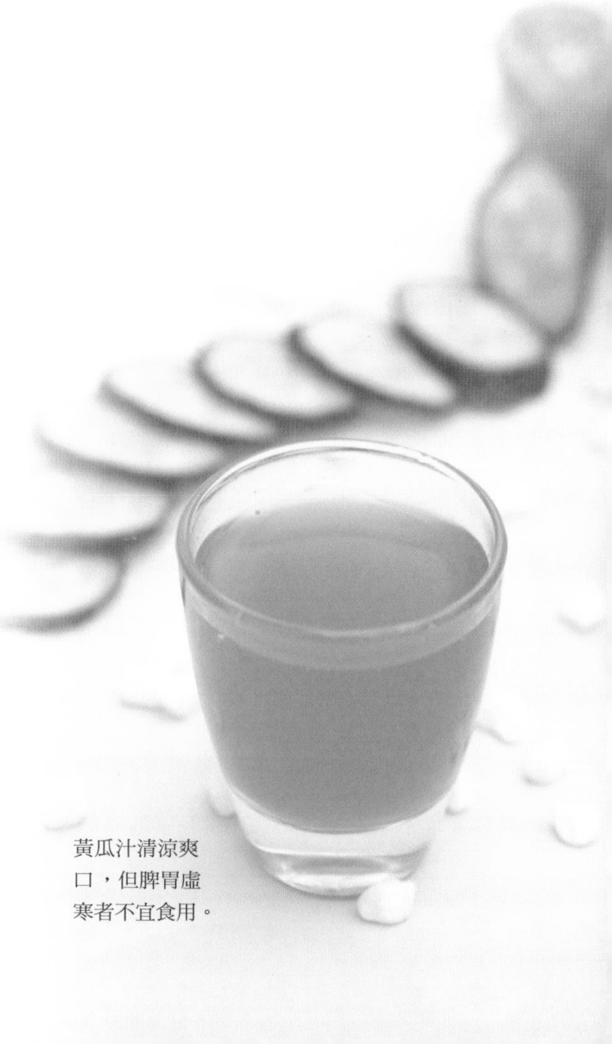

黃瓜汁清涼爽口，但脾胃虛寒者不宜食用。

絲瓜

釋名 又名天絲瓜。因它老時絲絡很多，所以叫絲瓜。

性味歸經 性涼，味甘，入肝、胃經。

主治 清熱化痰，涼血解毒，解暑除煩，通經活絡，輔助治療身熱口渴、痰喘咳嗽、女性乳汁不下等。

《本草綱目》記載：絲瓜可除熱利腸，去風化痰，涼血解毒，殺蟲，通經絡，行血脈，下乳汁，能暖胃補陽，固氣和胎。

人群宜忌

✔**便祕者：**絲瓜熱量低，其黏液、皂素有利於排便。

✔**產婦：**絲瓜可治療婦女產後乳汁不下、乳房脹痛等病症。

✘**脾胃虛寒、腹瀉者：絲瓜性寒滑。**

搭配宜忌

✔**菊花與絲瓜：**可養顏、潔膚、除雀斑。

✔**蝦米與絲瓜：**具有滋肺陰、補腎陽的功效。

✔**毛豆與絲瓜：**可清熱袪痰，防止便祕、口臭和周身骨痛，並促進乳汁分泌。

營養成分	/ 100 克
熱量（Cal）	21
蛋白質（g）	1
脂肪（g）	0.2
碳水化合物（g）	4.2
膳食纖維（g）	0.6
膽固醇（mg）	——
維生素 A（μg）	15
維生素 B1（mg）	0.02
維生素 B2（mg）	0.04
維生素 C（mg）	5
維生素 E（mg）	0.22
鈣（mg）	14
磷（mg）	29
鉀（mg）	115
鈉（mg）	2.6
鎂（mg）	11
鐵（mg）	0.4
鋅（mg）	0.21
硒（μg）	0.86

營養師提醒

絲瓜富含多種營養成分，維生素B1、維生素C等成分能保護皮膚、消除斑塊，使皮膚潔白、細嫩，是不可多得的美容佳品，故絲瓜汁有「美人水」之稱。

幼嫩的絲瓜柔軟而有彈性，老絲瓜棱邊較硬，粗糙沒有彈性。

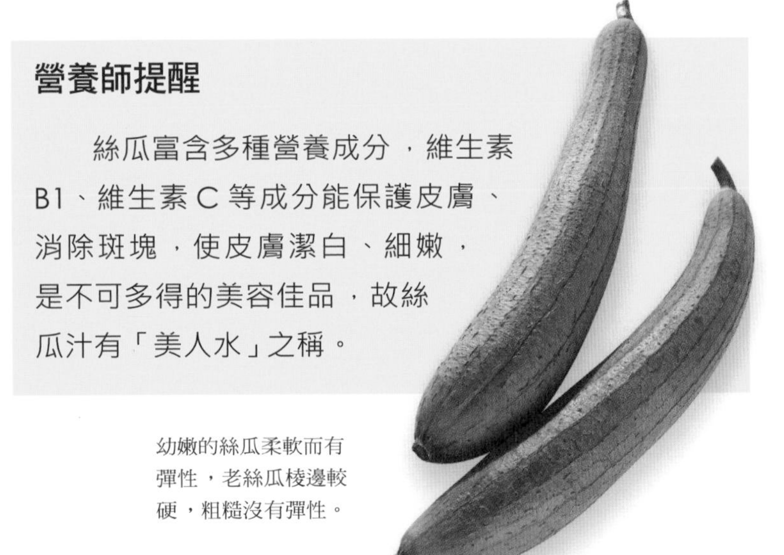

本草附方

1 **治脫肛**：將老絲瓜燒成灰，取 5 錢，再取雄黃 5 錢一起搗為末，和雞蛋清及香油調後貼用。

2 **治凍瘡**：將老絲瓜燒成灰後研末，塗抹在患處。

3 **治崩漏**：將老絲瓜燒成灰後研末，用淡鹽水送服。

4 **治乳汁不通**：把絲瓜連子一起燒成灰，研末，用酒服 2 錢，蓋被出汗即通。

5 **治腰痛**：將絲瓜根燒成灰後研末，每次溫酒服 2 錢。

小偏方大功效

1 **小兒百日咳**：鮮絲瓜汁 30 毫升，加適量白糖調服。每日 2 次。

2 **牙痛**：老絲瓜 1 個，茶葉適量，加水煎湯服。每日 2 次。

3 **涼血解毒**：鮮絲瓜 250 克，切塊，豬瘦肉 200 克，切片，加水共煮湯，煮熟後加鹽調味即可。

4 **清熱化痰**：鮮絲瓜 60 克榨汁，加蜂蜜調服，每日 2 次。

養生藥膳

清熱解毒、消除煩熱

番茄絲瓜湯：番茄 1 個，絲瓜 150 克，植物油、胡椒粉、鹽、蔥花、高湯各適量。先將番茄洗淨，切成薄片；絲瓜去皮洗淨切片。鍋中放油燒至六分熱後，加入高湯燒沸，放入絲瓜片、番茄片，待熟時，加胡椒粉、鹽、蔥花調勻起鍋。

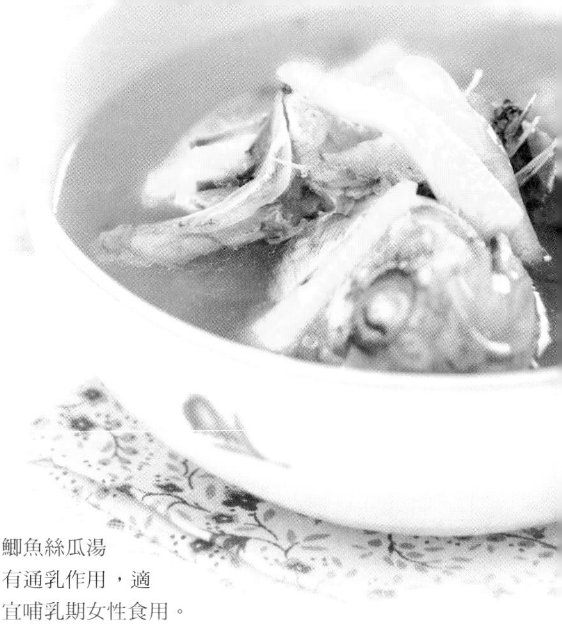

鯽魚絲瓜湯
有通乳作用，適
宜哺乳期女性食用。

清熱利濕、化痰止咳

素炒絲瓜：絲瓜 200 克，植物油、鹽各適量。先將絲瓜去皮洗淨切片，鍋中放油燒至六分熱後，倒入絲瓜片煸炒，待絲瓜熟時加鹽調味即成。

鯽魚絲瓜湯：鯽魚 1 條，絲瓜 200 克，薑片、鹽各適量。鯽魚收拾乾淨，切塊。絲瓜去皮，洗淨，切成段，與鯽魚一起放入鍋中，加入薑片，先用大火燒沸，後改用小火慢燉至魚熟，加鹽調味即可。

西葫蘆

釋　名　又名美洲南瓜，屬南瓜的一種。

性味歸經　性平，味甘，入脾、胃、腎經。

主　治　清熱利尿，除煩止渴，潤肺止咳，消腫散結，用於輔助治療糖尿病、水腫、腹脹、煩熱口渴以及腎炎、肝硬化腹水等症。

《本草綱目》記載：西葫蘆可補中益氣，潤肺化痰，消炎止痛，解毒驅蟲。

人群宜忌

✔**癌症患者：**西葫蘆含有一種干擾素的誘生劑，可刺激身體產生干擾素，發揮抗病毒和腫瘤的作用。

✔**水腫腹脹、肝硬化腹水者：**西葫蘆具有清熱利尿、消腫散結的功能。

搭配宜忌

✔**黃瓜和西葫蘆：**二者同食可美容養顏。

✔**韭菜和西葫蘆：**二者同食對腹脹水腫者有調養作用。

營養成分	/ 100 克
熱量（Cal）	19
蛋白質（g）	0.8
脂肪（g）	0.2
碳水化合物（g）	3.8
膳食纖維（g）	0.6
膽固醇（mg）	——
維生素 A（μg）	5
維生素 B1（mg）	0.01
維生素 B2（mg）	0.03
維生素 C（mg）	6
維生素 E（mg）	0.34
鈣（mg）	15
磷（mg）	17
鉀（mg）	92
鈉（mg）	5
鎂（mg）	9
鐵（mg）	0.3
鋅（mg）	0.12
硒（μg）	0.28

營養師提醒

西葫蘆是公認的保健食品，可促進胰島素分泌，有效地防治糖尿病。它還能夠增加膽汁的分泌，減輕肝臟負擔。西葫蘆含有干擾素誘生劑，可刺激身體產生干擾素，提高免疫力，在一定程度上發揮抗病毒、抑制致癌物質突變的作用。

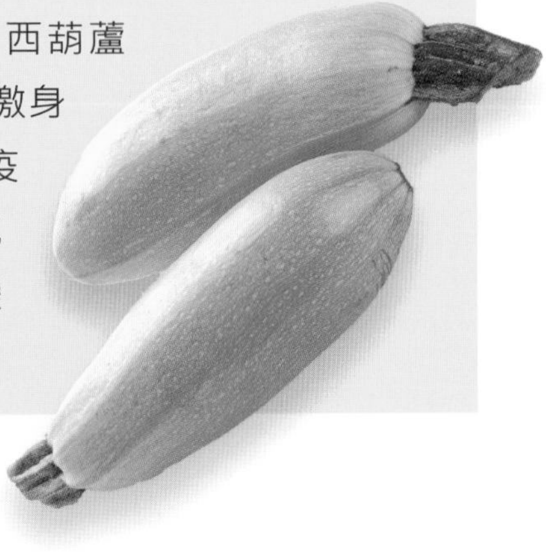

西葫蘆有潤澤肌膚的功效，能夠提升膚色，補充肌膚所需營養。

小偏方大功效

1 **孕婦肢體水腫**：西葫蘆燒湯。
2 **氣管炎**：將西葫蘆切成兩半，去子，放入白糖蒸服。
3 **利水抗炎**：每日食用 80 克西葫蘆，對於腎炎及肝腹水等症的患者有很好的利水消腫效果。
4 **消腫除皺**：取西葫蘆瓤適量，搗成泥，塗於臉部和頸部，可消炎，同時還有除皺的作用。

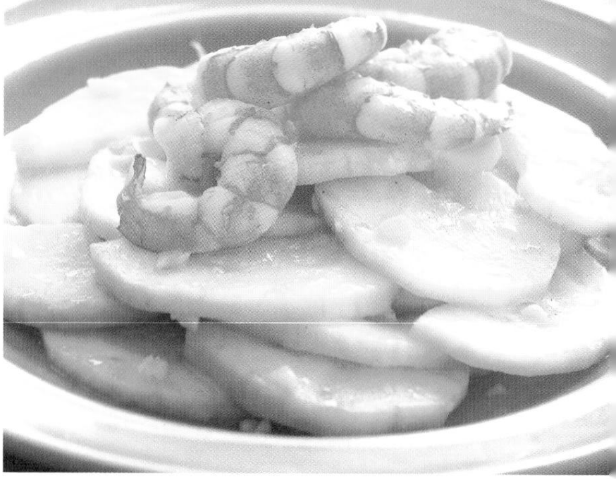

蝦仁和西葫蘆還能搭配成餡料，包成餃子或包子，口感更佳。

養生藥膳

消腫止痛，適合水腫的孕婦食用

蝦仁西葫蘆：西葫蘆 250 克，蝦仁 50 克，蒜末、鹽、植物油、白糖、太白粉各適量。蝦仁洗淨，去掉蝦線，用沸水汆熟；西葫蘆洗淨切片。鍋中放油燒熱後，放蒜末，聞到蒜香味後放西葫蘆，翻炒一會兒；放入蝦仁，加鹽、白糖，繼續翻炒，加蓋略燜一陣子，加入 2 勺太白粉後起鍋。

潤肺止咳、消腫散結

蒜蓉西葫蘆：西葫蘆 450 克，植物油、鹽、蒜蓉、香油各適量。西葫蘆洗淨，切片備用。鍋中放油燒熱後，下蒜蓉爆香，放入西葫蘆片炒至八分熟，調入鹽炒至熟，淋香油，裝盤中即可。

清熱利尿、除煩止渴

雞肉片西葫蘆：雞胸肉 200 克，西葫蘆 150 克，植物油、鹽、醬油、蔥花、薑絲各適量。雞胸肉、西葫蘆分別洗淨，切成片。鍋中放油燒熱後，下蔥花、薑絲爆香，放入雞肉片煸炒至變色，烹入醬油，放入西葫蘆片同炒，調入鹽炒至熟，起鍋裝入盤中即可。

京醬西葫蘆：西葫蘆 200 克，蝦米、枸杞子、蔥花、薑片、植物油、鹽、料酒、甜麵醬、白糖、太白粉、高湯各適量。西葫蘆洗淨切片。鍋中放油燒熱後，倒入蔥花、薑片、蝦米、甜麵醬煸炒，加適量高湯，依次放入料酒、白糖、鹽，再將西葫蘆片放入。待熟後放入枸杞子，用太白粉勾芡即可。

洋蔥

釋名 葫蔥、蔥頭。其葉子像蔥而根像蒜。

性味歸經 性溫，味辛，入心、脾經。

主治 提神健體，散瘀解毒，防癌抗癌，輔助治療高血壓、高血脂症、腹瀉、痢疾、便祕等症。

《本草綱目》記載：洋蔥可溫中下氣，消除積食使人食慾增加，並可殺蟲，補利五臟氣不足，治療腫毒。

人群宜忌

✔**高血壓患者**：洋蔥能促進鈉鹽的排泄，使血壓下降。

✘**眼疾、眼部充血患者：洋蔥所含辛辣味對眼睛有刺激作用。**

搭配宜忌

✔**豬肝與洋蔥**：為人體提供豐富的蛋白質、維生素A等營養物質。

✘**蘋果與洋蔥：可能誘發甲狀腺腫大。**

營養師提醒

洋蔥中含有一種名為「槲皮素（quercetin）」的物質，這是目前所知最有效的天然抗癌物之一。此外，洋蔥中含有植物殺菌素如大蒜素等，可以預防感冒。

營養成分	/ 100 克
熱量（Cal）	40
蛋白質（g）	1.1
脂肪（g）	0.2
碳水化合物（g）	9
膳食纖維（g）	0.9
膽固醇（mg）	——
維生素A（μg）	3
維生素B1（mg）	0.03
維生素B2（mg）	0.03
維生素C（mg）	8
維生素E（mg）	0.14
鈣（mg）	24
磷（mg）	39
鉀（mg）	147
鈉（mg）	4.4
鎂（mg）	15
鐵（mg）	0.6
鋅（mg）	0.23
硒（μg）	0.92

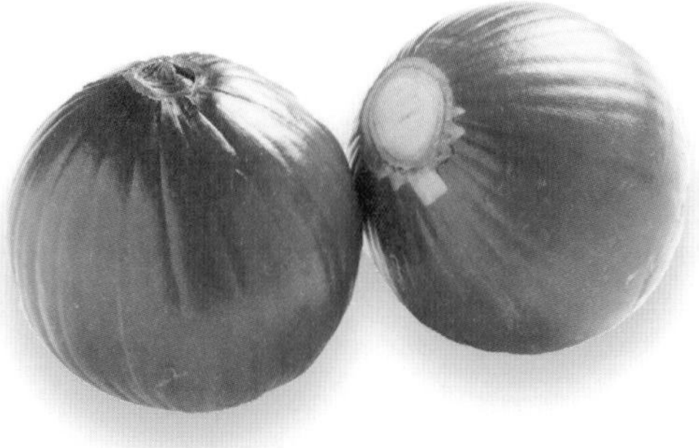

切洋蔥前先在水中浸泡10分鐘，就可以避免其揮發物質刺激眼睛。

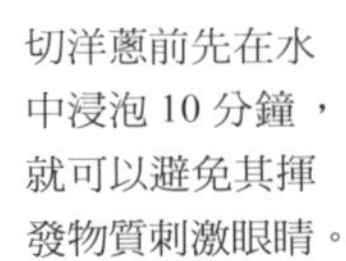

小偏方大功效

1 **便祕**：將洋蔥切絲，生拌香油和鹽，每日早晚餐可食用。

2 **感冒**：將洋蔥剁碎煮湯，趁熱飲服。

3 **消化不良**：將洋蔥搗爛如泥，加適量紅糖拌勻，蒸熟。每日服食 3 次，3 日為一個療程。

4 **健胃進食**：洋蔥 500 克。切片，放泡菜（酸菜）壇中，淹浸 2~4 日（天熱，1~2 日即可），食用即可。

5 **降血壓、降血脂**：洋蔥 120 克，切成細絲。鍋中放油燒熱後，再放入洋蔥絲翻炒，加鹽、醬油、醋和白糖拌炒均勻食。

養生藥膳

預防感冒

熗洋蔥：洋蔥 300 克，乾辣椒、花椒、鹽、植物油、白糖、醋、醬油、太白粉各適量。將洋蔥去老皮，洗淨切片；乾辣椒切成小段。用碗將鹽、白糖、醋、醬油、太白粉兌成調味汁。鍋中放油燒至六分熱後，下辣椒段和花椒炸至呈棕色，放入洋蔥片炒約 2 分鐘，加調味汁，汁收濃時起鍋即成。

健脾開胃

洋蔥肉片：洋蔥 200 克，豬瘦肉 150 克，白蘿蔔 50 克，薑絲、鹽、植物油各適量。豬瘦肉切薄片，洋蔥洗淨切絲，白蘿蔔切絲。鍋中放油燒熱後，加薑絲、豬瘦肉煸熟盛出備用；再向鍋中放油燒熱後，加入洋蔥絲、白蘿蔔絲炒至八分熟時，加入豬瘦肉、鹽，大火翻炒即可起鍋。

洋蔥燉羊排：羊排 300 克，洋蔥 150 克，香菇 4 朵，薑絲、蒜末、植物油、胡椒粉、醬油、澱粉、太白粉、鹽各適量。香菇洗淨，洋蔥洗淨切塊。羊排用醬油、澱粉醃 10 分鐘。鍋中放油燒熱後，爆洋蔥、羊排，下薑絲、蒜末爆香，再加入胡椒粉、鹽、香菇及適量清水，小火燉至羊排熟爛，用太白粉勾芡裝盤即成。

洋蔥燉羊排中還可以加入胡蘿蔔、馬鈴薯等配菜。

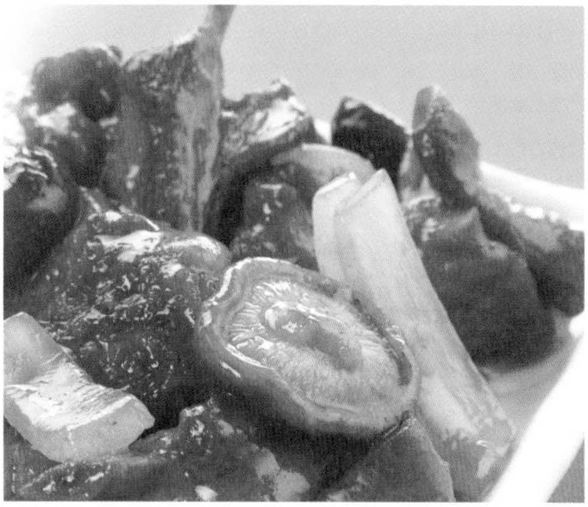

花椰菜

釋　名　花菜、菜花。分白色和綠色兩種，綠色的也叫西藍花。

性味歸經　性平，味甘，入脾、胃、腎經。

主　治　有強腎壯骨、健脾養胃、清肺潤喉、清熱解毒的功效，可輔助治療久病體虛、耳鳴健忘、脾胃虛弱、發育遲緩等症，有防癌抗癌的功效。

《本草綱目》記載：久食大益腎，填腦髓，利五臟六腑，利關節，明耳目，健人少睡，益心力，壯筋骨。

人群宜忌

✔**一般人群**：花椰菜甘平，老少皆宜。

✔**孕婦**：花椰菜能對胎兒心臟發揮保護作用。

搭配宜忌

✔**雞肉與花椰菜**：二者同食可增強肝臟的解毒作用，提高免疫力。

✘豬肝與花椰菜：花椰菜中的膳食纖維會加快人體的新陳代謝，降低人體對豬肝中礦物質的吸收。

營養成分	/ 100 克
熱量（Cal）	26
蛋白質（g）	2.1
脂肪（g）	0.2
碳水化合物（g）	4.6
膳食纖維（g）	1.2
膽固醇（mg）	——
維生素 A（μg）	5
維生素 B1（mg）	0.03
維生素 B2（mg）	0.08
維生素 C（mg）	61
維生素 E（mg）	0.43
鈣（mg）	23
磷（mg）	47
鉀（mg）	200
鈉（mg）	31.6
鎂（mg）	18
鐵（mg）	1.1
鋅（mg）	0.38
硒（μg）	0.73

營養師提醒

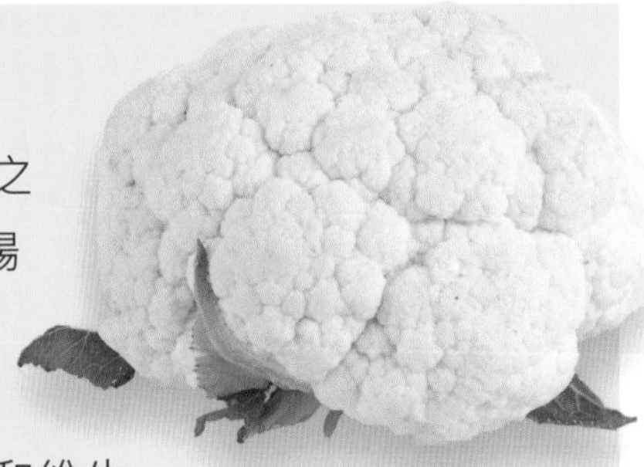

花椰菜為抗癌食品之一，在防治胃癌、直腸癌及乳腺癌方面效果尤佳。它不但能給胃癌患者補充一定量的硒和維生素C，同時也能提供豐富的胡蘿蔔素，發揮的阻止癌前病變細胞形成、抑制癌腫生長的作用。

清洗花椰菜時宜在鹽水中浸泡 10 分鐘，再用清水沖洗乾淨。

小偏方大功效

1 **口苦舌燥：**將花椰菜洗淨，掰成小朵或切成薄片放入沸水中汆一下，去除生味迅速撈出，盛入盤中，加入香油、鹽拌勻即可。

2 **清肺潤喉：**花椰菜 250 克，掰小塊洗淨，白木耳 50 克泡發，菊花、冰糖各適量，小火煲約半小時，揀出菊花，放涼後食用。

3 **益氣止咳：**花椰菜 200 克、百合 100 克。煲湯，起鍋時打入雞蛋 2 個，酌加調料即可。

養生藥膳

強壯筋骨、防癌抗癌

豌豆花椰菜：豌豆 200 克，花椰菜 100 克，香油、植物油、鹽各適量。花椰菜洗淨掰成小朵，再放入沸水中汆熟，撈出放盤中放涼，撒上少許鹽拌勻。鍋中放油燒熱後，加入豌豆加鹽炒熟，放在花椰菜盤內。加香油拌勻即可。

明目、瘦身、美容

花椰菜濃湯：花椰菜 100 克，馬鈴薯 80 克，乳酪、鹽、胡椒粉、荳蔻粉各適量。花椰菜洗淨掰成小朵，保留數朵，其餘剁碎；馬鈴薯洗淨削皮切丁。鍋中倒入適量的清水，放入花椰菜碎塊和馬鈴薯丁，煮約 30 分鐘，至蔬菜變得軟爛，把乳酪放入湯中，攪拌均勻，加鹽、胡椒粉和荳蔻粉調味，再將保留的幾朵花椰菜放入湯中，繼續煮 2 分鐘即可盛出。

益氣健胃、補虛強身

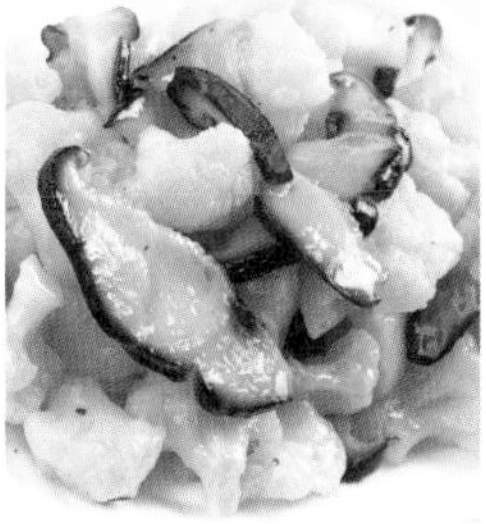

香菇炒花椰菜：香菇炒花椰菜是一道經典素菜，味道鮮美。花椰菜 250 克，乾香菇 8 朵，雞湯 100 毫升，植物油、鹽、蔥花、薑末、太白粉各適量。花椰菜擇洗乾淨，切成小塊，放入沸水鍋內汆一下撈出；乾香菇用溫水泡發，去蒂洗淨，切片。鍋中放油燒熱後，下蔥花、薑末煸出香味，加雞湯、鹽，燒沸後撈出蔥 薑不要，放入香菇、花椰菜，用小火稍煨入味後，用太白粉勾芡，盛入盤內即可。

花椰菜燒雙菇：花椰菜 300 克，草菇、香菇各 4 朵，鹽、蠔油、太白粉各適量。花椰菜洗淨切成小朵，草菇、香菇洗淨切片。鍋內放適量蠔油，下入花椰菜、草菇、香菇。小火煨 5 分鐘，用鹽調味後，再用太白粉勾芡即成。

馬鈴薯

《本草綱目》記載：可解諸藥毒，如生研水服，吐出惡物就止。

釋　　名　又名土芋、洋芋。

性味歸經　性平，味甘，入胃、大腸經。

主　　治　有益氣健脾、解毒的功效。

營養成分	/ 100 克
熱量（Cal）	77
蛋白質（g）	2
脂肪（g）	0.2
碳水化合物（g）	17.2
膳食纖維（g）	0.7
膽固醇（mg）	——
維生素 A（μg）	5
維生素 B1（mg）	0.08
維生素 B2（mg）	0.04
維生素 C（mg）	27
維生素 E（mg）	0.34
鈣（mg）	8
磷（mg）	40
鉀（mg）	342
鈉（mg）	2.7
鎂（mg）	23
鐵（mg）	0.8
鋅（mg）	0.37
硒（μg）	0.78

人群宜忌

✔**女性**：馬鈴薯是理想的減肥食品，堅持食用，可保持身材。

✔**老人**：多食馬鈴薯可以祛病延年、潤腸通便。

✘哮喘病患者：馬鈴薯易致腹脹，上頂及胸腔，加重哮喘。

搭配宜忌

✔**醋與馬鈴薯**：馬鈴薯含有微量有毒物質龍葵素，加醋可分解有毒物質。

✘柿子與馬鈴薯：馬鈴薯中的澱粉與柿子中的鞣酸在胃酸的作用下會發生凝聚，形成胃結石。

營養師提醒

馬鈴薯是理想的減肥食品，豐富的膳食纖維增強了人體的飽腹感，減少大量食物的攝入。

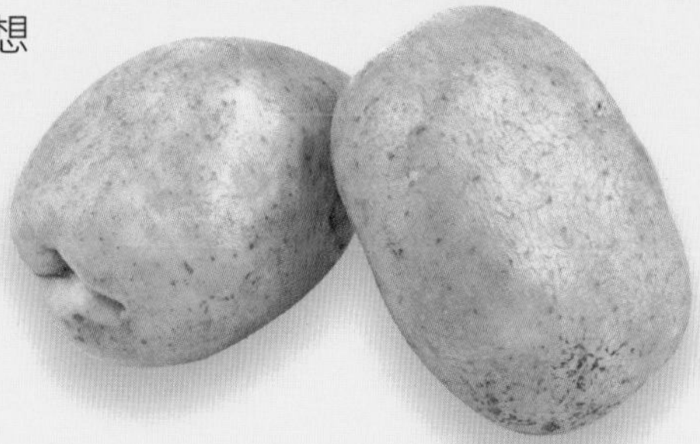

馬鈴薯是高鉀低鈉食品，很適合水腫型肥胖者食用。

小偏方大功效

1 **胃痛**：馬鈴薯 1 個，薑適量。榨汁，內服。

2 **便祕**：馬鈴薯 1 個洗淨榨汁，加入適量白糖，每日早午飯前服用，連服 2 週。

3 **腮腺炎**：馬鈴薯加醋榨汁，塗抹患處。

4 **益氣健脾**：馬鈴薯 100 克洗淨去皮，薑 8 克洗淨，橘子肉 15 克共榨汁，去渣飲用。

5 **清熱養血**：馬鈴薯 150 克洗淨去皮，再加入櫻桃、蘋果各 50 克共同打汁飲用。

養生藥膳

清腸通便、減肥美容

椒荷燒馬鈴薯：馬鈴薯 300 克，紅辣椒 2 個，荷蘭豆 100 克，植物油、鹽、白糖、太白粉各適量。馬鈴薯洗淨，去皮，切成粗條，裹上太白粉；紅辣椒洗淨，切條；荷蘭豆去筋切整齊。鍋中放油燒熱後，逐塊放入馬鈴薯，炸至內熟外金黃，撈起瀝淨油。鍋內留餘油燒熱，放入紅辣椒條、荷蘭豆炒至八分熟，加入適量清水、鹽、白糖，再放入炸好的馬鈴薯燒沸，用太白粉勾芡，出鍋入盤即成。

益氣健脾

番茄馬鈴薯排骨湯：番茄 2 個，馬鈴薯 300 克，排骨 500 克，植物油、薑絲、蔥花、陳皮、蜜棗、鹽各適量。將番茄、馬鈴薯去皮洗淨，切成塊；排骨洗淨切成塊，用沸水氽一下除去血水和腥味。鍋中放油燒熱後，放入薑絲、蔥花、馬鈴薯、番茄略煸炒，再加入陳皮和蜜棗，炒好，將氽排骨的湯倒入燒沸待用。將排骨撈出放在高壓鍋中，倒入燒沸的湯和適量清水，加入鹽，鎖好鍋蓋調置 20 分鐘。待高壓鍋保溫卸壓後，打開蓋盛出即可。

洋蔥馬鈴薯湯：馬鈴薯 300 克，洋蔥 80 克，薑絲、胡椒粉、植物油、鹽各適量。馬鈴薯洗淨去皮切丁，洋蔥洗淨切絲。鍋中放油燒熱後，爆香薑絲，再下洋蔥炒香，鏟起。鍋內加清水適量燒沸，加入馬鈴薯、洋蔥，小火煲開，加胡椒粉及鹽調味即可。(可根據自身喜好加入各種配料，如香菇、番茄等。)

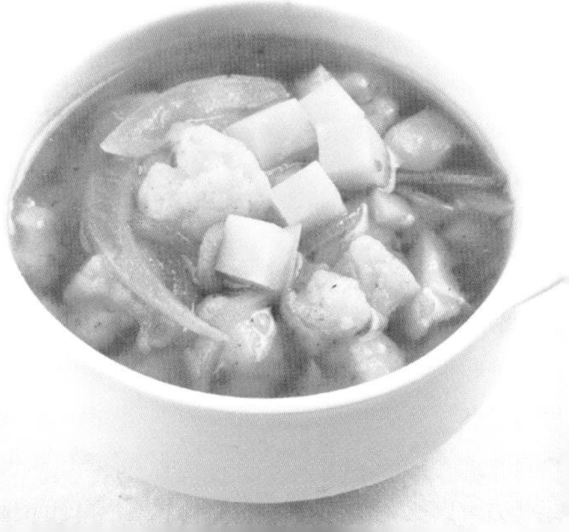

冬瓜

釋名	又稱白瓜。因它在冬月成熟，所以叫冬瓜。
性味歸經	性涼，味甘，入肺、大腸、膀胱經。
主治	輔助治療心胸煩熱、小便不利、水腫腹脹、動脈硬化、高血壓等病症。

《本草綱目》記載：冬瓜可治療小腹水脹，利小便，止渴。能益氣耐老，除心胸脹滿，利大小腸。搗成汁服，可以治癒消渴煩悶，解毒。

營養成分	/ 100 克
熱量（Cal）	12
蛋白質（g）	0.4
脂肪（g）	0.2
碳水化合物（g）	2.6
膳食纖維（g）	0.7
膽固醇（mg）	——
維生素 A（μg）	13
維生素 B1（mg）	0.01
維生素 B2（mg）	0.01
維生素 C（mg）	18
維生素 E（mg）	0.08
鈣（mg）	19
磷（mg）	12
鉀（mg）	78
鈉（mg）	1.8
鎂（mg）	8
鐵（mg）	0.2
鋅（mg）	0.07
硒（μg）	0.22

人群宜忌

✔**肥胖者**：冬瓜可以促使體內澱粉、糖轉化為熱量，而不轉化為脂肪。

✔**女性**：常食冬瓜可保持皮膚白皙。

✘**脾胃虛弱者**：冬瓜性寒涼，不宜食。

搭配宜忌

✔**白菜與冬瓜**：二者同食能清熱解毒、減肥潤燥。

✔**海帶與冬瓜**：可清熱利尿，降脂降壓。

營養師提醒

冬瓜中的脂肪，碳水化合物含量少，故熱量低，屬於清淡性食物。冬瓜還可抗衰老，久食可使皮膚潔白如玉，潤澤光滑。

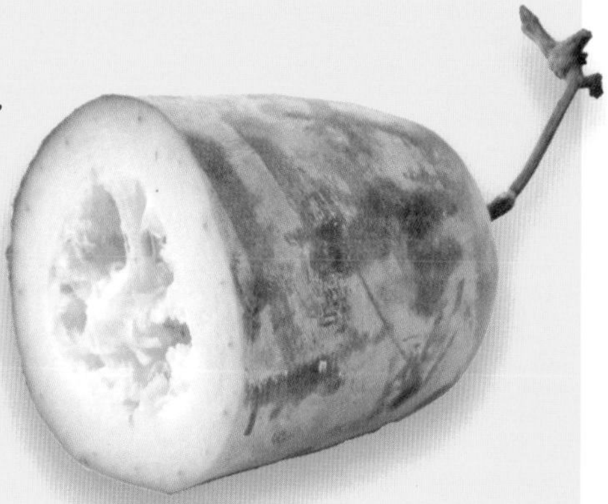

冬瓜皮治療水腫功效明顯，可用來做湯、泡水飲用。

本草附方

1 **降血糖**：將冬瓜去皮，每日飯後吃 2~3 兩。

2 **治水腫**：冬瓜加水，煮熟，飲湯吃瓜。

3 **治男子小便渾濁，女人白帶**：將陳冬瓜子仁炒為末。每日空腹用米湯飲下 5 錢。

4 **治腰損傷痛**：將冬瓜皮燒成灰後研末，用酒服 1 錢。

小偏方大功效

1 **濕熱白帶**：冬瓜子 30 克。搗成末，加冰糖適量，沸水燉服，每日 2 次。

2 **痔瘡**：冬瓜皮 50 克。煎水，外洗肛痔處，能消腫止痛。

3 **潤腸通便**：冬瓜瓤 500 克。水煎汁，分數次服下。

養生藥膳

止咳化痰

冬瓜炒蒜苗：冬瓜 400 克，蒜苗 150 克，植物油、鹽、太白粉各適量。蒜苗洗淨，切成段；冬瓜去皮、瓤，洗淨，切成塊。鍋中放油燒至六分熱後，加蒜苗略炒，再放冬瓜塊，待炒熟後，加鹽適量，用太白粉勾芡，起鍋裝盤。

蝦肉性溫，能夠中和性涼的冬瓜，蝦肉冬茸湯有補中益氣的功效。

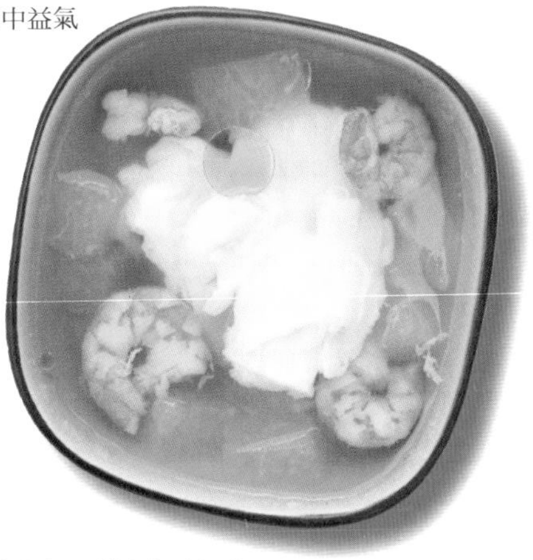

利水消腫、塑身美容

冬瓜菠菜羹：冬瓜 300 克，菠菜 200 克，羊肉 50 克，薑片、蔥花、高湯、鹽、醬油、太白粉各適量。冬瓜去皮、瓤，洗淨切成方塊；菠菜擇好洗淨，切成 4 公分長的段；羊肉切薄片。鍋中放油燒熱後，放羊肉片煸炒，加入蔥花、薑片、菠菜、冬瓜塊，翻炒片刻。加高湯，燒沸約 10 分鐘，加入鹽、醬油，倒入太白粉調勻即成。

蝦肉冬茸湯：蝦肉 200 克，冬瓜 300 克，雞蛋 2 個，薑片、蔥花、鹽、白糖、料酒、香油、胡椒粉各適量。蝦肉洗淨汆熟，冬瓜洗淨切小粒，雞蛋取清。鍋中倒入清水適量，加入薑片、冬瓜同煲 15 分鐘，放入蝦肉，加鹽、白糖、料酒、香油、胡椒粉調味，再將蛋清拌勻淋入鍋中，開鍋後撒上蔥花即成。

苦瓜

釋　名　又叫錦荔枝、癩葡萄。

性味歸經　性寒，味苦，入心、肝經。

主　治　具有清熱消火、解毒明目、補氣益精、止渴消暑之功效。

《本草綱目》記載：苦瓜可除邪熱，解勞乏，清心聰耳明目，輕身，使人肌膚潤澤，精力旺盛，不易衰老。

人群宜忌

✔**癌症患者**：苦瓜有助於提高人體的抗癌能力。

✔**糖尿病患者**：苦瓜能夠預防和改善糖尿病並發症，具有調節血脂、提高免疫力的作用。

✘孕婦：苦瓜中含有奎寧，可能會導致流產。

搭配宜忌

✔**茄子與苦瓜**：二者同食能預防心血管疾病。

✔**青椒與苦瓜**：二者同食能減肥。

✘沙丁魚與苦瓜：二者同食很容易引起過敏，為健康著想，最好分開來吃。

營養成分	/ 100克
熱量（Cal）	22
蛋白質（g）	1
脂肪（g）	0.1
碳水化合物（g）	4.9
膳食纖維（g）	1.4
膽固醇（mg）	——
維生素A（μg）	17
維生素B1（mg）	0.03
維生素B2（mg）	0.03
維生素C（mg）	56
維生素E（mg）	0.85
鈣（mg）	14
磷（mg）	35
鉀（mg）	256
鈉（mg）	2.5
鎂（mg）	18
鐵（mg）	0.7
鋅（mg）	0.36
硒（μg）	0.36

營養師提醒

苦瓜中的維生素C含量很高，具有預防壞血病、防治動脈粥樣硬化、提高身體應激能力、保護心臟等作用。苦瓜中的有效成分可以抑制正常細胞的癌變和促進突變細胞的複原，具有一定的抗癌作用。

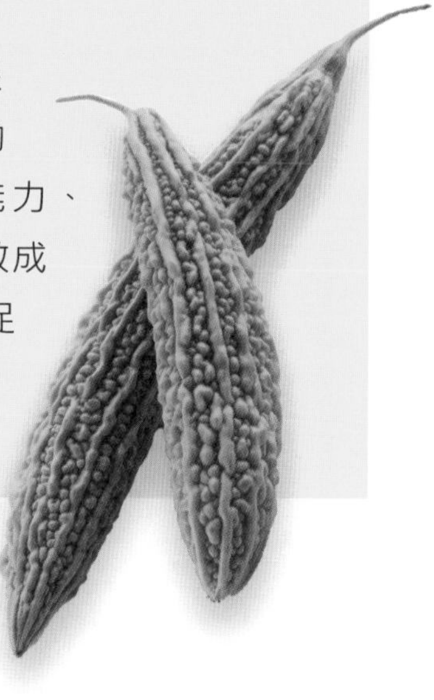

苦瓜性寒，是夏季傳統消暑食材。

小偏方大功效

1 **中暑：**苦瓜 1 個去瓤切碎，綠茶適量，加水煎湯服。每日 2 次。

2 **濕疹：**苦瓜葉 100 克。搗爛，敷患處。每日 1 次。

3 **清熱解暑：**苦瓜 1 個。剖開去瓤，切片，加水煎服。

4 **涼肝降壓：**苦瓜 1 個。剖開去瓤，晒乾，焙乾研末。每次白開水送服 5 克。

養生藥膳

清肝明目、補腎潤脾、解熱除煩

苦瓜燜雞翅：苦瓜 1 個，雞翅 4 個，薑汁、黃酒、醬油、白糖、植物油、鹽、澱粉、蔥段各適量。雞翅切塊，放入沸水中汆煮片刻，撈起放碗中，加入薑汁、黃酒、醬油、白糖、鹽、澱粉略醃。鍋中放油燒熱後，加入雞翅炒燜至快熟時，倒入切成條的苦瓜一起炒，然後加入蔥段和適量清水燜熟即可食用。

清熱解暑

苦瓜粥：苦瓜半個，白米 100 克，冰糖 50 克，鹽適量。將苦瓜洗淨去瓤，切成小丁。白米淘洗乾淨，放入鍋內，加適量清水，用大火燒沸。放入苦瓜丁、冰糖、鹽，轉用小火熬煮成稀粥。

降壓，適用於肝陽上亢之高血壓患者

苦瓜拌芹菜：苦瓜、芹菜各 150 克，芝麻醬、蒜泥、鹽各適量。苦瓜去皮、瓤，洗淨切成細絲，芹菜洗淨切段，二者用沸水汆一下，再用白開水過一遍，瀝掉水分。然後將芹菜、苦瓜同拌，加入芝麻醬、蒜泥、鹽調勻即可。

涼拌苦瓜：苦瓜 1 個，鹽、香油（橄欖油）各適量。將苦瓜去子後洗淨，切成薄片，放入沸水鍋中汆一下，再用白開水沖洗，盛入盤中，用適量鹽、香油（橄欖油）調拌。

涼拌苦瓜能降壓降糖、消腫去火，多食還能夠減肥。

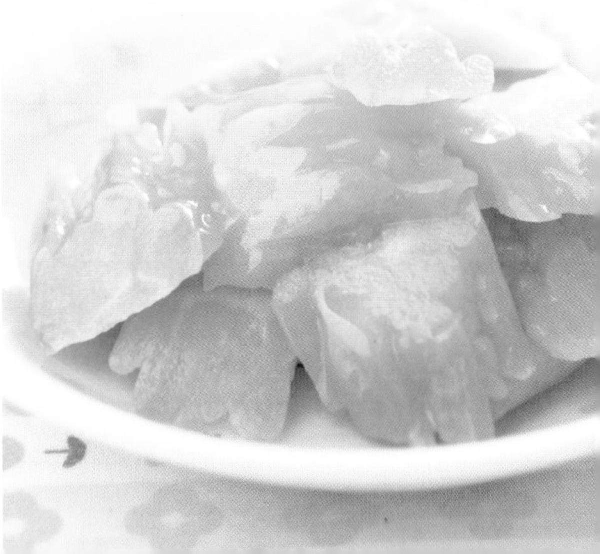

南瓜

釋名 又名倭瓜、飯瓜，是葫蘆科植物。

性味歸經 性溫，味甘，入胃、大腸經。

主治 補中益氣，降糖止渴，輔助治療脾胃虛弱、氣短倦怠。

《本草綱目》記載：南瓜可補中益氣，但多食發腳氣、黃疸。

人群宜忌

✔**胃病患者**：南瓜能保護胃黏膜，幫助消化。

✔**糖尿病患者**：南瓜能防治糖尿病、降低血糖。

✘氣滯腹脹、腹痛者：忌食南瓜，否則易胸悶腹脹。

搭配宜忌

✔**蝦皮與南瓜**：二者同食，有護肝補腎強體的功效。

✘鯉魚與南瓜：易發生腹瀉。

✘羊肉與南瓜：南瓜補中益氣，羊肉大熱補虛，兩補同進，會導致胸悶腹脹等症狀。

✘辣椒與南瓜：南瓜中的維生素 C 分解酶會破壞辣椒中的維生素 C，降低其營養價值。

營養成分	/ 100 克
熱量（Cal）	23
蛋白質（g）	0.7
脂肪（g）	0.1
碳水化合物（g）	5.3
膳食纖維（g）	0.8
膽固醇（mg）	——
維生素 A（μg）	148
維生素 B1（mg）	0.03
維生素 B2（mg）	0.04
維生素 C（mg）	8
維生素 E（mg）	0.36
鈣（mg）	16
磷（mg）	24
鉀（mg）	145
鈉（mg）	0.8
鎂（mg）	8
鐵（mg）	0.4
鋅（mg）	0.14
硒（μg）	0.46

營養師提醒

鈷是胰島細胞合成胰島素所必需的微量元素，南瓜中鈷含量豐富，在各類蔬菜中居首位。常吃南瓜有助於胰島素標準值的調節，從而防治糖尿病。

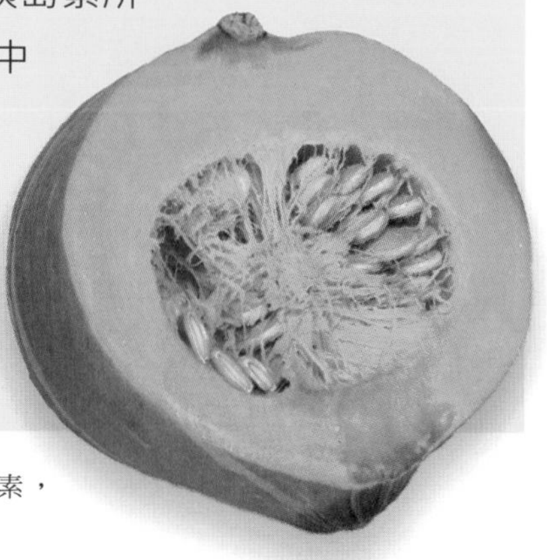

南瓜含有豐富的類胡蘿蔔素，對視力保護有很大幫助。

小偏方大功效

1 **燒傷、燙傷**：南瓜搗爛取汁，塗敷傷口。也可以用南瓜藤汁塗傷口，每日 3 次。

2 **痢疾**：用南瓜葉煎湯飲。

3 **消痰止咳**：蒸熟南瓜混和蜂蜜吃，早晚各 1 次，長期服用，用於哮喘患者。

4 **消炎止痛**：南瓜肉煮熟，敷貼患處。

養生藥膳

補中益氣、增強體質

南瓜蝦皮湯：南瓜 200 克，蝦皮 20 克，蔥花、植物油、鹽各適量。南瓜洗淨，去皮去瓤，切塊。鍋中放油燒熱後，放入南瓜快速翻炒片刻，加適量清水大火煮開，轉小火將南瓜煮熟，出鍋時加鹽調味，再放入蝦皮、蔥花即可。

降血糖

南瓜餅：南瓜 250 克，糯米粉 200 克，白糖、豆沙（紅豆製品）各適量。南瓜去子洗淨，包上保鮮膜，用微波爐加熱至南瓜熟。用勺子挖出南瓜肉，加糯米粉、白糖，和成麵團。將豆沙搓成小圓球，麵團分成乒乓球大小的小份，包入豆沙餡成餅胚，上鍋蒸 10 分鐘即可。

清熱解暑、益胃生津

綠豆南瓜羹：綠豆 200 克，南瓜 150 克，鹽適量。綠豆洗淨，用溫水浸泡 30 分鐘；南瓜洗淨，去皮去瓤，切塊。鍋中倒入清水適量燒沸，放入綠豆煮 15 分鐘左右，下南瓜塊，再用小火煮至綠豆、南瓜爛熟，加鹽調味即可。

燕麥南瓜粥：南瓜 200 克，燕麥片 80 克，白米 100 克，蔥花、鹽各適量。南瓜洗淨去皮去瓤，切成小塊；白米洗淨，放入鍋中，加水適量，大火燒沸後換小火煮 20 分鐘；然後放入南瓜塊、燕麥片，小火煮 10 分鐘。熄火後，加入鹽、蔥花等調味即可。

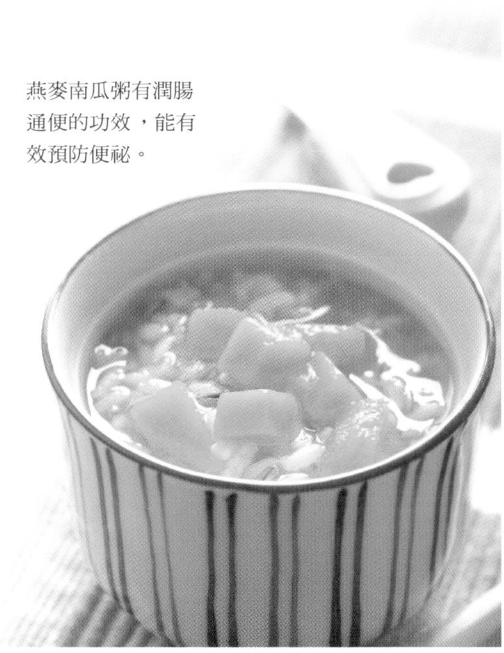

燕麥南瓜粥有潤腸通便的功效，能有效預防便祕。

竹筍

釋　名　又稱毛筍、毛竹筍等。竹筍是禾本科多年生植物竹子的嫩莖。

性味歸經　性微寒，味甘，入脾、肝、大腸經。

主　治　開胃健脾，通腸排便，消油膩，解酒毒，輔助治療食慾不振、大便祕結、形體肥胖、酒醉噁心等。

《本草綱目》記載：竹筍方而厚，長食之，有延年益壽之功。

人群宜忌

✔**便祕者**：竹筍甘寒通利，能促進胃腸蠕動。

✘兒童：竹筍含有較多草酸，影響人體對鈣的吸收。

✘蕁麻疹患者：易引起過敏。

搭配宜忌

✔**雞肉與竹筍**：有利於暖胃、益氣、補精、填髓。

✔**香菇與竹筍**：二者搭配能明目、利尿、降血壓。

✘紅糖與竹筍：二者的藥性稍有抵觸。

營養師提醒

竹筍具有低脂肪、低糖、高膳食纖維的特點，而且能吸收油脂。當吃竹筍時，進食的油脂就會被它吸附，降低了胃、腸黏膜對脂肪的吸收和積蓄，從而可發揮減肥的作用。

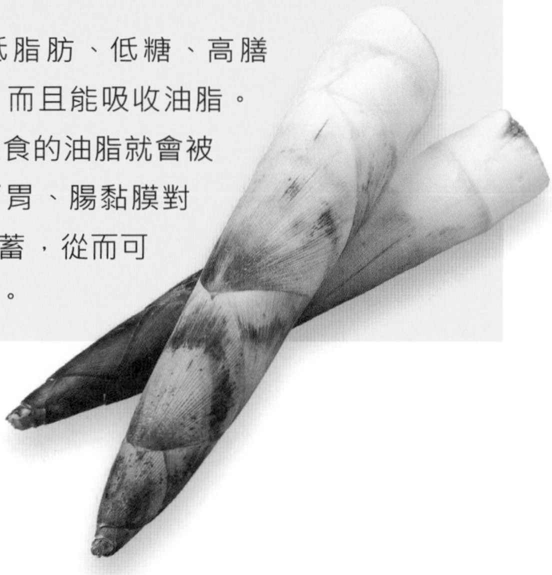

食用竹筍前用開水汆過，可以去除大部分草酸。

營養成分	/ 100 克
熱量（Cal）	23
蛋白質（g）	2.6
脂肪（g）	0.2
碳水化合物（g）	3.6
膳食纖維（g）	1.8
膽固醇（mg）	——
維生素 A（μg）	——
維生素 B1（mg）	0.08
維生素 B2（mg）	0.08
維生素 C（mg）	5
維生素 E（mg）	0.05
鈣（mg）	9
磷（mg）	64
鉀（mg）	389
鈉（mg）	0.4
鎂（mg）	1
鐵（mg）	0.5
鋅（mg）	0.33
硒（μg）	0.04

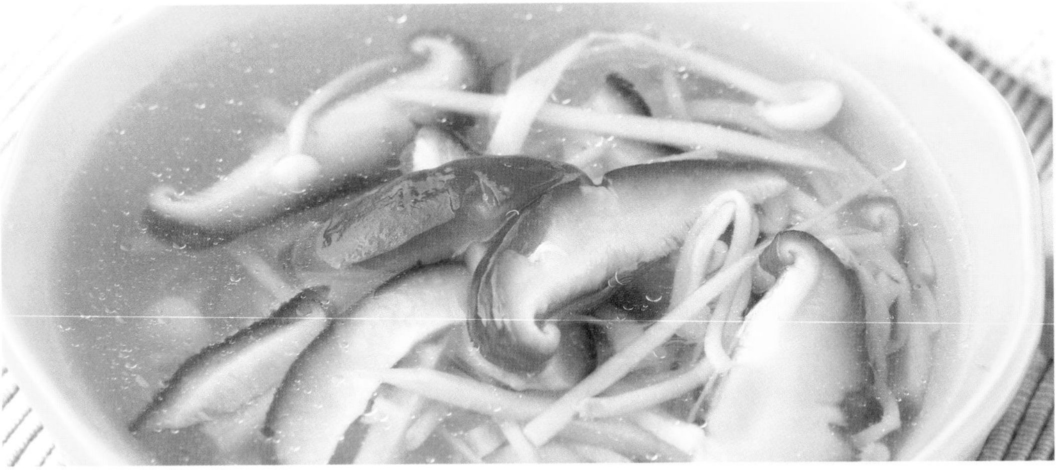

香菇竹筍湯味道鮮美，簡單易做。

小偏方大功效

1 **胃熱煩渴**：竹筍 200 克去皮，洗淨切片，加適量鹽，煮爛食用。

2 **便祕**：竹筍 200 克去皮，洗淨切片，白米適量，煮粥食用。

3 **化痰止咳**：竹筍 60 克去皮，洗淨切片煮熟，用薑絲、芝麻油、醋、鹽拌食。

養生藥膳

開胃健脾

竹筍蝦仁湯：竹筍 15 克，蝦仁 90 克，泡發木 耳 30 克，高湯、鹽、香油各適量。蝦仁洗淨，去除蝦線；竹筍去皮洗淨，與泡發黑木耳切成絲，入沸水鍋中汆，撈出瀝乾水分備用。鍋中放入高湯燒沸，放入蝦仁、筍絲、黑木耳絲，調入鹽燒沸，淋入香油即可。

消除積食、防止便祕

炒雙鮮：竹筍、香菇各 200 克，植物油、鹽、醬油、白糖各適量。竹筍去皮洗淨，切成小條；香菇洗淨切成小條。將切好的竹筍和香菇先後倒入沸水中汆片刻，瀝乾備用。鍋中放油燒熱後，將汆過水的竹筍和香菇條倒入翻炒。快要熟時，依口味加入適量鹽、醬油和白糖即可。

清熱、健脾益胃

香菇竹筍湯：香菇 25 克，竹筍 15 克，金針菇 100 克，薑、鹽、清湯各適量。香菇泡軟去蒂切厚絲，薑切絲，金針菇洗淨，竹筍剝皮切厚絲。竹筍、薑絲放湯鍋中加適量清湯，燒沸 15 分鐘，再放香菇、金針菇煮 5 分鐘後，加入鹽即可。

香椿

釋名	古代農市上把香者名椿，臭者名樗。
性味歸經	性涼，味苦，入肺、胃、大腸經。
主治	清熱利濕、利尿解毒，可輔助治療腸炎、痢疾、泌尿系統感染等症。

《本草綱目》記載：香椿有清熱利濕、利尿解毒的功效，可清熱解毒、澀腸、止血、健脾益胃、殺蟲及固精。

營養成分	/ 100 克
熱量（Cal）	50
蛋白質（g）	1.7
脂肪（g）	0.4
碳水化合物（g）	10.9
膳食纖維（g）	1.8
膽固醇（mg）	——
維生素 A（μg）	117
維生素 B1（mg）	0.07
維生素 B2（mg）	0.12
維生素 C（mg）	40
維生素 E（mg）	0.99
鈣（mg）	96
磷（mg）	147
鉀（mg）	172
鈉（mg）	4.6
鎂（mg）	36
鐵（mg）	3.9
鋅（mg）	2.25
硒（μg）	0.42

人群宜忌

✔**腸炎、痢疾患者**：香椿有輔助治療的作用。

✘慢性疾病患者：香椿為發物，多食易誘使頑疾復發。

搭配宜忌

✔**豆腐與香椿**：潤膚明目、益氣和中、生津潤燥，適合心煩口渴、口舌生瘡的患者。

✔**雞蛋與香椿**：滋陰潤燥、澤膚健美，增強人體抵抗力，對虛勞吐血之症有療效。

營養師提醒

香椿被稱為「樹上蔬菜」，不僅營養豐富，而且具有較高的藥用價值。它含有維生素E和性激素等物質，可抗衰老和補陽滋陰。

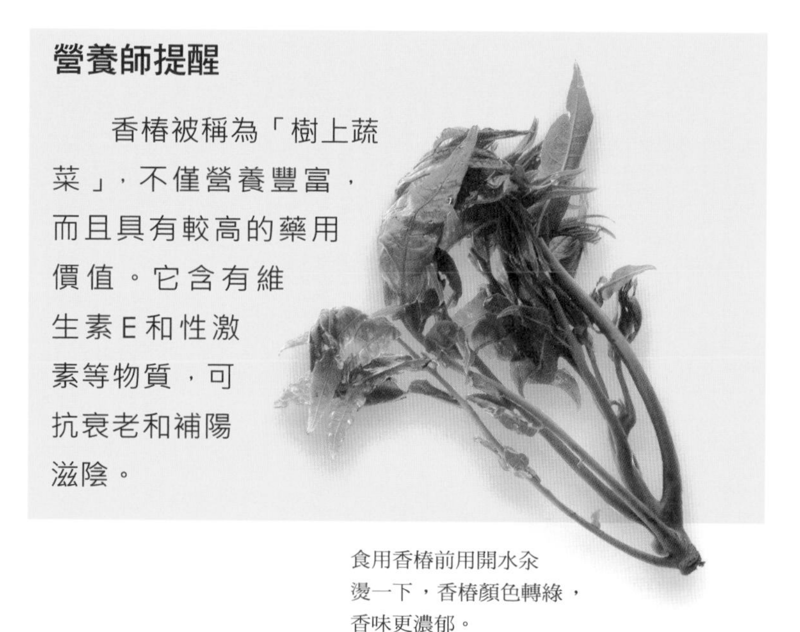

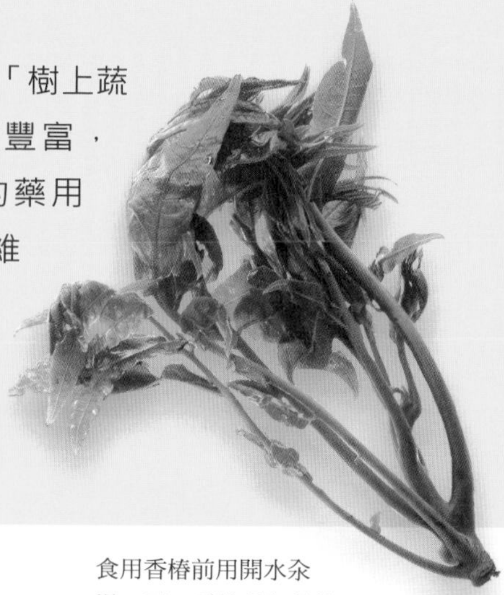

食用香椿前用開水汆燙一下，香椿顏色轉綠，香味更濃郁。

本草附方

1 **治瘡瘻腫毒**：香椿葉、蒜等量，加適量鹽，搗爛。外敷患處，每日2次。

2 **治風濕關節痛**：香椿苗與豬肉或羊肉，燉煮服用。

3 **治疝氣痛**：香椿5錢，水煎服。

小偏方大功效

1 **嘔吐**：香椿葉20克，薑適量。水煎服，每日2次。

2 **尿道炎、滴蟲性陰道炎**：香椿葉50克。水煎煮，熏洗局部，每日2次。

3 **益氣和中、生津潤燥**：香椿苗50克，豆腐500克，鹽、麻油各適量。豆腐切塊，放鍋中加清水燒沸後瀝水，切成丁裝盤。將香椿苗洗淨，用沸水汆一下，切成碎末放入碗內，加鹽、麻油拌勻後澆在豆腐上即可食用。

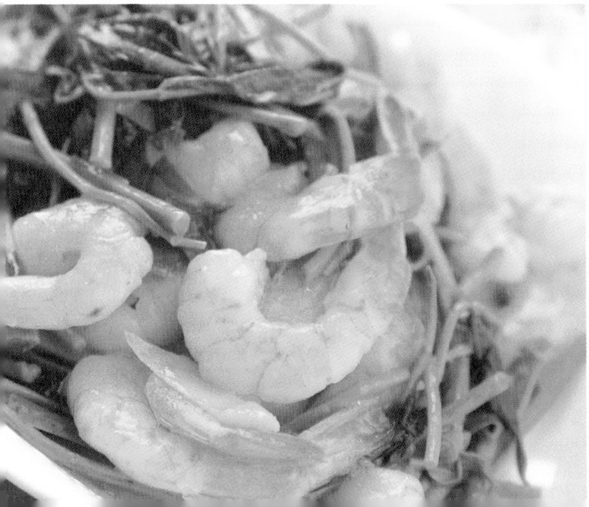

養生藥膳

補陽滋陰，增強人體的免疫功能

香椿熗黃豆：香椿苗200克，黃豆100克，鹽、蔥花、植物油各適量。黃豆洗淨，煮熟，撈出，瀝乾水分，放涼；香椿苗洗淨，入沸水鍋中汆透，撈出，瀝乾水分，放涼，切末。取盤，放入香椿末和黃豆，用鹽調味。鍋中放油燒至七分熱，放入蔥花炒香，關火，淋在香椿和黃豆上拌勻即可。

清熱解毒、健脾利濕

香椿炒蛋：香椿苗200克，雞蛋3個，鹽適量。香椿苗洗淨，雞蛋打散，攪勻。鍋中放油燒熱後，下入雞蛋炒熟，再下香椿苗稍炒，加鹽調味，炒勻即可。

香椿鮮蝦：鮮蝦200克，香椿100克，醬油、醋、香油、鹽各適量。香椿洗淨在沸水中燙一下，撈出、去水分後切碎，放入盤內。鮮蝦洗淨，在鹽水中煮熟，撈出後剝皮、去蝦線，擺在盤中的香椿上。把醬油、醋、香油和鹽兌成汁，澆在蝦肉和香椿上，拌勻即可。

香椿一定要用開水汆一下。

蓮藕

《本草綱目》記載：蓮藕可補中養神，除百病。常服，輕身耐老，延年益壽。

釋　名　又名菡萏、芙蕖。它的根是藕，果實是蓮子。

性味歸經　生性寒，熟性溫，味甘，入心、脾、肺經。

主　治　清熱涼血，散瘀止瀉，健脾生肌，開胃消食，益血止血，輔助治療肺熱咳嗽、煩躁口渴、脾虛泄瀉、食慾不振及各種出血。

營養成分	/ 100 克
熱量（Cal）	72
蛋白質（g）	1.9
脂肪（g）	0.2
碳水化合物（g）	16.4
膳食纖維（g）	1.2
膽固醇（mg）	——
維生素 A（μg）	3
維生素 B1（mg）	0.09
維生素 B2（mg）	0.03
維生素 C（mg）	44
維生素 E（mg）	0.73
鈣（mg）	39
磷（mg）	58
鉀（mg）	243
鈉（mg）	44.2
鎂（mg）	19
鐵（mg）	1.4
鋅（mg）	0.23
硒（μg）	0.39

人群宜忌

✔**肥胖者**：蓮藕中含有黏液蛋白和膳食纖維，能減少脂類的吸收，是減肥佳品。

✘脾胃功能低下者：蓮藕性寒，對脾胃不利。

搭配宜忌

✔**冰糖與蓮藕**：二者同食有健脾、開胃、止瀉的作用。

✔**綠豆與蓮藕**：能健脾開胃、舒肝膽氣、清肝膽熱、養心血、降血壓，適用於肝膽不適和高血壓患者。

營養師提醒

蓮藕含有較高的營養價值，可補益氣血，增強人體免疫力。生藕性寒，有清熱除煩、涼血止血散瘀之功；熟藕性溫，有補心生血、滋養強壯及健脾胃之效。

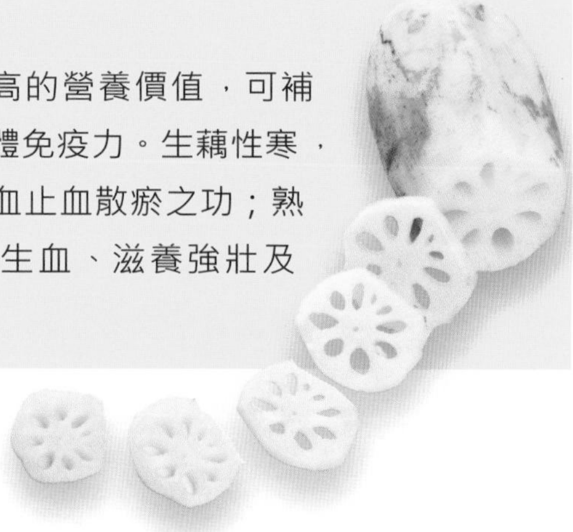

中醫認為，蓮藕是一款冬令進補的保健食品，既可食用，又可藥用。

本草附方

治鼻出血不止：藕節搗汁服，滴入鼻孔。

小偏方大功效

1 **肺結核咳嗽**：蓮藕洗淨壓碎，加入薑汁、鹽、白糖等調勻服用。每日 2~ 3 次。

2 **醉酒**：蓮藕榨汁，每次服 50 毫升。

3 **養心安神**：鮮藕 200 克，鮮蓮子 100 克，桂圓乾 30 克。將蓮藕切成薄片放鍋中，加入蓮子與水，用小火煮熟，再加入桂圓乾即可食用。

養生藥膳

生津止渴

蓮藕甘蔗汁：蓮藕 100 克，甘蔗 200 克。蓮藕洗淨，去皮，切成薄片；將甘蔗去皮，洗淨，切成細條。蓮藕、甘蔗一起放入果汁機中，榨汁飲用即可。

健脾開胃、增進食慾

藕圓：蓮藕 300 克，糯米 200 克，植物油、白糖各適量。將蓮藕去皮去節洗淨，放入鍋中煮，待煮至爛熟時撈起，搗爛如泥；糯米洗淨，煮成爛米飯，搗黏成粑，拌入藕泥，做成丸子。鍋中放油燒至五分熱後，下丸子入油鍋中炸至金黃色，撈起瀝油。鍋中加白糖水，燒沸後，將炸好的丸子加入糖水中，小火煨煮片刻，待糖水收乾時起鍋。

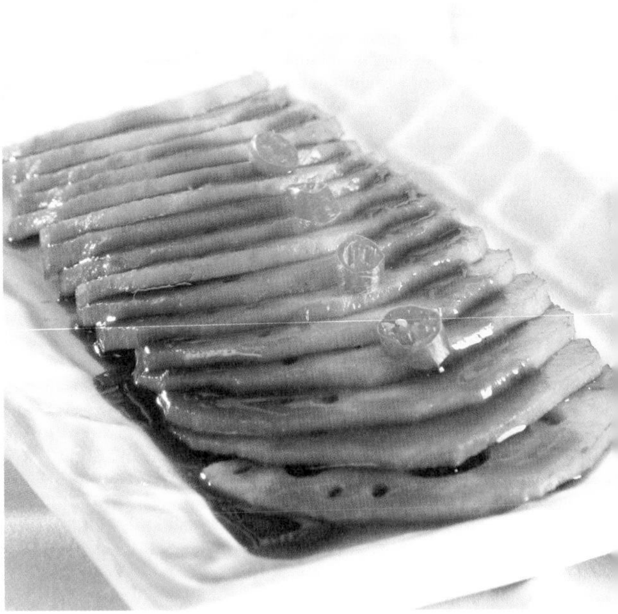

糖醋蓮藕酸甜可口、健脾開胃，
但糖尿病患者不宜食用。

糖醋蓮藕：蓮藕 1 節，小紅辣椒 1 根，料酒、鹽、白糖、醋、植物油、香油、花椒、蔥花各適量。將蓮藕去節、削皮，粗節一剖兩半，切成薄片，用清水漂洗乾淨。鍋中放油燒熱後，投入花椒，炸香後撈出；再下蔥花略煸，倒入藕片翻炒，加入料酒、鹽、白糖、醋，繼續翻炒；待藕片成熟，淋入香油，將小紅辣椒切段點綴一下即可。

荸薺

釋名 又名地栗，或烏芋。荸薺苗稱通天草，也可入藥。

性味歸經 性寒，味甘，入肺、胃經。

主治 涼血解毒、利尿通便、化濕祛痰、消食除脹。

《本草綱目》認為：荸薺可消渴痺熱，溫中益氣，消風毒，明耳目，消黃疸，開胃下食。

人群宜忌

✔**兒童**：促進體內物質代謝，有利於發育。

✔**發熱患者**：荸薺既可清熱生津，又可補充營養。

✘**脾胃虛寒者**：荸薺為生冷之物，多食易腹脹。

搭配宜忌

✔**豆漿與荸薺**：有清熱解毒功效，主治便血。

✔**香菇與荸薺**：具有調理脾胃、清熱生津的作用。

✔**蘿蔔與荸薺**：可清熱生津、化痰消積、明目。

營養師提醒

荸薺中的磷元素含量高，對牙齒骨骼的發育有很大好處，同時可促進體內的糖、脂肪、蛋白質代謝，調節酸鹼平衡。荸薺中的「荸薺英」對降低血壓有一定效果，還對肺部、食道和乳腺的癌腫有防治作用。

營養成分	/ 100 克
熱量（Cal）	61
蛋白質（g）	1.2
脂肪（g）	0.2
碳水化合物（g）	14.2
膳食纖維（g）	1.1
膽固醇（mg）	——
維生素 A（μg）	3
維生素 B1（mg）	0.02
維生素 B2（mg）	0.02
維生素 C（mg）	7
維生素 E（mg）	0.65
鈣（mg）	4
磷（mg）	44
鉀（mg）	306
鈉（mg）	15.7
鎂（mg）	12
鐵（mg）	0.6
鋅（mg）	0.34
硒（μg）	0.7

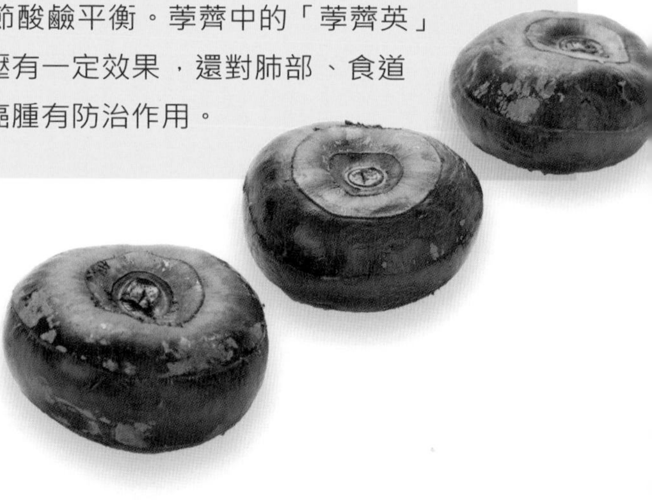

荸薺以顏色紫紅、頂芽較短者品質為佳。

小偏方大功效

1 **百日咳**：荸薺 500 克，洗淨搗汁，與適量蜂蜜混合，加水燒沸，每次 2 湯匙，每日 2 次水沖服。

2 **帶狀皰疹**：荸薺 6 個，洗淨搗爛，雞蛋清 1 個，調均勻，塗患處。

3 **尋常疣**：鮮荸薺適量，將鮮荸薺掰開，用其白肉擦疣體，每日 3 次。每次擦至疣體角質層軟化、脫落，並微出血為止。連用 7~10 天。

4 **清咽利喉**：荸薺 100 克，洗淨去皮，搗爛後裹以紗布擠汁。以汁漱喉，徐徐嚥下。每日數次，可連續漱服。

5 **清熱止渴**：荸薺 50 克洗淨，去皮搗碎，放入鍋中，加適量清水，小火熬煮 25 分鐘，加冰糖稍煮即可。

養生藥膳

滋陰涼血、降血壓、降血脂

荸薺炒芹菜：荸薺 100 克，芹菜 150 克，豆腐乾 200 克，青椒 50 克，炒杏仁 10 克，蔥段、蒜片、薑末、植物油、鹽、料酒、香油、太白粉和高湯各適量。豆腐乾洗淨切片，青椒、芹菜均洗淨切段，荸薺去皮洗淨切片。鍋中放油燒熱後，放豆腐乾和料酒翻炒，放入青椒、芹菜和荸薺，加高湯、炒杏仁、蔥段、蒜片、薑末和鹽，迅速翻炒，以太白粉勾芡收汁，淋上香油即可。

止咳、祛痰、利尿、潤腸通便

胡蘿蔔荸薺粥：荸薺 100 克，胡蘿蔔 80 克，白米 60 克，白糖適量。胡蘿蔔洗淨，切丁；荸薺洗淨，去皮，拍碎；白米洗淨，浸泡 1 小時。將白米、胡蘿蔔、荸薺放入鍋中，加適量清水，熬煮成粥，加白糖調味即可。

鮮蝦荸薺湯：對蝦 400 克，荸薺、雞蛋清各 100 克，植物油、鹽、香油各適量。用蝦肉泥與荸薺碎製成蝦丸。燒沸水，放入蝦丸，加入鹽、香菜調勻即可。

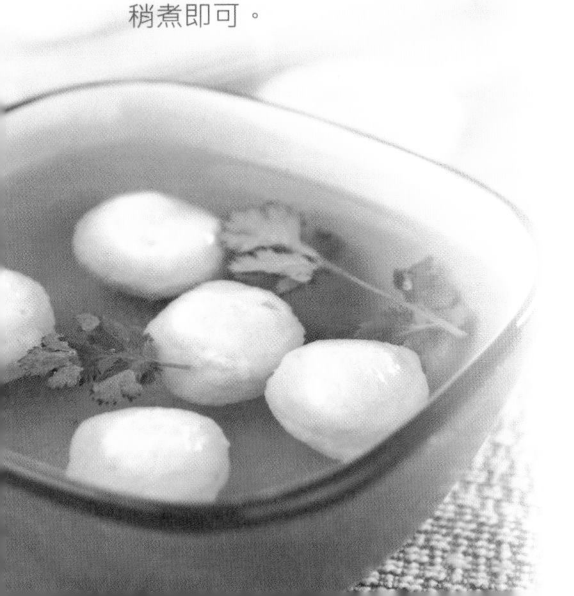

蝦肉細膩、荸薺爽脆，鮮蝦荸薺湯味道清香鮮美。

百合

釋　名　又名山丹、倒仙。屬百合科多年生草本球根植物。

性味歸經　性涼，味甘，入心、肺、大腸、小腸經。

主　治　潤肺止咳，寧心安神，清熱涼血，輔助治療肺燥或肺熱咳嗽、熱病後餘熱未清、心煩口渴等病症。

《本草綱目》記載：百合可利大小便，補中益氣。除咽喉腫痛、香口涎困難，止涕淚。還可安心，定神，益志，養五臟。

營養成分	/ 100 克
熱量（Cal）	165
蛋白質（g）	3.2
脂肪（g）	0.1
碳水化合物（g）	38.8
膳食纖維（g）	1.7
膽固醇（mg）	——
維生素 A（μg）	——
維生素 B1（mg）	0.02
維生素 B2（mg）	0.04
維生素 C（mg）	18
維生素 E（mg）	——
鈣（mg）	11
磷（mg）	61
鉀（mg）	510
鈉（mg）	6.7
鎂（mg）	43
鐵（mg）	1
鋅（mg）	0.5
硒（μg）	0.2

人群宜忌

✔**熱型胃痛者**：百合有治療熱型胃痛的功效。

✔**患者、體弱者**：百合有良好的營養滋補功效。

搭配宜忌

✔**白米與百合**：二者同煮粥對中老年人及病後身體虛弱而又心煩失眠、低熱易怒者尤為適宜。

✔**蓮子和百合**：二者同食，可治療心煩失眠等症。

營養師提醒

百合中的植物鹼有抑制癌細胞增生的作用。百合還能提高身體的體液免疫能力，對多種癌症均有一定的預防效果。

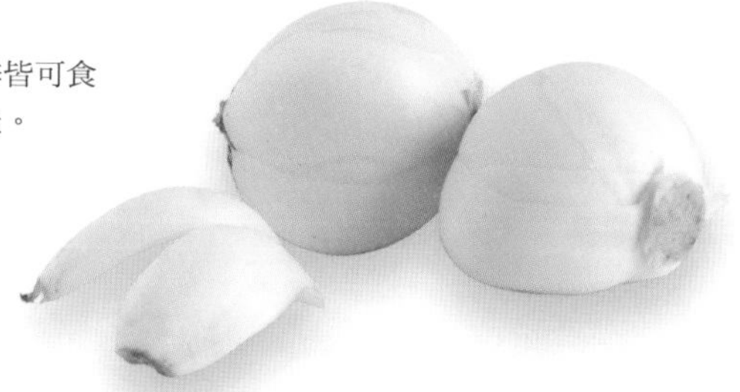

百合藥食兼優，四季皆可食用，以秋季食用為佳。

本草附方

1 **治濕瘡**：百合搗爛塗搽，1~2 日即癒。

2 **治肺病吐血**：新百合搗成汁，煮食。

小偏方大功效

1 **老年慢性支氣管炎伴有肺氣腫**：百合 2 個。洗淨搗汁，以溫沸水日服 2 次。

2 **肺膿腫**：百合 30 克。搗研榨汁，白酒適量，以溫沸水飲服。

3 **耳聾或耳痛**：乾百合研末，每日以溫沸水服 6 克。

4 **滋陰潤肺**：百合、白木耳、白糖各適量。加清水同煮服用。

5 **養陰解表**：百合 30 克，麥冬 9 克，桑葉 12 克，杏 10 克。加清水同煮服用。

6 **止咳化痰**：百合 50 克，北沙參 15 克，冰糖 10 克。水煎服。

養生藥膳

補益五臟、養陰清熱

百合炒里脊：百合 200 克，里脊肉 300 克，鹽、蛋清、澱粉各適量。將百合洗淨撕片；里脊肉切薄片，用鹽、蛋清浸、抓勻，再加澱粉拌勻。鍋中放油燒熱後，加入所有材料一併翻炒調味即成。

清涼、祛熱、解暑

百合冬瓜湯：百合 100 克，冬瓜 200 克，蛋清、植物油、鹽各適量。將百合洗淨撕片，冬瓜去皮洗淨切薄片，共同入鍋；加水燒沸後，倒入蛋清，加適量油、鹽拌勻熬湯，至湯呈乳白色時即可。

西芹炒百合：百合 50 克，西芹 300 克，植物油、蔥段、鹽、太白粉各適量。百合洗淨撕片；西芹洗淨、切段，用沸水汆一下。鍋中放油燒熱後，加入蔥段熗鍋，然後放入西芹和百合混合炒熟，加鹽調味，加太白粉勾薄芡即可。

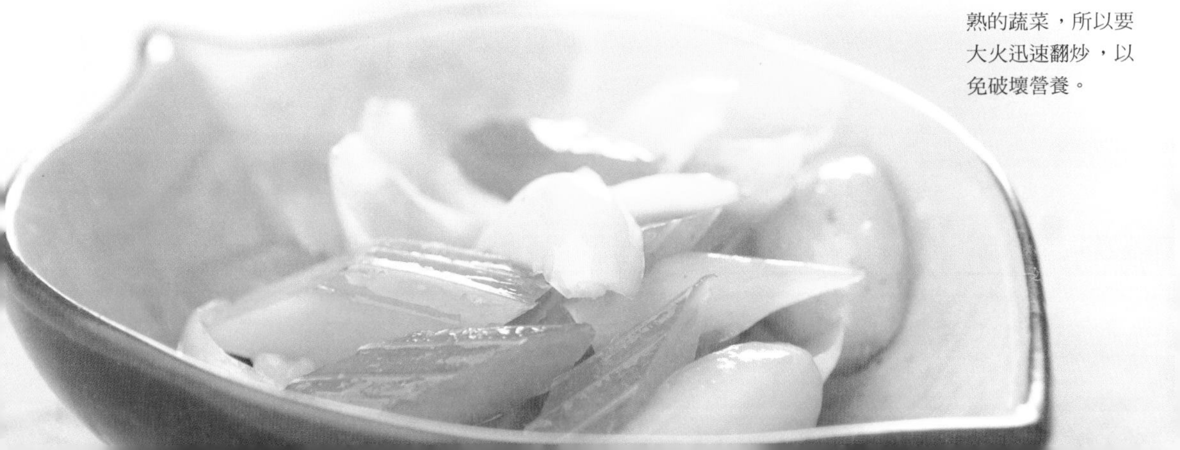

百合和西芹都是快熟的蔬菜，所以要大火迅速翻炒，以免破壞營養。

蘆薈

釋名 又名油蔥。葉邊緣有尖銳的鋸齒，花呈穗狀，葉汁可入藥。

性味歸經 性寒，味苦，入肝、胃、大腸經。

主治 美容養顏，輔助治療潰瘍病、心血管疾病、糖尿病、癌症等症。

《本草綱目》記載：蘆薈能治熱風煩悶，消胸膈間熱氣，能明目鎮心，治小兒癲癇、驚風、疳積，能殺蟲，治痔瘺，解巴豆毒。

人群宜忌

✔**消化不良者**：蘆薈可以調理胃腸功能，增加食慾。

✘孕婦：蘆薈會促進子宮運動，導致流產或嚴重出血。

搭配宜忌

✔**雞肉與蘆薈**：可調理氣血，美容養顏。

✔**蜂蜜與蘆薈**：養顏美白、去煩解熱、安定心神。

營養師提醒

蘆薈提取物有防癌、抗癌的功效，還可促進皮膚損傷後的再生，增強身體免疫力，有很好的抗感染、助癒合的功效。此外，蘆薈富含鉻元素，能調節體內的血糖代謝，是糖尿病患者的理想食物和藥物。

營養成分	/ 100 克
熱量（Cal）	31
蛋白質（g）	1.5
脂肪（g）	0.12
碳水化合物（g）	4.9
膳食纖維（g）	5.6
膽固醇（mg）	——
維生素 A（μg）	280
維生素 B1（mg）	0.02
維生素 B2（mg）	0.01
維生素 C（mg）	——
維生素 E（mg）	——
鈣（mg）	24.8
磷（mg）	32
鉀（mg）	164
鈉（mg）	76
鎂（mg）	20
鐵（mg）	3
鋅（mg）	2.23
硒（μg）	1.76

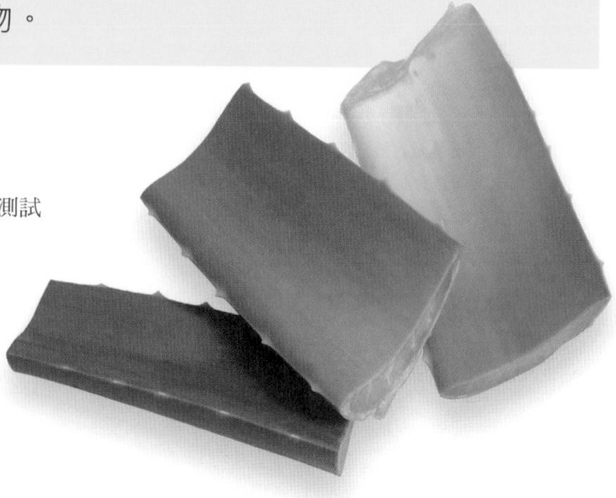

食用蘆薈前要先測試皮膚是否敏感，沒有異常現象才能食用。

本草附方

治小兒營養不良：取蘆薈、使君子各等分，共研細末，每次用米湯送服 1~2 錢。

小偏方大功效

1 **痔瘡：**蘆薈去刺洗淨，切細絲，生食或將葉子榨汁飲用，每次 10~15 克。亦可取蘆薈汁液外敷患處，或將蘆薈汁液煮熱趁熱先熏洗後坐浴患處。

2 **咳嗽痰血：**蘆薈 15 克。去外皮，用水泡去黏液，水煎服。

3 **糖尿病：**蘆薈 5 克。去刺，每日嚼食數次。或用蘆薈每日 15 克，水煎服，分 2~3 次服完。

4 **暈車：**蘆薈 3 克。去刺後於上車前嚼食。

5 **清熱止痛：**鮮蘆薈 1 片（以種植 1 年以上者最佳）。去外皮，把莖肉切成細粒，放入碗中，加入冰糖。放入微波爐中加熱 2 分鐘，取出連湯帶渣一起食用。

養生藥膳

美容養顏、瘦身減肥

蘆薈什錦沙拉：蘆薈、櫻桃各 200 克，鳳梨、甜瓜各半個。蘆薈去刺，切成小塊，鳳梨、甜瓜、櫻桃分別洗淨，切成小塊，加入沙拉醬拌勻即可。

補充營養，提高免疫力

蘆薈蝦仁：蘆薈 150 克，蝦仁 300 克，鹽、植物油、料酒、太白粉、蔥花、薑末各適量。將蘆薈去刺、洗淨，切成丁；蝦仁洗淨，加鹽、料酒、太白粉調好。鍋中放油燒至六分熱，放入蝦仁，滑油後，撈出控淨油。鍋內留少許油，下薑末、蔥花熗鍋，速下蝦仁、蘆薈丁，再下調料，炒片刻後，用太白粉勾芡即可。

蘆薈粥：蘆薈 15 克，白米 150 克，白糖適量。將蘆薈洗淨，切丁；白米洗淨。將蘆薈、白米放入鍋內，加清水 500 克，置大火燒沸，再用小火煮至粥熟。加入白糖，調勻即可。

常食蘆薈粥能美容養顏，
但一次不能吃太多蘆薈。

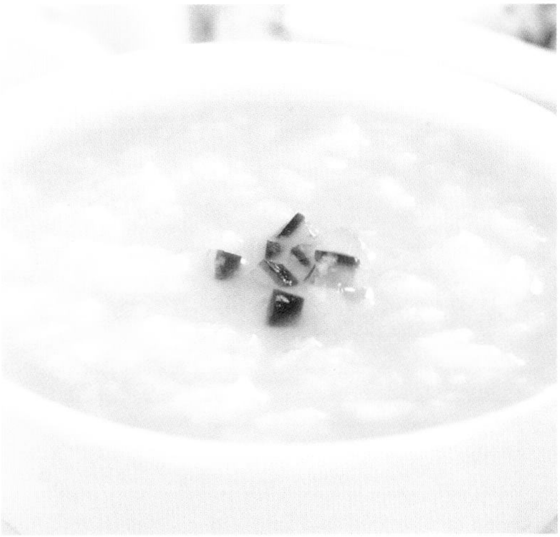

茭白筍

《本草綱目》記載：茭白可止渴，解煩熱，理腸胃。

釋名 茭白、水筍、美人腿。茭白筍是東亞特有的水生蔬菜。在中國古代稱為菰。

性味歸經 性涼，味甘，入脾、胃經。

主治 通乳，解熱毒，除煩渴，利二便。

人群宜忌

✔**醉酒者**：茭白筍有解酒的功效。

✔**產後乳少者**：茭白筍有通乳的功效。

✘腹瀉者：茭白筍會促進腸道蠕動，加重腹瀉。

搭配宜忌

✔**辣椒與茭白筍**：有開胃和中的功效。

✔**豬蹄與茭白筍**：二者同食具有通乳的功效。

✘豆腐與茭白筍：二者同食容易形成結石。

營養師提醒

茭白筍是我國特有的水生蔬菜，由於其質地鮮嫩，味甘實，被視為蔬菜中的佳品。茭白筍的營養豐富，含多種人體必需胺基酸。茭白筍的有機氮素以胺基酸狀態存在，味道鮮美，營養價值較高，容易為人體所吸收。

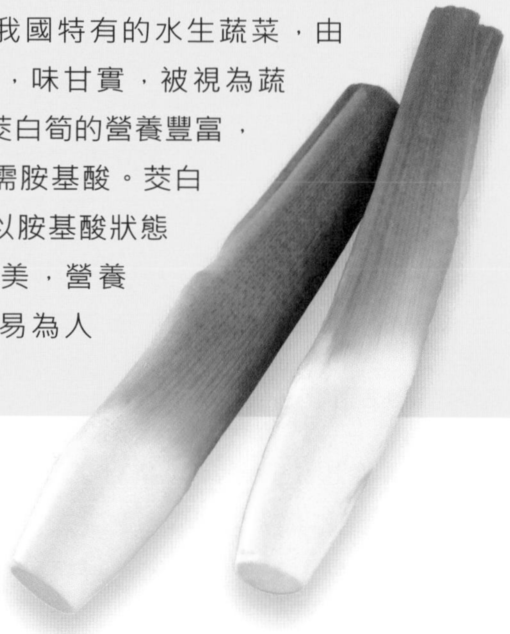

茭白筍有美容功效，能抑制黑色素生成，還能軟化皮膚表面角質層。

營養成分	/ 100 克
熱量（Cal）	26
蛋白質（g）	1.2
脂肪（g）	0.2
碳水化合物（g）	5.9
膳食纖維（g）	1.9
膽固醇（mg）	——
維生素 A（μg）	5
維生素 B1（mg）	0.02
維生素 B2（mg）	0.03
維生素 C（mg）	5
維生素 E（mg）	0.99
鈣（mg）	4
磷（mg）	36
鉀（mg）	209
鈉（mg）	5.8
鎂（mg）	8
鐵（mg）	0.4
鋅（mg）	0.33
硒（μg）	0.45

本草附方

催乳：茭白筍 5 錢至 1 兩，通草 3 錢，豬蹄適量，煮食。

小偏方大功效

1 **濕熱黃疸、小便不利：**茭白筍根 30 克，水煎服。

2 **酒糟鼻：**茭白筍搗爛，每晚敷於患部，次晨洗去。或每日用茭白筍 30 克，水煎服。

3 **潤腸通便：**茭白筍 100 克，芹菜 30 克，鹽適量。將茭白筍、芹菜分別洗淨切段，放入鍋內，加適量清水，煎煮 10 分鐘，取汁去渣，加鹽調味，飲服。

4 **降血壓：**茭白筍 60 克，胡蘿蔔 30 克，水煎服。

養生藥膳

除煩渴、通二便

香菇茭白筍湯：茭白筍 100 克，香菇 80 克，蔥段、薑片、鹽、料酒、高湯各適量。香菇洗淨去蒂，撕成小塊；茭白筍洗淨，切片。鍋中加入高湯燒沸，先下入茭白筍片大火煮熟，再加入鹽、薑片略煮片刻，然後放入香菇、料酒、蔥段，煮至熟爛，即可出鍋裝碗。

調理腸胃

茭白筍炒肉絲：茭白筍 500 克，豬肉 150 克，雞蛋 1 顆，醬油、鹽、植物油、料酒、太白粉、蔥花、薑末各適量。豬肉切絲，雞蛋取清，用雞蛋清、太白粉拌勻肉絲；茭白筍去皮洗淨，切片。鍋中放油燒熱後，下入拌好的肉絲，待肉絲炒散後，下入蔥花，薑末、醬油、料酒炒拌均勻，接著下入茭白筍片、鹽，炒拌均勻即成。

豬蹄茭白筍湯：豬蹄 250 克，茭白筍 100 克，薑片、料酒、蔥段、鹽各適量。茭白筍洗淨去皮，切片；豬蹄用沸水汆後洗淨，放入鍋內，加清水、料酒、薑片及蔥段，大火燒沸，撇去浮沫，再改用小火燉至豬蹄酥爛，最後放入茭白筍片煮 5 分鐘，加入鹽即可。

茭白筍炒肉絲能清熱補虛，
適宜身體虛弱者食用。

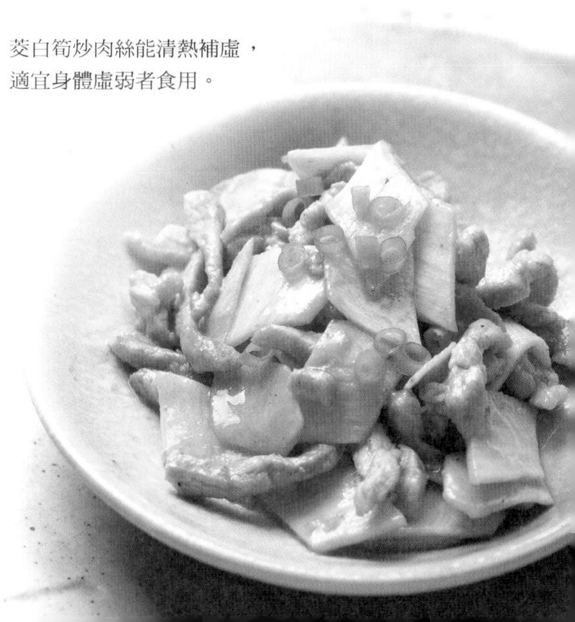

芋頭

釋　名　芋頭的種類很多，有水、旱二種，又名土芝。

性味歸經　性平，味辛，入胃、大腸經。

主　治　寬腸通便，益胃健脾，解毒化痰，填精益髓，主治腫塊、皮下結塊、便祕等。

《本草綱目》記載：芋頭可寬腸胃，養肌膚，滑中。

人群宜忌

✔**產婦：**經常食用芋頭能消瘀血。

✔**老人：**常吃芋頭，能治療老年人習慣性便祕。

搭配宜忌

✔**白米與芋頭：**可寬腸胃，促消化，使人精力充沛。

✔**豬排與芋頭：**二者同食能促進營養物質的吸收和膽固醇的分解。

✘**香蕉與芋頭：**易引起胃腹脹痛。

營養師提醒

芋頭中氟的含量較高，具有潔齒防齲、保護牙齒的作用。其豐富的營養價值，能增強人體的免疫功能，在癌症手術或術後放療、化療及其康復過程中，有輔助治療的作用。

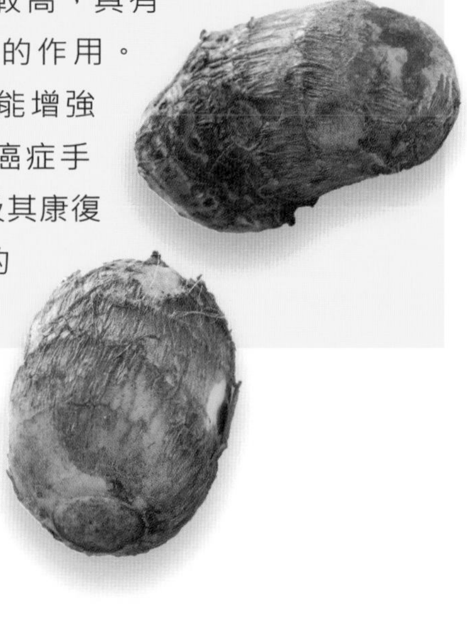

新鮮的芋頭帶有濕氣，購買時應選擇鬚根較少而黏附濕泥的。

營養成分	/ 100克
熱量（Cal）	81
蛋白質（g）	2.2
脂肪（g）	0.2
碳水化合物（g）	18.1
膳食纖維（g）	1
膽固醇（mg）	——
維生素 A（μg）	27
維生素 B1（mg）	0.06
維生素 B2（mg）	0.05
維生素 C（mg）	6
維生素 E（mg）	0.45
鈣（mg）	36
磷（mg）	55
鉀（mg）	378
鈉（mg）	33.1
鎂（mg）	23
鐵（mg）	1
鋅（mg）	0.49
硒（μg）	1.45

小偏方大功效

1 **大便乾結**：芋頭 250 克，白米適量，煮粥食用。

2 **慢性腎炎**：芋頭 1,000 克，切片煅燒成灰後，研末，加適量紅糖和勻。每日 3 劑，每劑 50 克。

3 **化痰散結**：芋頭適量，切片晒乾，研細末，用海蜇皮、荸薺煎湯服用。

4 **調中補虛**：芋頭 250 克，鯽魚 500 克，加清水同煮至爛熟，放胡椒、鹽調味。

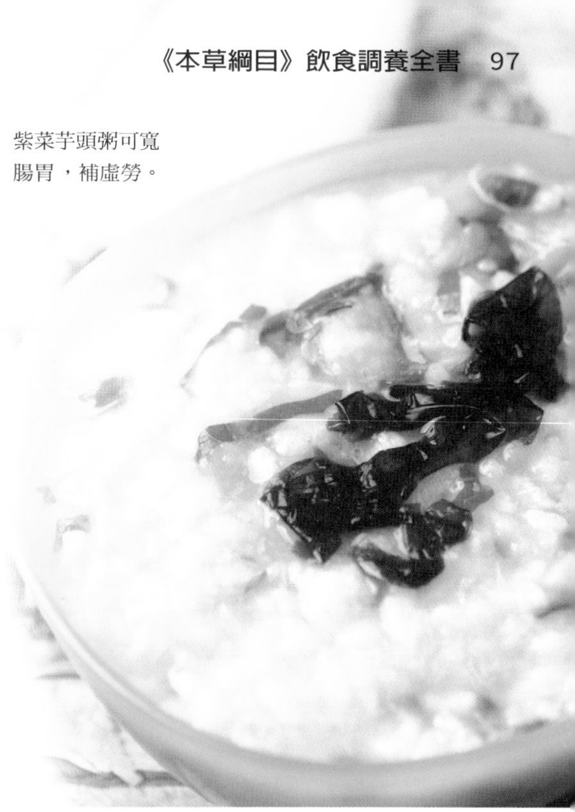

紫菜芋頭粥可寬腸胃，補虛勞。

養生藥膳

益胃健脾

芋頭排骨湯：排骨 250 克，芋頭 150 克，蔥段、薑片、鹽、料酒各適量。芋頭去皮洗淨，切塊，上鍋隔水蒸 10 分鐘；排骨洗淨，切段，放入熱水中汆，去血沫，撈出。先將排骨、蔥段、薑片、料酒放入鍋中，加適量清水，大火燒沸，轉中火燜煮 15 分鐘，揀出薑片、蔥段，小火慢煮 45 分鐘，出鍋前 10 分鐘加入芋頭塊同煮，加鹽調味即可。

芋頭米粥：芋頭 50 克，白米 50 克，紅糖適量。芋頭去皮洗淨，切成小塊，白米加水煮成稠粥，加紅糖，每日 2 次，溫熱服食。

維持身體酸鹼平衡，促進發育

紫菜芋頭粥：紫菜 15 克，銀魚 30 克，熟芋頭 10 克，白米 50 克，蔥花適量。紫菜撕成絲，銀魚洗淨後切碎，用熱水汆熟；熟芋頭去皮，壓成芋頭泥。白米洗淨，放入鍋中加適量清水，熬煮至黏稠，出鍋前加入紫菜絲、銀魚、芋頭泥、蔥花略煮即可。

白果芋頭魚肚湯：白果 30 克，芋頭 300 克，魚肚 200 克，鹽、高湯、鮑魚汁各適量。芋頭洗淨、去皮，切成塊備用；魚肚泡發後，洗淨備用。鍋內倒入高湯，依次下芋頭塊、魚肚、白果，放入鹽、鮑魚汁，煮至熟爛入味即可。

PART 3

果品篇

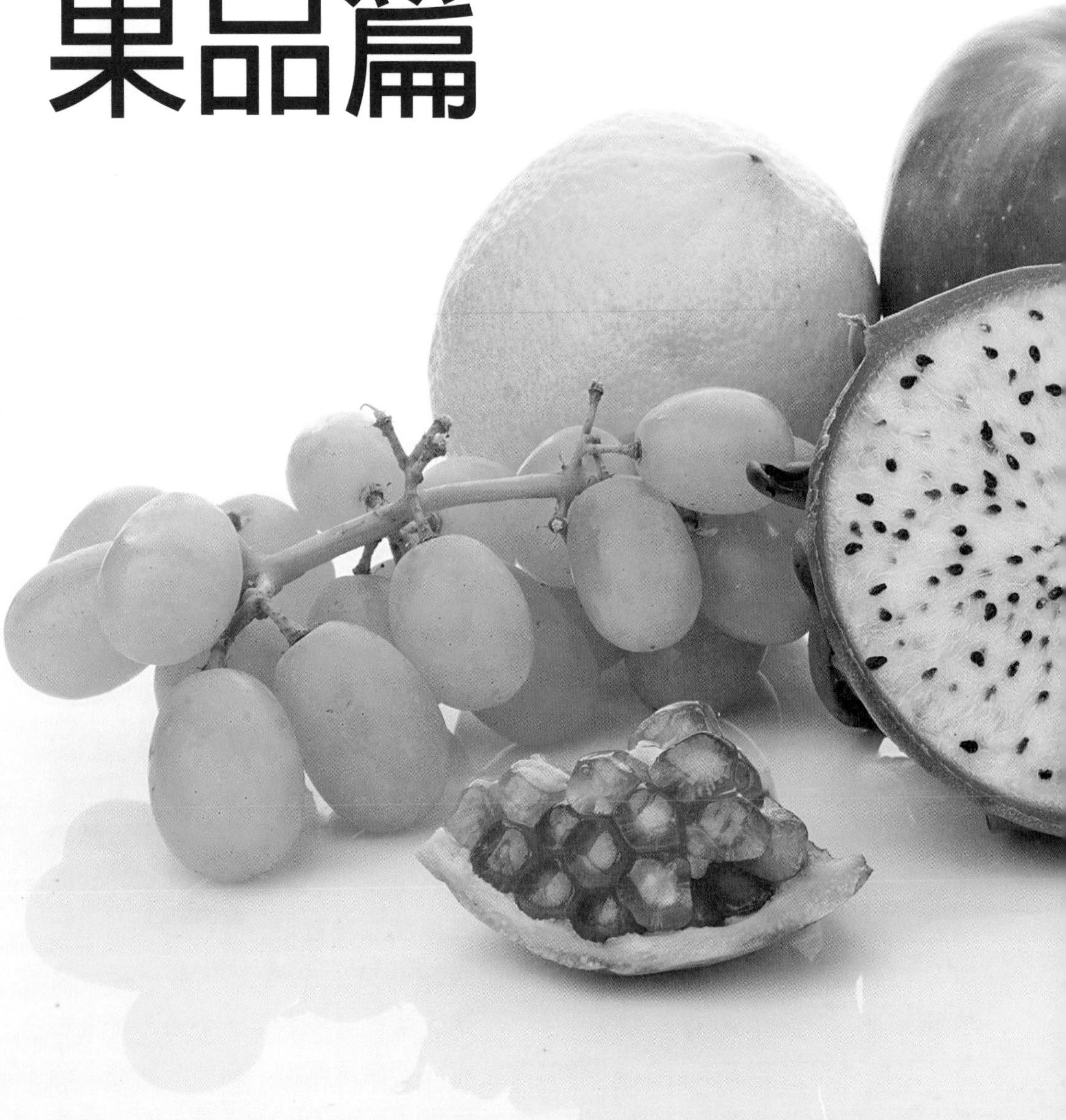

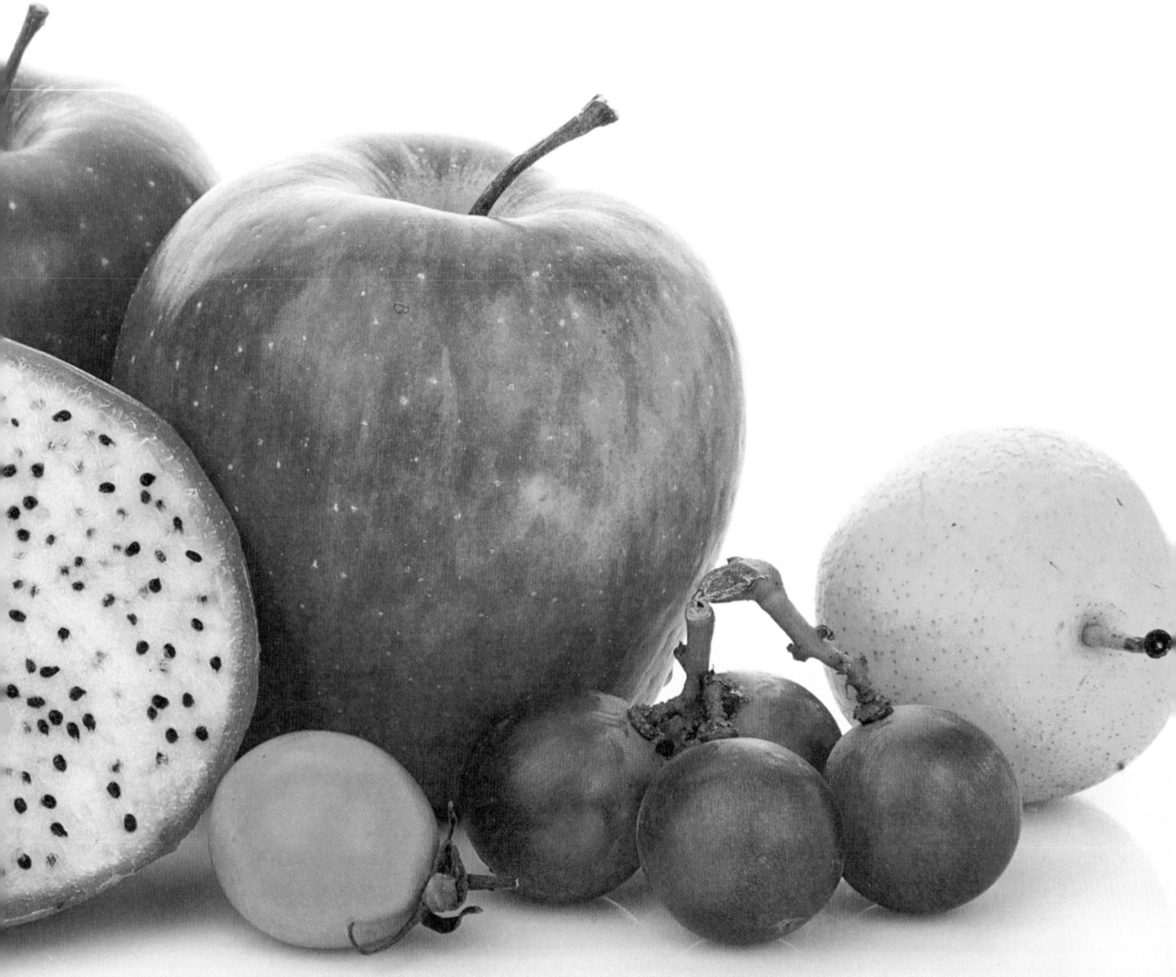

水果是自然界中最優秀的食物，沒有任何天然食物能像它們那樣，在攝取營養的同時，還給我們提供愉悅祥和的感覺。嘗百果能養生，水果營養豐富、美味可口，有的能生津止渴，清暑解煩，有的能健胃消食，治療疾病。它們不僅可以均衡飲食，增加人體免疫力，還可以預防癌症的發生。

蘋果

釋名	蘋果，古稱柰，又叫滔婆。
性味歸經	性平，味甘、酸，入脾、胃經。
主治	生津止渴，潤肺除煩，潤腸止瀉，清熱解暑，輔助治療高膽固醇、高血壓、糖尿病、食慾過旺、肥胖等症。

元代忽思慧在《飲膳正要》中論及蘋果有「生津止渴」作用。

人群宜忌

✔**心臟病、心血管疾病患者：**蘋果含果膠和類黃醇，可降低膽固醇，減少心臟病的發病率。

✔**癌症患者：**蘋果能防癌，預防鉛中毒。

搭配宜忌

✔**蘆薈與蘋果：**生津止渴、健脾益腎、消食順氣。

✔**蒟蒻與蘋果：**同食可以促進腸道蠕動，可減肥。

✘海鮮與蘋果：二者同食易產生腹痛、噁心、嘔吐等不良症狀。

營養成分	/ 100 克
熱量（Cal）	54
蛋白質（g）	0.2
脂肪（g）	0.2
碳水化合物（g）	13.5
膳食纖維（g）	1.2
膽固醇（mg）	——
維生素 A（μg）	3
維生素 B1（mg）	0.06
維生素 B2（mg）	0.02
維生素 C（mg）	4
維生素 E（mg）	2.12
鈣（mg）	4
磷（mg）	12
鉀（mg）	119
鈉（mg）	1.6
鎂（mg）	4
鐵（mg）	0.6
鋅（mg）	0.19
硒（μg）	0.12

營養師提醒

蘋果中的維生素 C 是心血管的保護神。蘋果中的膠質和微量元素鉻能保持血糖的穩定，所以蘋果不但是糖尿病患者的健康水果，而且是想要控制血糖水平的人必不可少的食品。

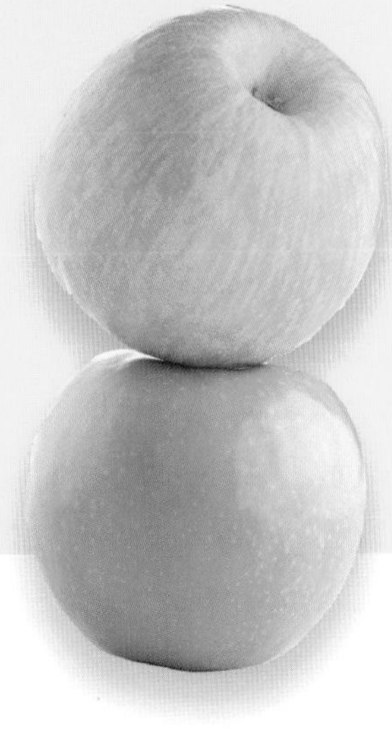

一般人都可以食用蘋果，特別適合能吃輔食的嬰幼兒以及中老年人食用。

小偏方大功效

1 **輕度中暑，飲酒過度：** 蘋果生食或熬膏服。

2 **消化不良：** 蘋果 1 個。去皮切片，放碗內加蓋蒸熟，搗爛如泥，連吃 2 天。

3 **反胃吐痰：** 蘋果皮 15 克。水煎服。

4 **生津潤肺：** 蘋果、梨各 1 個。分別去皮去核，切碎加陳皮少許，白糖 30 克，加適量清水煮熟，去渣放涼，1 次飲用。

5 **補中益氣：** 蘋果、橘子各 1 個，胡蘿蔔 1 根。分別切碎搗汁，調勻，加蜂蜜適量飲用。

養生藥膳

潤腸通便、塑身美容

蘋果甜椒拼盤： 蘋果 2 顆，各色甜椒 200 克，橄欖油、蘋果醋、原味低脂優酪乳各適量。蘋果去皮切塊，在鹽水中浸泡（也可用檸檬水防止蘋果氧化）; 各色甜椒洗淨去子，切塊，再用冰水浸泡以增加脆度。將所有材料依不同顏色交叉拼盤。把橄欖油、蘋果醋拌勻成為油醋醬汁，原味低脂優酪乳做成優酪乳醬汁，分別盛入兩個器皿中。蘸食。

除煩解暑、益智安神、消除疲勞

豬心蘋果卷： 豬心、蘋果、雞蛋各 1 個，蔥花、薑絲、料酒、鹽、胡椒粉、澱粉、植物油各適量。豬心切片，用蔥花、薑絲、料酒、鹽、胡椒粉醃味；蘋果去皮、核，切絲，加入少許澱粉拌勻；雞蛋 1 顆入碗中，加入鹽、澱粉調成稍稠的糊。將每片豬心捲入適量蘋果絲成捲，蘸蛋糊下入四、五分熱的油鍋中炸到色黃外酥時，撈出裝盤即可。

蘋果粥： 白米 100 克，蘋果 1 個，葡萄乾 30 克，蜂蜜 50 克。白米洗淨，蘋果洗淨後切片去果核。鍋中加清水適量煮開，放入白米和蘋果，煮至沸時改中小火煮 40 分鐘；放入葡萄乾稍煮，食用時拌入蜂蜜即可。

蘋果粥軟糯香甜，能夠緩解
生食蘋果時的酸澀口感。

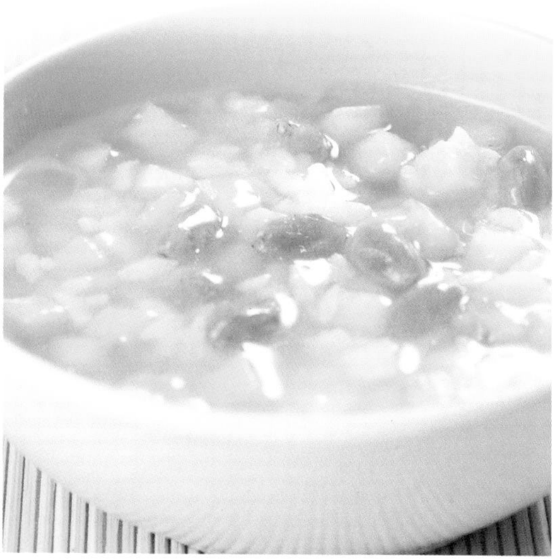

梨

釋　　名 梨的品種很多，如秋子梨、西洋梨等，有青、黃、紅、紫、白等色。

性味歸經 性涼，味甘、酸，入肺、胃經。

主　　治 清心潤肺，養陰清熱，健脾祛濕，健胃消食，利尿通便，清喉降火，止咳化痰，醒酒解毒，輔助治療咽乾、癢痛、音啞、痰稠等症。

《本草綱目》記載：梨可治咳熱、中風不語、傷寒發熱，利大小便。

營養成分	/ 100克
熱量（Cal）	50
蛋白質（g）	0.4
脂肪（g）	0.2
碳水化合物（g）	13.3
膳食纖維（g）	3.1
膽固醇（mg）	——
維生素A（μg）	6
維生素B1（mg）	0.03
維生素B2（mg）	0.06
維生素C（mg）	6
維生素E（mg）	1.34
鈣（mg）	9
磷（mg）	14
鉀（mg）	92
鈉（mg）	2.1
鎂（mg）	8
鐵（mg）	0.5
鋅（mg）	0.46
硒（μg）	1.14

人群宜忌

✔**孕婦**：梨可緩解孕婦妊娠嘔吐的症狀。

✔**中老年人**：常吃梨能降血壓，預防風濕病和關節炎。

✘**脾胃虛寒者：梨性寒，多吃易傷脾。**

搭配宜忌

✔**冰糖與梨**：清熱化痰、潤肺止咳，對治療陰虛燥咳有輔助作用。

✔**白木耳與梨**：清肺熱、利咽生津、清熱解暑、滋陰潤燥。

✘**鵝肉與梨：對腎臟刺激較大。**

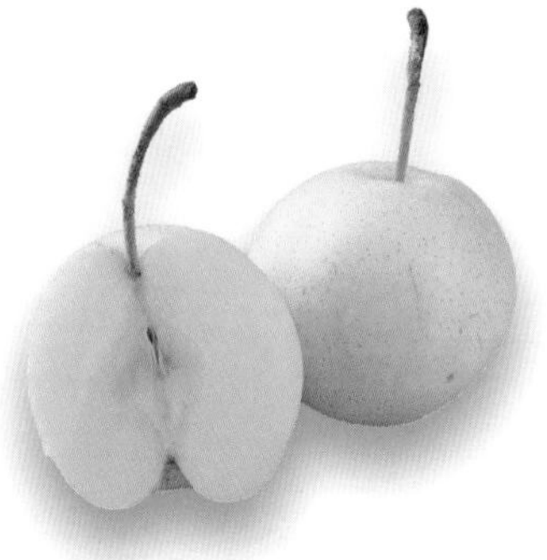

研究表明，常吃梨的人遠比不吃或少吃梨的人患感冒概率要低。

營養師提醒

梨具清心潤肺的作用，對肺結核、氣管炎和上呼吸道感染患者所出現的咽乾、癢痛、音啞、痰稠等症皆有效。煮熟的梨有助腎臟排泄尿酸，並能預防痛風、風濕病和關節炎，具有潤燥消風、醒酒解毒等功效。在秋季每日吃 1、2 個梨可緩解秋燥。

本草附方

1 **治痰火咳嗽，年久不癒**：梨去核，加酥油、蜜，燒熟，冷吃。

2 **治中風失音**：梨1個，搗汁服，次日再喝。

小偏方大功效

1 **感冒、咳嗽**：梨1個，洗淨連皮切碎，加冰糖蒸熟吃。

2 **便祕**：梨1個去心，蜂蜜放入梨內，蒸熟，吃梨喝湯。

3 **醉酒**：梨生食或榨汁服。

4 **清熱生津**：梨1個，取汁加蜜水熬煮後，用瓶收藏。隨時可用白開水調服。

5 **潤肺止咳**：梨搗爛加蜂蜜，用水煎服。

養生藥膳

促進血液循環

紅酒蜜梨：梨2個，紅酒350毫升，桂皮1塊，冰糖適量。梨洗淨去皮，切成厚片。將梨、冰糖、桂皮放入鍋中，倒入紅酒和適量清水（以浸過梨面為準），小火燜煮1.5小時，以梨熟軟上色為準，關火即可。

生津止渴、健胃消食

番茄梨汁：梨、番茄各1個。梨洗淨，去皮與核，切成小塊；番茄洗淨，去皮去蒂，切成小塊。將梨與番茄放入果汁機中，攪打成果汁，即可食用。

降低血壓、養陰清熱

梨三絲：海蜇頭300克，梨50克，芹菜100克，鹽、香油各適量。海蜇頭用水泡3~4個小時後切細絲，芹菜、梨洗淨均切細絲。將海蜇細絲、芹菜絲、梨絲拌勻，加入鹽、香油即可。

丁香梨：梨1個，丁香15枚。梨洗淨去核，丁香放入梨核的位置，把梨放到鍋裡蒸熟，食用時把丁香去掉，食梨。

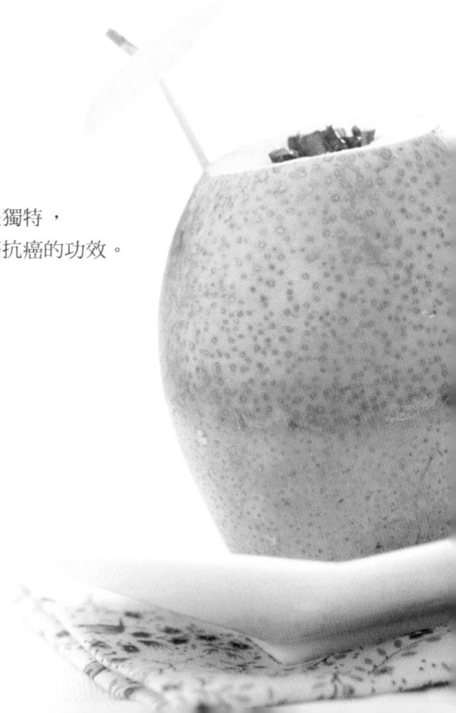

丁香梨做法獨特，
常食有防癌抗癌的功效。

柳丁

釋名	橙，是橘類中最大的，產於南方。
性味歸經	性涼，味甘，入胃、大腸經。
主治	生津止渴，開胃寬胸，止嘔，通利二便，用於食慾不振、痰喘、便祕，解酒、解魚蟹毒。

《本草綱目》記載：可療頸淋巴結核和甲狀腺腫大，殺魚蟹毒。

人群宜忌

✔**心臟病患者**：多吃柳丁可增加體內高密度脂蛋白含量，降低患心臟病的機率。

✔**患者**：服藥期吃柳丁，可增加身體對藥物的吸收率。

✘**消化不良者**：柳丁中的有機酸會刺激胃黏膜。

搭配宜忌

✔**柑橘與柳丁**：柑橘中所含的維生素 P 可加強柳丁中維生素 C 對人體的作用，增強免疫力，預防感冒。

✔**米酒與柳丁**：二者同食能輔助治療乳腺癌伴有硬結腫塊症狀。

✘**豆漿與柳丁**：柳丁中的鞣酸會影響人體對豆漿中的蛋白質和鈣的吸收。

營養成分	/ 100 克
熱量（Cal）	48
蛋白質（g）	0.8
脂肪（g）	0.2
碳水化合物（g）	11.1
膳食纖維（g）	0.6
膽固醇（mg）	——
維生素 A（μg）	27
維生素 B1（mg）	0.05
維生素 B2（mg）	0.04
維生素 C（mg）	33
維生素 E（mg）	0.56
鈣（mg）	20
磷（mg）	22
鉀（mg）	159
鈉（mg）	1.2
鎂（mg）	14
鐵（mg）	0.4
鋅（mg）	0.14
硒（μg）	0.31

營養師提醒

柳丁中的類黃酮和檸檬素可以降低心臟病的發病率。澳大利亞幾位科學家在對柳丁的氣味進行研究之後曾指出柳丁發出的氣味有利於緩解女性的心理壓力。

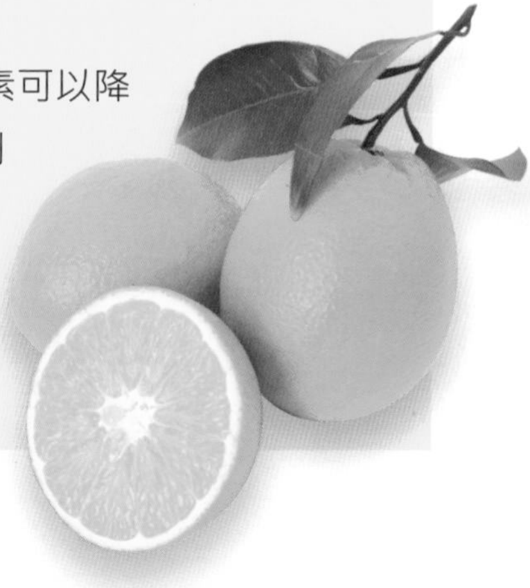

服藥期間吃柳丁，能提高身體對藥物的吸收能力。

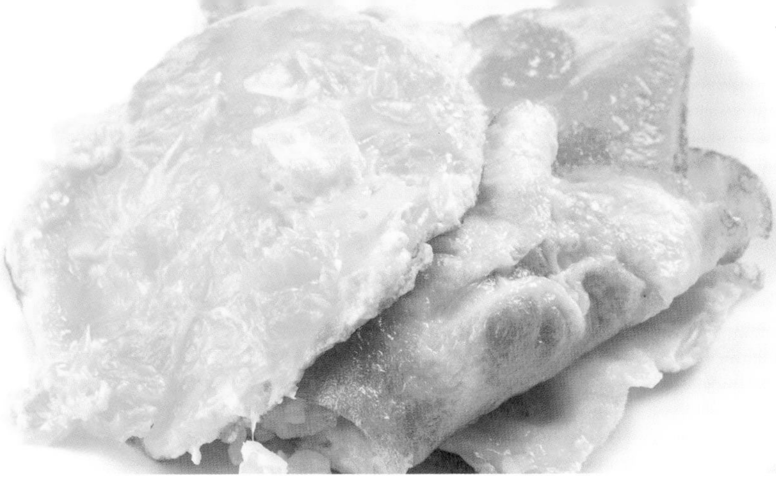

鮮橙蛋餅中的澱粉不宜放太多，否則餅會變硬，影響口感。

本草附方

治閃挫腰痛難忍：柳丁核3錢，炒後研成末，用酒送服。

小偏方大功效

1 **小便不利**：柳丁2個，剝皮後直接食。

2 **痔瘡出血**：柳丁1個，蒸熟，分2次食之。經常食用。

3 **嘔吐、胸悶**：取乾或鮮柳丁皮泡茶，或煮湯飲用。

4 **防暑消火**：柳丁2個，剝皮榨汁和蜂蜜一起服，每日2次。

5 **促進消化**：柳丁皮1個，切碎，豬胰1條，切塊，加水共燉2小時後食用。

養生藥膳

理氣消腫、通乳止痛

甜橙米酒汁：鮮柳丁2個，米酒2湯匙。柳丁洗淨，用去核，連皮放入果汁機中榨汁，再調入米酒飲用。

寬胸理氣、和中開胃

鮮橙雞蛋餅：雞蛋3個，鮮柳丁100克，澱粉適量，植物油、牛奶、鹽、白糖各適量。鮮柳丁去皮切丁，用牛奶泡好；雞蛋打散，加入鹽、白糖、柳丁丁、澱粉拌勻。煎鍋中放油燒熱後，把拌勻的雞蛋液倒入，用小火煎熟，盛出切塊即可。

降低血脂，適合「三高」人群

南瓜柳丁濃湯：南瓜300克，柳丁1個，牛奶250毫升。南瓜洗淨切塊，柳丁剝皮切塊。鍋中加水燒沸，放入南瓜和柳丁，蓋上蓋，小火煮5分鐘，再倒入牛奶，燒沸即可。

奇異果橙汁：奇異果、鮮柳丁、番茄各1個，檸檬汁、蜂蜜各適量。將奇異果洗淨去皮，鮮柳丁洗淨去皮去子，番茄稍汆一下去皮，分別切成小塊，放入果汁機攪拌，最後加檸檬汁和蜂蜜調味。

桃

釋　　名　桃可以生食或製桃脯、罐頭等，核仁也可以食用。

性味歸經　性溫，味甘，入肝、大腸經。

主　　治　生津，潤腸，益腎，活血，消積，輔助治療老年體虛、女性瘀血經痛、肝脾腫大等病症。

《本草綱目》記載：桃益於養顏，桃仁可治療瘀血血閉、腹內積塊，通月經，止心腹痛，通潤大便。

人群宜忌

✔**男性**：能輔助治療成年男性遺精、膀胱炎。
✘**內熱偏盛者**：過多食用桃會生熱上火。
✘**糖尿病患者**：桃含糖量高。

搭配宜忌

✔**優酪乳與桃**：能促進身體生長發育，適合兒童食用。
✘**蘿蔔與桃**：可能誘發甲狀腺腫大。
✘**蟹與桃**：易引起腹痛、腹瀉。

營養成分	/ 100 克
熱量（Cal）	50
蛋白質（g）	0.9
脂肪（g）	0.1
碳水化合物（g）	12.2
膳食纖維（g）	1.3
膽固醇（mg）	——
維生素 A（μg）	3
維生素 B1（mg）	0.01
維生素 B2（mg）	0.03
維生素 C（mg）	7
維生素 E（mg）	1.54
鈣（mg）	6
磷（mg）	20
鉀（mg）	166
鈉（mg）	5.7
鎂（mg）	7
鐵（mg）	0.8
鋅（mg）	0.34
硒（μg）	0.24

營養師提醒

桃的含鐵量為蘋果和梨的 4~6 倍，是缺鐵性貧血患者的理想水果。另外，桃仁所含的苦杏仁苷、苦杏仁酶等物質，水解後對呼吸器官具有鎮靜作用，同時能使血壓下降，可用於高血壓患者的輔助治療。

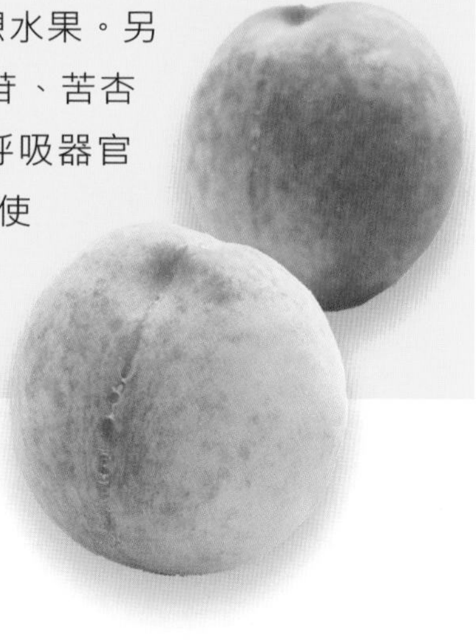

將桃放入淡鹽水或鹼水中浸泡片刻，稍加攪動，桃毛會自動脫落。

本草附方

治女人陰中生瘡，如蟲咬一樣癢痛：將桃葉搗爛，再用布裹好放置。

小偏方大功效

1 **虛汗、盜汗：**桃乾加適量水煎湯食用。

2 **活血化瘀：**桃仁20克，黃酒、蜂蜜各適量。桃仁去皮去尖，放入黃酒中浸泡1週，晒乾研為末，以蜂蜜調和為丸。每日1次，每次5丸。溫水送服。

養生藥膳

養胃生津、滋陰潤燥，用於肺燥咳嗽、便祕等症

蜜汁桃：桃200克，蜂蜜20克，白糖、桂花醬各20克，花生油50克，麵粉適量。桃去皮切塊，沾勻麵粉。鍋中放油燒至六分熱時，把桃放入油鍋中炸透，呈金黃色時撈出。鍋中加油、白糖，中火炒至呈紅色時，加清水、蜂蜜煨2分鐘，然後將桃倒入再放入桂花醬煨至汁濃時，盛入盤內即成。

消腫止痛

鮮桃葡萄羹：鮮桃2個，葡萄乾80克，冰糖適量。將鮮桃洗乾淨，以沸水燙過去皮，再去核。將桃搗成泥狀，加葡萄乾與冰糖，再加入適量清水煮成稠狀後，即可食用。

增加食慾，助消化

酒釀桃子：熟桃300克，酒釀500克，雞蛋1顆，白糖50克。將桃剝皮去核切塊，然後和酒釀一起煮；開鍋後，淋入雞蛋液，起蛋花後，改小火，最後加入白糖，略煮即可。

桃果醬：桃500克，白糖250克，松仁末、核桃仁末、黑芝麻末各100克。將桃去皮核，把肉刮入鍋中，加白糖及水500毫升燒沸，再用小火熬成糊，攪成漿狀；放入松仁末、核桃仁末、黑芝麻末再燒沸10分鐘左右，關火即可。

酒釀桃子能滋陰補血，適合女性常食，
特別是經期或哺乳期女性。

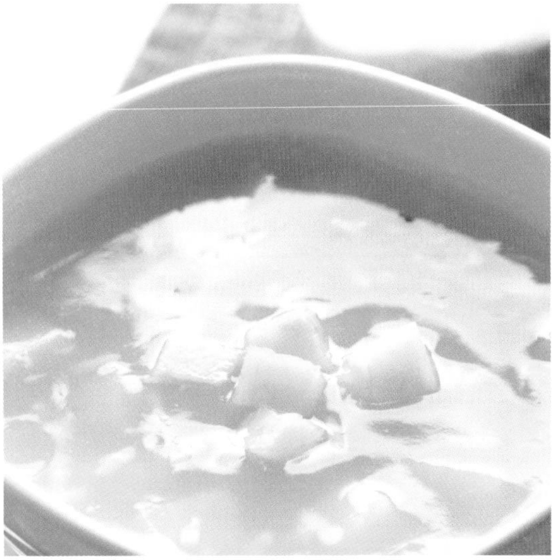

奇異果

釋　名 果實如雞蛋大，獼猴喜歡吃，故又名獼猴桃。

性味歸經 性寒，味甘、酸，入脾、胃經。

主　治 調中理氣，生津潤燥，解熱除煩，輔助治療消化不良、食慾不振、嘔吐、燒燙傷等。

《本草綱目》記載：可止暴渴，解煩熱，治泌尿系統疾病，如結石、排尿不暢。

營養成分	/ 100 克
熱量（Cal）	61
蛋白質（g）	0.8
脂肪（g）	0.6
碳水化合物（g）	14.5
膳食纖維（g）	2.6
膽固醇（mg）	——
維生素 A（μg）	22
維生素 B1（mg）	0.05
維生素 B2（mg）	0.02
維生素 C（mg）	62
維生素 E（mg）	2.43
鈣（mg）	27
磷（mg）	26
鉀（mg）	144
鈉（mg）	10
鎂（mg）	12
鐵（mg）	1.2
鋅（mg）	0.57
硒（μg）	0.28

人群宜忌

✔**女性**：奇異果中的肌醇有助於緩解女性生理期、產期的抑鬱傾向。

✘脾胃虛寒者：奇異果性寒。

搭配宜忌

✔**白米與奇異果**：除煩止渴、健脾補肺、滋腎益精。

✔**優酪乳與奇異果**：促進腸內益生菌生長，防止便祕。

✘豬肝與奇異果：豬肝能氧化奇異果中的維生素 C，造成營養流失。

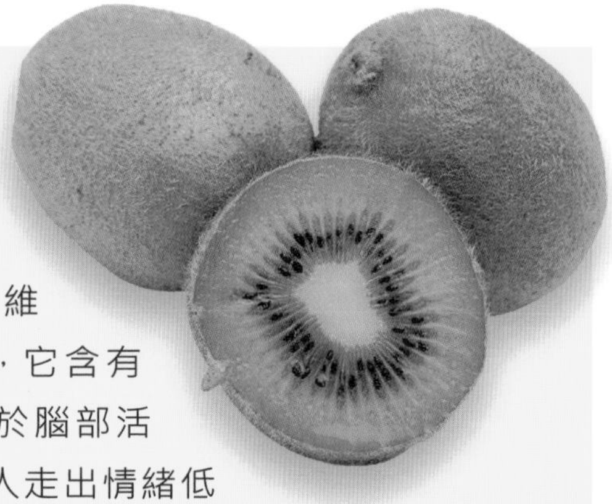

營養師提醒

奇異果的維生素C含量豐富，又被稱為「維C之王」。另外，它含有天然肌醇，有助於腦部活動，幫助抑鬱之人走出情緒低谷。奇異果中的膳食纖維不僅能降低膽固醇，促進心臟健康，而且可以幫助消化，防止便祕。

研究表明，奇異果在各種常見水果中營養成分最豐富、最全面。

小偏方大功效

1 **消化不良**：奇異果 60 克。加水 1,000 毫升煎煮至 1 小碗，服用。

2 **前列腺炎**：奇異果 50 克。搗爛加溫沸水 250 毫升，調勻後飲服，經常飲用。

3 **防暑消火**：奇異果 60 克。搗爛，倒進 1 杯白開水，飲服。

4 **提神祛煩**：奇異果 120 克，大棗 12 個。水煎服。

養生藥膳

滋補強身、減壓去脂

奇異果芹菜汁：荸薺 3 個，奇異果 1 個，芹菜 1 根。荸薺、奇異果分別洗淨，去皮，切塊；芹菜洗淨，留葉，切碎。把所有材料加入果汁機，加適量清水榨汁即可。

安神定志

奇異果蜂蜜飲：奇異果 3 個，蜂蜜適量。奇異果洗淨去皮，切小塊，放入果汁機中打成果汁，加入蜂蜜即可飲用。

解除煩熱、和胃降逆

奇異果粥：奇異果 2 個，白米 100 克，白糖適量。奇異果去皮洗淨切小塊，白米淘洗乾淨。鍋內加清水適量，放入白米煮粥，煮至八分熟時加入奇異果塊，再煮至粥熟，調入白糖即成。

奇異果粥能治療因脾胃失和所致的消化不良。

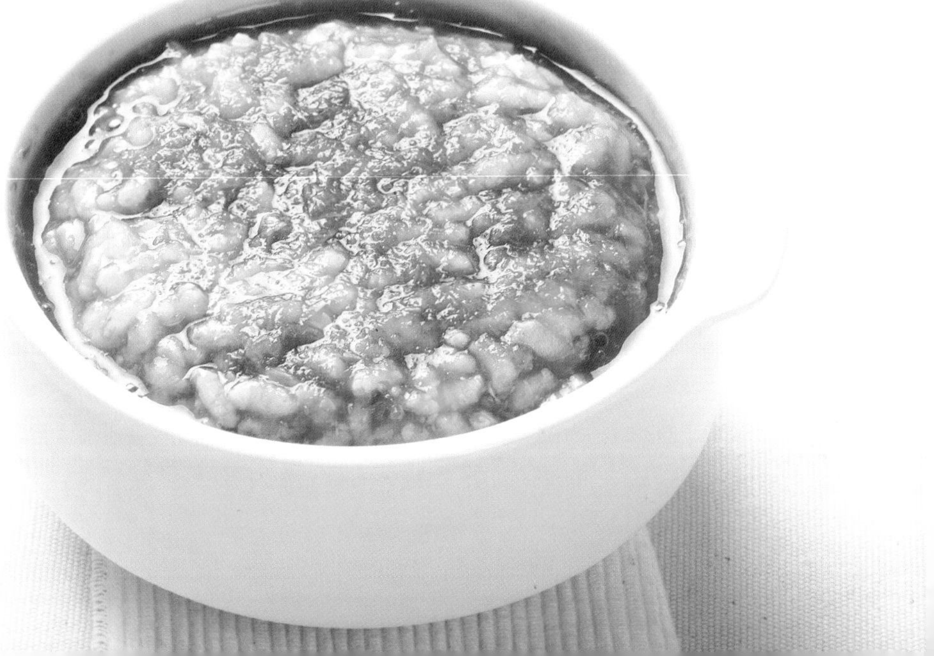

葡萄

釋名	又名蒲桃，折藤栽種，易成活。七、八月成熟，有紫、白、青、紅等色。
性味歸經	性平，味甘、酸，入肺、脾、腎經。
主治	補氣益血，滋陰生津，強筋健骨，通利小便，輔助治療氣血虛弱、風濕痺痛、小便不利等病症。

《本草綱目》記載：葡萄可治療筋骨濕痺，耐飢餓風寒，輕身不老，延年益壽。

人群宜忌

✔**兒童、婦女、體弱者**：葡萄含糖、鐵較多，可作為補品食用。

✔**癌症患者**：葡萄中含有一種抗癌物質，可以防止健康細胞癌變，並能防止癌細胞擴散。

✘糖尿病患者：葡萄的含糖量很高，忌食。

搭配宜忌

✔**枸杞子與葡萄**：二者同食是補血良品。

✔**豬瘦肉與葡萄乾**：二者同食促進人體對豬瘦肉中鐵元素的吸收和儲備。

✘海水魚與葡萄：降低營養成分，刺激胃腸道，引起腹瀉。

營養成分	/ 100 克
熱量（Cal）	44
蛋白質（g）	0.5
脂肪（g）	0.2
碳水化合物（g）	10.3
膳食纖維（g）	0.4
膽固醇（mg）	——
維生素 A（μg）	8
維生素 B1（mg）	0.04
維生素 B2（mg）	0.02
維生素 C（mg）	25
維生素 E（mg）	0.7
鈣（mg）	5
磷（mg）	13
鉀（mg）	104
鈉（mg）	1.3
鎂（mg）	8
鐵（mg）	0.4
鋅（mg）	0.18
硒（μg）	0.2

營養師提醒

葡萄營養豐富，還可以美容，其所含的葡萄多酚具有抗氧化功能，能有效延緩衰老。吃葡萄後不能立刻喝水，否則很容易引發腹瀉。

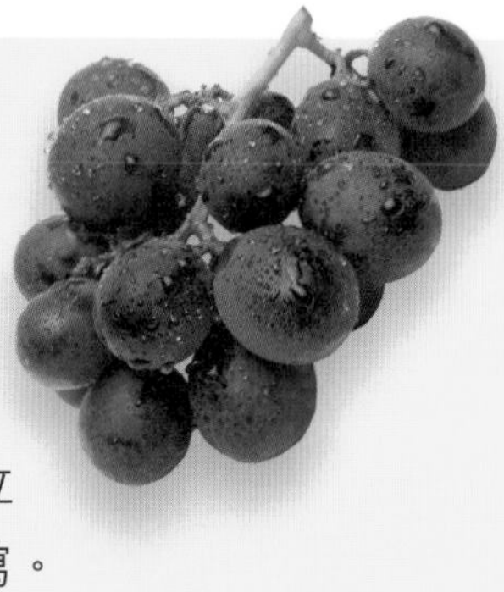

經常吃葡萄能有效地阻止血栓形成。

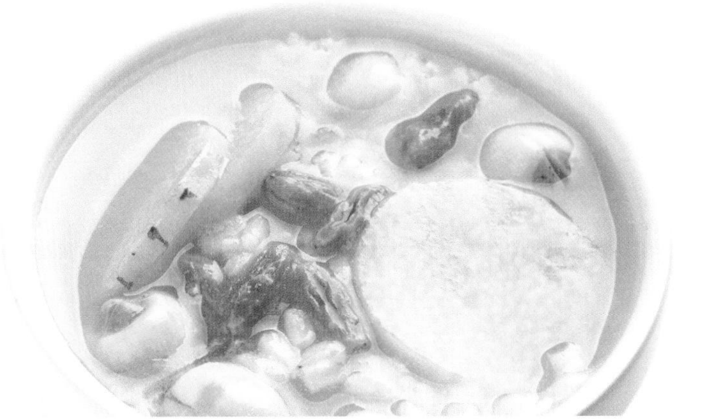

山藥葡萄粥能補氣益血，常吃能改善因心脾不足而引起的心悸，面色黃白等等症狀。

小偏方大功效

1 **食慾不振**：葡萄500克，榨汁後用小火熬成膏狀，加入適量蜂蜜，每次服1湯匙。

2 **痢疾**：白葡萄汁200克，加適量薑汁，服用。

3 **妊娠嘔吐和水腫**：葡萄根30克煎水服。

4 **防暑消火**：葡萄乾30克，南瓜蒂適量，入鍋加水1碗，小火煲約20分鐘即可服用。

5 **潤膚抗皺**：取葡萄汁塗於面部。

6 **駐顏消暑**：葡萄500克洗淨，蘋果1個去皮切塊，一起置於果汁機中榨汁，待冷卻後加入適量蜂蜜飲食即可。

養生藥膳

補氣益血、健腦增智、強心安神

山藥葡萄粥：葡萄乾80克，山藥200克，蓮子50克，白米100克，白糖、高湯各適量。山藥去皮洗淨切成薄片，蓮子去心，葡萄乾洗淨，同放入鍋內，待用；將白米洗淨，放入鍋中，可加高湯適量。將鍋置大火上燒沸，再用小火熬煮至熟，加入白糖拌勻即成。

美容養顏

牛奶葡萄羹：葡萄700克，牛奶500毫升，白糖、桂花釀各適量。將葡萄去皮、子，切成小塊。鍋中放入鮮葡萄、牛奶、清水，大火燒沸，加入白糖再沸，再加入少量桂花釀，起鍋倒入碗中即可。

葡萄綠豆梨汁：葡萄100克，綠豆30克，梨半個。葡萄洗淨；綠豆洗淨，浸泡1小時，加適量清水熬至湯色碧綠，放涼取湯；梨洗淨去核，切塊。將葡萄、梨放入果汁機中榨汁，最後再把果汁加入綠豆湯中即可。

鳳梨

釋名 又名菠蘿。

性味歸經 性平，味甘、酸，入脾、腎經。

主治 清熱解暑，消食止瀉，輔助治療傷暑、身熱煩渴、消化不良、小便不利。

《食療本草學》記載：菠蘿主治胃陰不足、口乾煩渴、消化不良、少食腹瀉。

人群宜忌

✔**腎炎、高血壓患者：**鳳梨有利尿作用，對腎炎、高血壓病患者有益。

✔**心臟病患者：**鳳梨能緩解由冠狀動脈和腦動脈栓塞引起的心臟病。

✘過敏體質者：鳳梨容易引起過敏。

搭配宜忌

✔**豬肉與鳳梨：**鳳梨中的蛋白酶，可分解豬肉蛋白，促進人體消化吸收。

✘雞蛋與鳳梨：鳳梨中的果酸容易使雞蛋蛋白質凝固，影響吸收。

營養成分	/ 100 克
熱量（Cal）	43
蛋白質（g）	0.5
脂肪（g）	0.1
碳水化合物（g）	10.8
膳食纖維（g）	1.3
膽固醇（mg）	——
維生素 A（μg）	3
維生素 B1（mg）	0.04
維生素 B2（mg）	0.02
維生素 C（mg）	18
維生素 E（mg）	——
鈣（mg）	12
磷（mg）	9
鉀（mg）	113
鈉（mg）	0.8
鎂（mg）	8
鐵（mg）	0.6
鋅（mg）	0.14
硒（μg）	0.24

營養師提醒

鳳梨中含有一種叫鳳梨酵素的物質，它能分解蛋白質，在進食肉類食物後，吃些鳳梨可以促進消化。鳳梨酵素還能改善局部的血液循環，消除炎症和水腫。鳳梨有利尿作用，適當食用對腎炎、高血壓病患者有益。

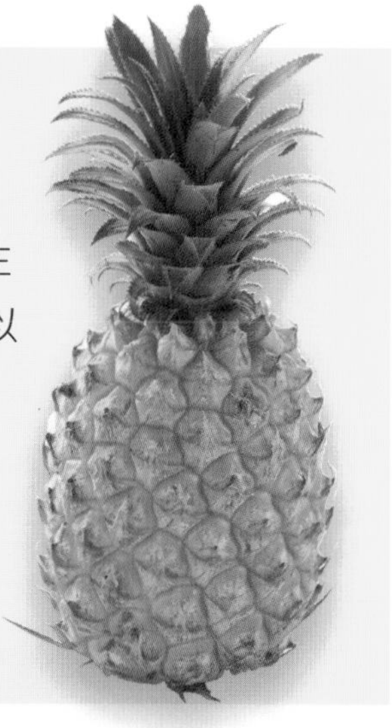

鳳梨有強大的吸附作用，可以吸進二氧化碳釋放出氧氣，從而淨化了空氣。

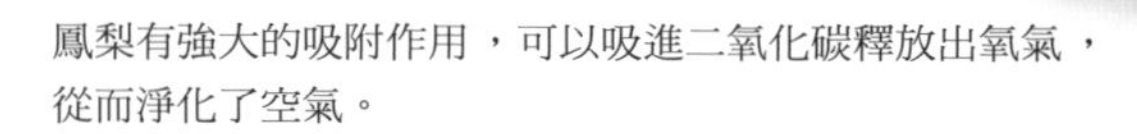

小偏方大功效

1 **小便不利**：鳳梨去皮切塊，用水煎服，每日 25 克。

2 **消化不良**：鳳梨 1 個，去皮榨汁服用。

3 **痢疾**：鳳梨削去外皮，生吃，每次 100 克，每日 2 次。

4 **生津止渴**：鳳梨 1 個，去皮搗爛榨汁，每次半杯，白開水沖服。

5 **清熱解暑**：鳳梨 120 克，蜂蜜 30 克，水煎服，每日 2 次。

養生藥膳

提高免疫力

萵苣蘋果鳳梨汁：萵苣、鳳梨、檸檬、蘋果各 50 克。將萵苣、鳳梨、檸檬、蘋果分別洗淨切塊，一起放入果汁機中，榨出汁，倒入玻璃杯中即可。

健脾益腎，適用於脾腎氣虛、小便不利等症

鳳梨膏：鳳梨 3 個，蜂蜜 500 克。鳳梨洗淨並削去外皮，切成小塊，榨取果汁備用。將果汁倒入鍋中，用小火煎，直至果汁變稠後，加入蜂蜜，拌勻成膏狀即成。每日早晚各服 100 克左右。

紅酒鳳梨杏汁：鳳梨半個，杏 4 個，紅酒 30 毫升。鳳梨洗淨，切小塊；杏洗淨，切開，去核；放入果汁機中加紅酒榨汁即可。

萵苣蘋果鳳梨汁含有豐富的膳食纖維，能夠刺激腸道蠕動，幫助消化。

香蕉

釋　　名　又名甘蕉、芎蕉。與鳳梨、龍眼和荔枝並稱「南國四大果品」。

性味歸經　性平，味甘、酸，入脾、胃經。

主　　治　清熱生津，潤腸解毒，養胃抑菌，降壓降糖，輔助治療熱病傷津、煩渴喜飲、便祕、痔血等。

《本草綱目》記載：香蕉可清脾滑腸，脾火盛者食之，反能止瀉、止痢。

人群宜忌

✔**減肥者**：香蕉的膳食纖維含量豐富，而熱量低。
✔**便祕者**：香蕉還有潤腸通便、助消化的功效。

搭配宜忌

✔**冰糖與香蕉**：滋潤腸燥、通便瀉熱、滋潤肺燥、止咳生津。
✔**巧克力與香蕉**：使神經系統興奮，改善低落的情緒。
✘鳳梨與香蕉：二者鉀含量都高，同食會增加血鉀濃度。
✘火腿與香蕉：二者同食會產生亞硝胺。

營養成分	/ 100 克
熱量（Cal）	93
蛋白質（g）	1.4
脂肪（g）	0.2
碳水化合物（g）	22
膳食纖維（g）	1.2
膽固醇（mg）	——
維生素 A（μg）	10
維生素 B1（mg）	0.02
維生素 B2（mg）	0.04
維生素 C（mg）	8
維生素 E（mg）	0.24
鈣（mg）	7
磷（mg）	28
鉀（mg）	256
鈉（mg）	0.8
鎂（mg）	43
鐵（mg）	0.4
鋅（mg）	0.18
硒（μg）	0.87

營養師提醒

香蕉不僅營養豐富，而且具有多種藥用功效。適當吃些香蕉，可以驅散悲觀、煩躁的情緒，增加平靜、愉快感；還能有效防治血管硬化，降低血液中的膽固醇，同時也能降低高血壓。

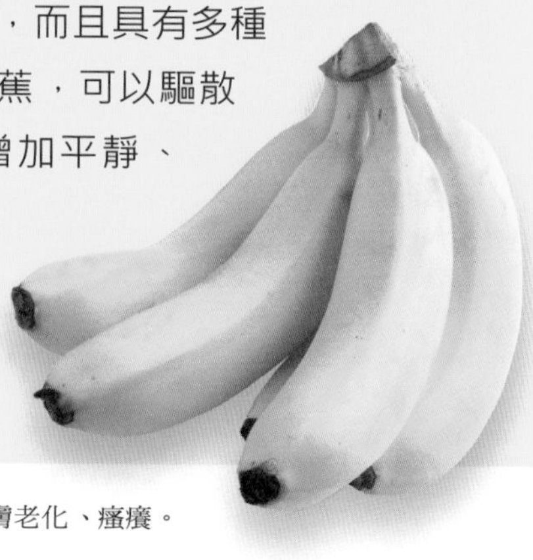

用香蕉皮擦手，可防止皮膚老化、瘙癢。

小偏方大功效

1 **痔瘡出血**：香蕉 2 個，每日早餐後 2 小時服用。

2 **解酒**：香蕉皮加清水煎湯，飲用。

3 **燙傷**：香蕉去皮搗爛，擠汁塗敷患處。

4 **牙痛**：香蕉去皮，蘸鹽用。

5 **清熱、生津、潤腸**：香蕉 2 個，冰糖適量。冰糖放入鍋中加入適量清水煮化，放涼；香蕉剝皮後放入果汁機中加適量冰糖水榨汁。每日飲 2 次。

6 **潤肺止咳**：香蕉 120 克，搗爛，榨汁，然後入鍋，加適量清水煮熟，用鹽調勻即成。

養生藥膳

清心除煩、寧心安神

香蕉百合白木耳湯：乾白木耳 20 克，鮮百合 50 克，香蕉 2 個，冰糖適量。乾白木耳泡發，擇去老根及雜質，撕成小朵；鮮百合洗淨，剝成小朵；香蕉去皮，切片。將白木耳放入瓷碗中，以 1:4 的比例加入清水，放入蒸鍋內隔水加熱 30 分鐘後，取出備用。將蒸好的白木耳、鮮百合、香蕉片一起放入鍋中，加清水，用中火煮 10 分鐘，出鍋時加入冰糖化開即可。

舒緩情緒

香蕉燕麥粥：香蕉 1 個，白米 40 克，燕麥片 20 克。白米洗淨，香蕉去皮，切片。將白米放入鍋中加適量清水，小火煮至米爛湯稠，然後將燕麥片緩緩倒入鍋中，並不停攪拌，直至燕麥片完全綿軟，出鍋前，放入香蕉片即可。

牛奶香蕉木瓜汁：香蕉、木瓜各 100 克，牛奶 200 毫升。將木瓜洗淨去子，去皮，切成塊；香蕉去皮切成塊。把切好的木瓜和香蕉放入果汁機，加入牛奶，榨成汁。

香蕉燕麥粥軟糯香甜，老人和孩子都能喝，也可作早餐食用。

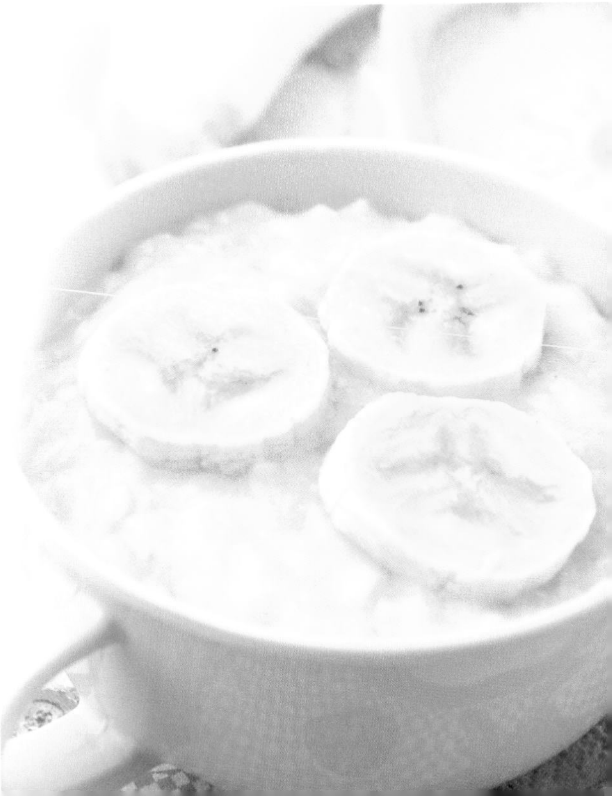

石榴

釋名 果實有甜、酸、苦三種。

性味歸經 性溫，味甘、酸、澀，入腎、大腸經。

主治 殺蟲、收斂、潤腸、止痢、活血，主治痢疾、泄瀉、便血及遺精、脫肛等病症。

《本草綱目》記載：甜石榴治咽喉燥渴，酸石榴治赤白痢、腹痛。

人群宜忌

✔**兒童：**適量食用石榴，對治療兒童腹瀉有益。
✔**男性：**能輔助治療男性遺精及前列腺肥大等症。
✔**便祕、糖尿病患者：**石榴含糖量高並有收斂作用。

搭配宜忌

✘螃蟹與石榴：二者同食會中毒。
✘番茄與石榴：二者同食可能傷胃。

營養師提醒

石榴的營養特別豐富，含有多種人體所需的營養成分，有助消化、抗胃潰瘍、軟化血管、降血糖、降低膽固醇等多種功能。

營養成分	/ 100克
熱量（Cal）	72
蛋白質（g）	1.4
脂肪（g）	0.2
碳水化合物（g）	18.7
膳食纖維（g）	4.8
膽固醇（mg）	——
維生素A（μg）	——
維生素B1（mg）	0.05
維生素B2（mg）	0.03
維生素C（mg）	9
維生素E（mg）	4.91
鈣（mg）	9
磷（mg）	71
鉀（mg）	231
鈉（mg）	0.9
鎂（mg）	16
鐵（mg）	0.3
鋅（mg）	0.19
硒（μg）	——

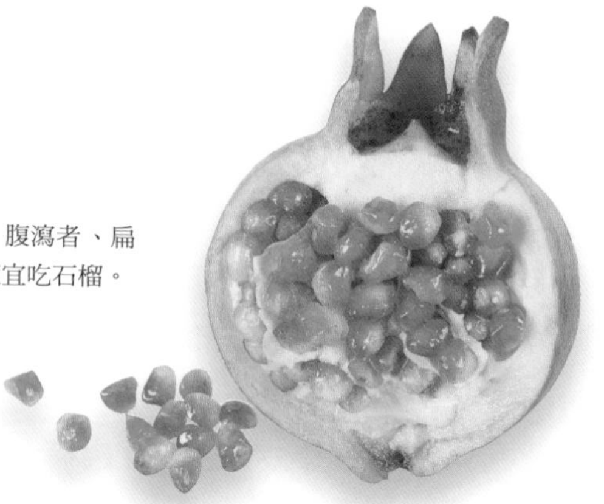

口乾舌燥者、腹瀉者、扁桃腺發炎者適宜吃石榴。

本草附方

治鼻出血不止：酸石榴花3錢，黃蜀葵花1錢，製成末。每次用末1錢，水1杯，煎服。

小偏方大功效

1 **腹瀉**：石榴皮15克，用水煎服。

2 **中耳炎**：鮮石榴切碎，搗爛榨汁，取汁滴耳朵。

3 **肺結核、咳嗽**：酸石榴1個，睡前服用。

4 **牛皮癬**：鮮石榴皮蘸明礬末，擦患處，每日3次。

5 **增加食慾**：酸石榴皮5克，生山楂10克，共研細末，分2次，用紅糖衝沸水送服。

6 **促進消化**：石榴皮、豬瘦肉各30克。石榴皮洗淨切碎，豬瘦肉切成肉丁，一起放入鍋中加清水煮熟，飲湯食肉。

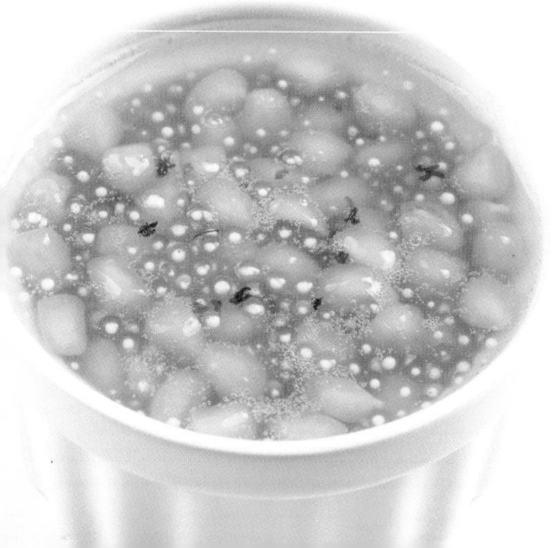

養生藥膳

祛風利濕，適用於風濕諸症患者

石榴浸酒：石榴2,000克，人參、苦參、沙參、丹參、蒼耳子、羌活各60克，白酒1,000克。將石榴搗爛，與切碎的人參、苦參、沙參、丹參、蒼耳子、羌活一起裝入布袋置於容器中，加入白酒密封浸泡7~14天後，濾汁去渣即成。

益氣活血

石榴西米粥：石榴150克，西米50克，桂花釀3克。石榴去皮，取子掰散。鍋中加入冷水、石榴子，燒沸約15分鐘後，濾去渣，加入西米，待再沸後，調入桂花釀，即可盛起食用。

玫瑰花蜜冰沙：玫瑰花30克，石榴汁45毫升，牛奶50毫升，蜂蜜30毫升，碎冰250克，熱沸水100毫升。先將玫瑰花洗淨，放入壺中用熱沸水浸泡3分鐘，然後取出冷卻。在果汁機中放入冰塊和玫瑰花茶、石榴汁，再將鮮奶、蜂蜜一起放入攪勻，倒入容器中，撒上幾朵玫瑰花即可。

石榴西米粥適宜女性食用，可使臉色紅潤，清除腸道垃圾。

西瓜

釋　　名　古稱寒瓜。

性味歸經　性涼，味甘，入心、胃、膀胱經。

主　　治　清熱解暑，除煩止渴，利小便，輔助治療小便不利、咽喉疼痛、口舌生瘡、風火牙痛、熱病煩渴以及尿道感染、高血壓等病症。

《本草綱目》記載：西瓜可消煩止渴，解暑熱，療咽喉腫痛，寬中下氣，利尿。

人群宜忌

✔**愛美人士**：西瓜可增加皮膚彈性，減少皺紋。

✔**高血壓患者**：西瓜有顯著的降壓作用。

✘**糖尿病患者**：西瓜含糖量高。

搭配宜忌

✔**冰糖與西瓜皮**：可涼血、幫助排泄，對吐血和便血者有一定輔助療效。

✔**薄荷與西瓜**：生津止渴、提神醒腦、鎮靜情緒。

✘**白酒與西瓜**：酒精會破壞西瓜中的泛酸（維生素B5），從而造成營養成分流失。

營養成分	/ 100克
熱量（Cal）	26
蛋白質（g）	0.6
脂肪（g）	0.1
碳水化合物（g）	5.8
膳食纖維（g）	0.3
膽固醇（mg）	——
維生素A（μg）	75
維生素B1（mg）	0.02
維生素B2（mg）	0.03
維生素C（mg）	6
維生素E（mg）	0.1
鈣（mg）	8
磷（mg）	9
鉀（mg）	87
鈉（mg）	3.2
鎂（mg）	8
鐵（mg）	0.3
鋅（mg）	0.1
硒（μg）	0.17

營養師提醒

西瓜既是水果又是良藥，常用於熱病患者、腎炎和高血壓患者。盛夏食慾不振、形體消瘦的「苦夏者」常吃西瓜有助於消化，促進新陳代謝、滋養身體。不過西瓜不宜一次吃得太多，否則會沖淡胃液，造成消化不良，使胃腸道抵抗力下降。

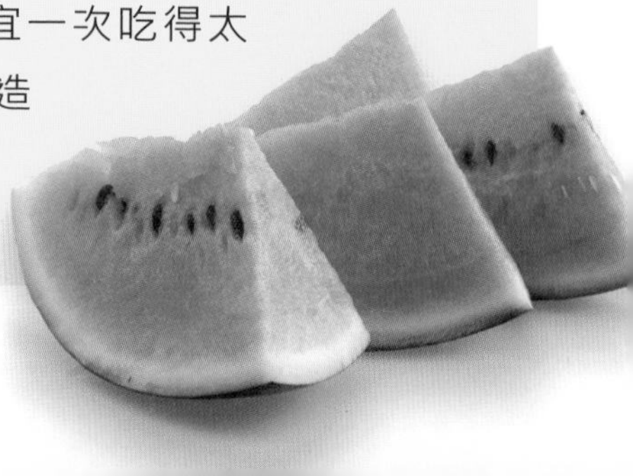

西瓜不宜一次吃太多，容易引起腹痛或腹瀉。

本草附方

口瘡：瓜皮煎湯可解。

小偏方大功效

1 **酒醉後頭暈、煩渴**：西瓜（紅瓤西瓜為好）500克。取瓤榨汁，飲用。

2 **中暑**：西瓜汁100克，醋適量。調勻代茶飲。

3 **清熱降壓**：西瓜皮200克，玉米鬚60克。加水煎湯。

4 **健脾消暑**：西瓜皮100克，大棗10個。共煎湯，每日當茶飲。

5 **壯陽**：西瓜皮切絲，沸水汆後撈出，與熟雞絲、瘦肉絲加調料食用。

養生藥膳

清熱消暑、解渴生津

西瓜蜜桃汁：西瓜100克，香瓜、蜜桃各1個，檸檬汁各適量。將西瓜、香瓜分別去皮，去子，切塊；蜜桃去皮，去核。將西瓜、香瓜、蜜桃放入果汁機內，加入適量白開水，攪打成汁，再加入檸檬汁調味即可。

清火解熱、除煩止渴、降血壓

瓜皮綠豆湯：西瓜皮500克，綠豆100克。綠豆洗淨，與1,500毫升水同煮，燒沸後10分鐘撇去綠豆；瓜皮洗淨切塊，放入燒沸的綠豆湯中再煮，燒沸後冷卻即可飲用。

除煩解暑、利尿消腫

翠衣解暑湯：西瓜皮500克，白糖適量。西瓜皮去表面綠皮，洗淨，切塊，放入鍋中加適量清水煮湯，放涼後加白糖攪勻飲用。

西瓜橘餅粥：西瓜300克，西米200克，橘餅10克，冰糖適量。西瓜去子、切塊，西米洗淨，橘餅切成細絲狀；把西瓜、冰糖、橘餅放進鍋內，加清水煮開，放入西米煮熟即可。

翠衣解暑，湯甘甜爽口，因西瓜本身含糖量較高，所以也可以不加白糖。

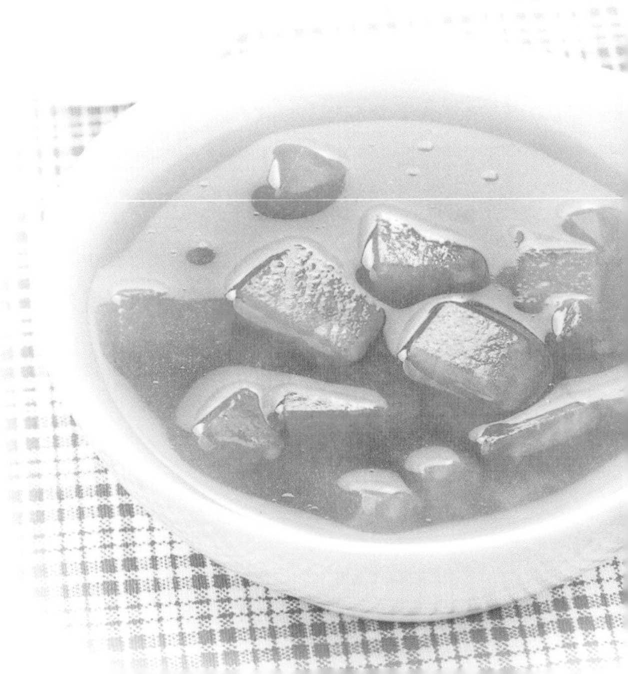

柿子

釋　　名 又叫紅柿、香柿。

性味歸經 性寒，味甘、澀，入肺經。

主　　治 潤肺生津，降壓止血，用於肺燥咳嗽、咽乾痛、高血壓的輔助食療。

《本草綱目》記載：柿子可通耳鼻氣，治腸胃不足，解酒毒，壓胃間熱，止口乾。

人群宜忌

✔**產婦**：柿子可治療女性產後出血、乳房腫塊等症。

✔**甲狀腺腫大患者**：新鮮的柿子含碘量高，可預防和治療因缺碘引起的地方性甲狀腺疾病。

✘貧血患者：柿子含單寧，易造成缺鐵性貧血。

搭配宜忌

✔**菜籽油與柿子**：對治療凍瘡有益處。

✔**黑豆與柿子**：二者同食能降壓止血。

馬鈴薯與柿子：馬鈴薯中的澱粉與柿子中的鞣酸在胃酸的作用下會形成胃結石。

✘海參與柿子：二者同食影響蛋白質的消化吸收，導致腹痛、噁心。

營養成分	/ 100 克
熱量（Cal）	73
蛋白質（g）	0.4
脂肪（g）	0.1
碳水化合物（g）	18.5
膳食纖維（g）	1.4
膽固醇（mg）	——
維生素 A（μg）	20
維生素 B1（mg）	0.02
維生素 B2（mg）	0.02
維生素 C（mg）	30
維生素 E（mg）	1.12
鈣（mg）	9
磷（mg）	23
鉀（mg）	151
鈉（mg）	0.8
鎂（mg）	19
鐵（mg）	0.2
鋅（mg）	0.08
硒（μg）	0.24

營養師提醒

柿子營養價值很高，所含維生素和糖分比一般水果高1、2倍。柿子還有一個特點就是含碘量高，所以因缺碘引起的地方性甲狀腺腫大患者，食用柿子很有幫助。

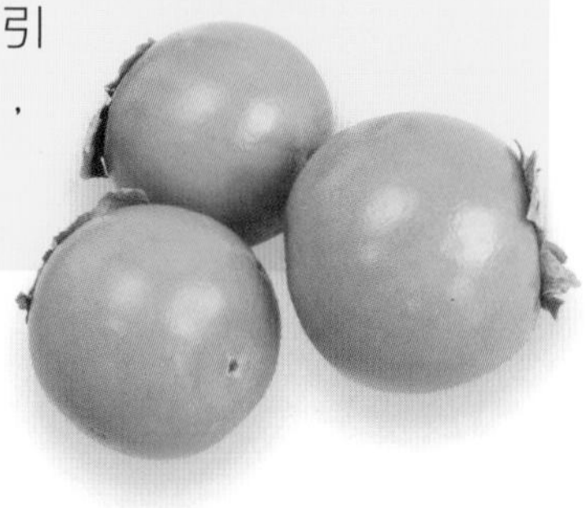

如果柿子還沒有成熟，可以與蘋果、香蕉等一起放置，能夠促使柿子成熟。

本草附方

1 **治脾虛瀉痢，食不消化：**柿餅3斤，酥油1斤，蜜半斤。將酥油、蜜煎勻，放入乾柿燒沸十餘次，再用乾燥的器皿儲藏起來。每日空腹吃3~5枚，效果良好。

2 **治咯血：**柿餅蒸熟 後掰開。每次將1枚柿餅摻青黛1錢，臨睡時吃下。

3 **治婦女產後氣亂心煩：**將柿餅切碎，加水煮成汁後小口小口地喝。

4 **治欬逆不止：**用柿蒂、丁香各2錢，薑5片，煎水服。

小偏方大功效

1 **高血壓：**柿子葉適量。加清水煎湯。

2 **口腔潰瘍：**生柿子1個。切片，塗抹患處。

3 **益胃健腎：**柿蒂12克，棗核24克，百合20克。加水煎湯。

4 **清熱解毒：**柿子葉、綠豆各30克。加水煎湯。

養生藥膳

清熱降壓，適用於高血壓頭暈、頭痛

柿漆牛奶飲：柿漆（即用未成熟柿子榨汁）30毫升，牛奶300毫升。牛奶熱沸，倒入柿漆，分3次服用。

清熱潤肺、止咳利咽

柿餅羅漢果湯：柿餅30克，羅漢果1個，冰糖適量。將羅漢果和柿餅放入鍋中，加清水煎煮30分鐘，調入冰糖，溶化後攪勻即可服用。

健脾養胃，補肺去內熱

山藥柿餅薏仁粥：山藥60克，薏仁80克，柿餅30克。山藥洗淨，去皮，搗爛；薏仁洗淨，浸泡3小時；柿餅切小塊。將山藥、薏仁放入鍋中，加入適量清水，熬煮熟爛，加入柿餅，稍煮即可。

雙柿梨汁：柿子1個，番茄1個，梨半個。柿子和番茄洗淨，去皮；梨洗淨，去皮去核，分別切成小塊。加適量水，將三者放入果汁機中榨汁即可。

柿餅羅漢果湯是流傳於中國福建民間的偏方，常用於治療百日咳。

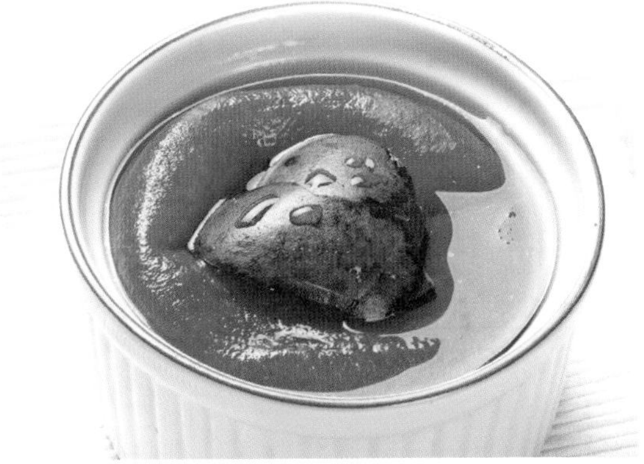

木瓜

釋　名	又名木梨、文冠果。
性味歸經	性溫，味酸，入肺、胃、膀胱經。
主　治	平肝舒筋，和胃化濕，用於輔助治療溫痺痙攣，腰膝關節酸重疼痛，吐瀉轉筋，腳氣水腫。

《本草綱目》記載：木瓜可治療肌膚麻木，關節腫痛，腳氣，霍亂大吐，轉筋不止。

人群宜忌

✔**愛美女士**：木瓜有美容、瘦身的功效。
✔**脾胃虛弱、減肥者**：木瓜有健脾消食的作用。
✘**過敏體質者：木瓜中的番木瓜鹼，對人體有小毒，過敏體質者慎食。**

搭配宜忌

✔**木瓜與帶魚**：一起煮湯服用，有養陰、補虛、通乳的作用。
✔**木瓜與牛奶**：二者搭配有明目、清腸熱、通便之效。
✘**胡蘿蔔與木瓜：二者同食會破壞木瓜中的維生素 C。**

營養成分	/ 100 克
熱量（Cal）	29
蛋白質（g）	0.4
脂肪（g）	0.1
碳水化合物（g）	7
膳食纖維（g）	0.8
膽固醇（mg）	——
維生素 A（μg）	145
維生素 B1（mg）	0.01
維生素 B2（mg）	0.02
維生素 C（mg）	43
維生素 E（mg）	0.3
鈣（mg）	17
磷（mg）	12
鉀（mg）	18
鈉（mg）	28
鎂（mg）	9
鐵（mg）	0.2
鋅（mg）	0.25
硒（μg）	1.8

營養師提醒

木瓜有獨特的蛋白分解酶，可以清除下身脂肪，而且木瓜肉中的果膠更是優良的「洗腸劑」，可減少廢物在下身積聚，適合愛美的女性。

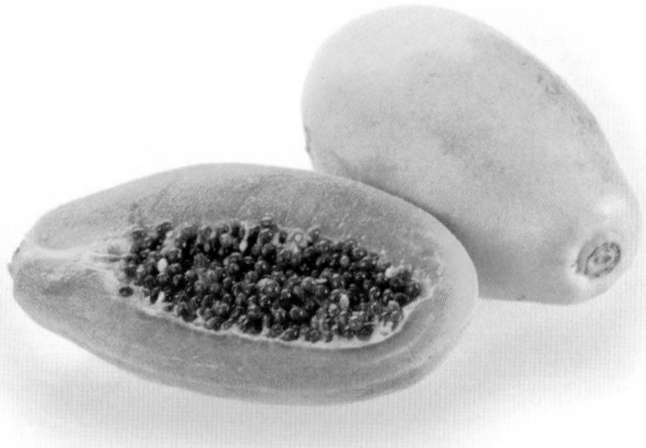

成熟的木瓜果肉很軟，不易保存，應即買即食。

本草附方

1 **治痔瘡**：木瓜晒乾研成末，用水調勻，貼在痔瘡上並用紙護住。

2 **治霍亂轉筋**：用木瓜1兩，酒1升，煎服，不飲酒的人，用水煎服。可用布浸水裹腳。

3 **治臍下絞痛**：用木瓜3片，桑葉7片，大棗3個。水3升，熬至半升，一次服下。

小偏方大功效

1 **食積**：未成熟的木瓜，晒乾，研為細末，每次9克，早晨空腹溫沸水送下。

2 **小腿抽筋、腳氣水腫**：木瓜30克，白米適量。放入水中，熬至米爛粥熟，加紅糖適量調味，稍煮溶化即食。

3 **滋潤皮膚、延緩衰老**：木瓜100克，白木耳15克，冰糖適量。共入鍋中燉煲20分鐘，即可食用。

養生藥膳

潤膚養顏

木瓜牛奶汁：木瓜360克，牛奶2杯，白糖、碎冰塊各適量。木瓜去皮、核，切成大塊。將木瓜塊、牛奶、白糖及適量碎冰塊放入果汁機中，榨成濃汁，即可飲用。

健脾益胃、強身健體

木瓜燉牛排：木瓜200克，牛排300克，蒜末、植物油、蠔油、高湯、料酒、鹽各適量。牛排洗淨，用鹽、料酒醃製4小時，再將牛排切成條狀；木瓜洗淨，切成條狀。鍋中放油燒熱後，下入蒜末爆香，放入牛排，再加入蠔油、高湯和少許料酒，大火煮開後改小火燉煮，肉快爛熟時，加入木瓜，拌煮至熟。

牛奶燉木瓜梨：牛奶500毫升，木瓜300克，梨350克。梨、木瓜洗淨，削去外皮，去掉核、瓤，切成塊。放入鍋內，加入牛奶、清水，先用大火燒沸，再用小火燉30分鐘，至梨、木瓜軟爛時即可。

木瓜燉牛排營養豐富，
產婦食用，既能通乳，
又可減少急性乳腺炎的病發率。

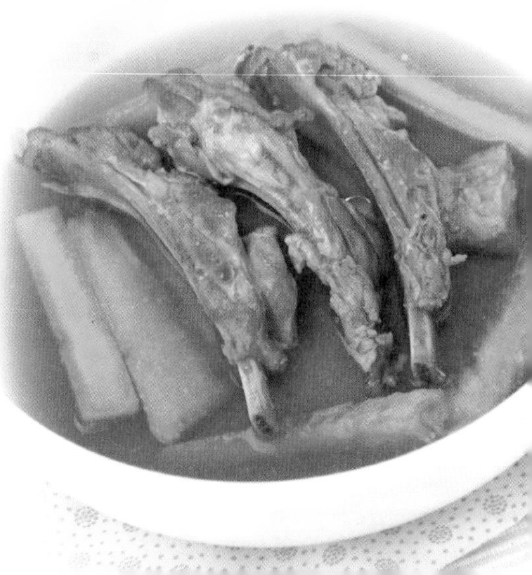

荔枝

釋名	又名離枝，樹木高大，樹葉一年四季不落，果在五、六月份成熟。
性味歸經	性溫，味甘、酸，入肝、脾經。
主治	益氣補血，輔助治療病後體弱、脾虛久瀉、血崩、胃痛、經痛。

《本草綱目》記載：荔枝可止渴，益人顏色，提神健腦。可治頭暈，心胸氣悶，頸淋巴結結核，膿腫和疔瘡，發小兒痘瘡。

營養成分	/ 100 克
熱量（Cal）	70
蛋白質（g）	0.9
脂肪（g）	0.2
碳水化合物（g）	16.6
膳食纖維（g）	0.5
膽固醇（mg）	——
維生素 A（μg）	2
維生素 B1（mg）	0.1
維生素 B2（mg）	0.04
維生素 C（mg）	41
維生素 E（mg）	——
鈣（mg）	2
磷（mg）	24
鉀（mg）	151
鈉（mg）	1.7
鎂（mg）	12
鐵（mg）	0.4
鋅（mg）	0.17
硒（μg）	0.14

人群宜忌

✔**愛美人士**：荔枝可促進微細血管的血液循環，防止雀斑的產生，令皮膚光潔潤滑。

✔**老人**：開胃益脾，對老年人的哮喘有緩解作用。

✘上火者：荔枝性熱，會加重病情。

搭配宜忌

✔**白酒與荔枝**：開胃益脾，對胃痛有一定療效。

✔**大棗與荔枝**：二者同食可促進毛細血管的微循環，發揮美容養顏的功效。

✘黃瓜與荔枝：黃瓜會分解荔枝中的維生素 C，使營養流失。

營養師提醒

荔枝具有補充能量、增加營養的作用。研究已證實，荔枝對大腦組織有補養作用，能明顯改善失眠、健忘、力倦神疲等症狀。不過大量食用鮮荔枝會患「荔枝病」，即低血糖症，所以荔枝一次不能吃太多。

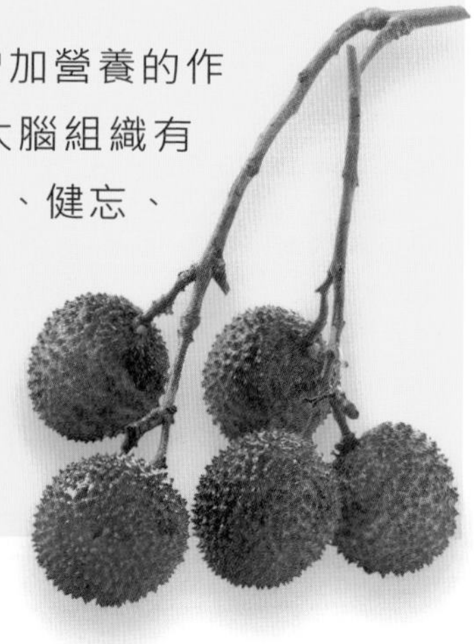

荔枝多吃容易上火，每日吃 5 顆即可。

本草附方

1 **治水痘發出不暢**：荔枝肉浸酒飲，並吃肉。忌生冷。

2 **治打嗝不止**：荔枝 7 顆，連皮核燒成灰後，研末，沸水調服。

3 **治疝氣**：荔枝核、青橘皮、茴香各等分，燒成灰後，研末，用酒調服 2 錢，每日 3 次。

4 **治胃痛、腰腹背痛**：用荔枝核燒成灰後，取半兩，香附子炒 1 兩，研成末，每次服 2 錢，用鹽水、米湯調服均可。

小偏方大功效

1 **支氣管哮喘**：荔枝乾 25 克。沸水沖泡 5 分鐘後飲用。

2 **小兒遺尿**：每日吃荔枝乾 10 粒，常吃可見效。

3 **益氣補血**：荔枝乾、白米各適量。加清水煮粥，經常飲用。

4 **安神健腦**：荔枝肉 50 克，蓮子 30 克。用水煎服。

5 **消腫解毒**：荔枝乾 5 粒，海藻、海帶各 15 克。用水煎服。

養生藥膳

活血軟堅、消腫解毒

海帶荔枝茴香湯：海帶 50 克，荔枝 30 克，茴香 15 克，鹽適量。海帶洗淨，切絲；荔枝洗淨，去殼。將海帶、荔枝、茴香放入鍋中，加適量清水，同煮至熟，加鹽調味即可。

開胃增食、補氣益力，適宜陰血不足、體質虛弱者

荔枝蓮子山藥粥：荔枝 50 克，山藥 60 克，蓮子 20 克，白米 80 克。荔枝去皮，去核，洗淨；山藥洗淨，去皮，切小塊；蓮子去心，洗淨；白米洗淨，浸泡 30 分鐘。將荔枝、山藥、蓮子、白米放入鍋中，加適量清水，熬煮成粥即可。

荔枝蓮子燉山藥：荔枝、山藥各 50 克，蓮子 20 克。荔枝去皮、核，山藥洗淨，去皮，切成小塊。荔枝、山藥塊和蓮子加適量清水煮熟即可。

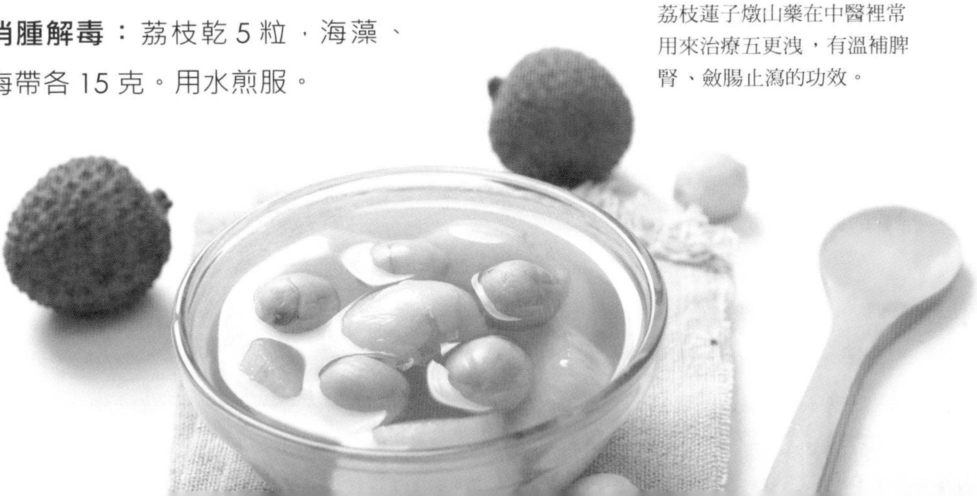

荔枝蓮子燉山藥在中醫裡常用來治療五更洩，有溫補脾腎、斂腸止瀉的功效。

李子

釋　　名　又名蘋果仔、李實。

性味歸經　性平，味甘，入肝、胃經。

主　　治　清肝滌熱，生津液，利小便，可輔助治療胃陰不足、口渴咽乾、大腹水腫、小便不利等症狀。

《本草綱目》記載：肝有病的人宜食。晒乾後吃，去痼熱，調中。

人群宜忌

✔**愛美人士**：經常食用鮮李子，能使皮膚光潔如玉。
✔**貧血患者**：李子能促進血紅素再生。
✘**脾胃虛弱者**：李子中含有大量果酸，過量食用易引起胃痛。

搭配宜忌

✔**堅果與李子**：二者搭配可預防貧血，刺激食慾，促進兒童成長。
✘**醋與李子**：李子含有的類胡蘿蔔素易被醋破壞，使營養成分流失。

營養成分	/ 100 克
熱量（Cal）	37
蛋白質（g）	0.7
脂肪（g）	0.2
碳水化合物（g）	8.7
膳食纖維（g）	0.9
膽固醇（mg）	——
維生素 A（μg）	25
維生素 B1（mg）	0.03
維生素 B2（mg）	0.02
維生素 C（mg）	5
維生素 E（mg）	0.74
鈣（mg）	8
磷（mg）	11
鉀（mg）	144
鈉（mg）	3.8
鎂（mg）	10
鐵（mg）	0.6
鋅（mg）	0.14
硒（μg）	0.23

營養師提醒

李子含有豐富的營養成分，對肝病有較好的保養作用。李子中的維生素 B12 可促進血紅素再生，貧血者適度食用對健康有益。不過李子不能多食，否則會表現出虛熱、腦等不適感。

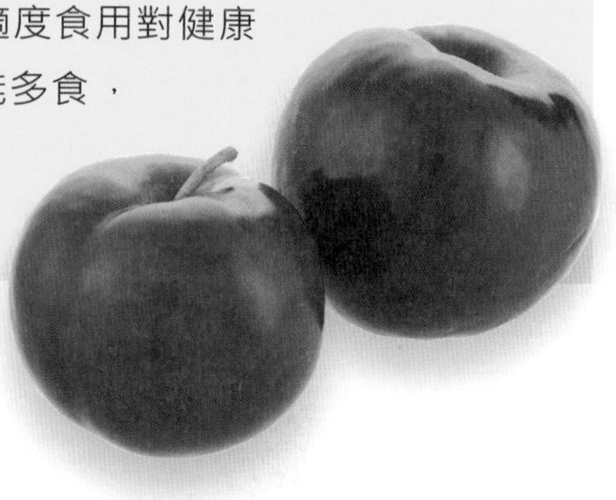

李子保存前不要洗，表皮上的白色果霜能夠延長保存時間。

本草附方

治蠍子咬：李子仁嚼爛塗在傷口上。

小偏方大功效

1 **小便不利**：李子去皮、去核，生食。

2 **肝硬化**：李子用水煎煮，加適量綠茶、蜂蜜，服用。

3 **大便祕結**：李子仁加清水煎湯，服用。

4 **食慾不振**：李子、葡萄乾一起生食。

5 **清熱止咳**：李子生食，或加蜂蜜煎膏服。

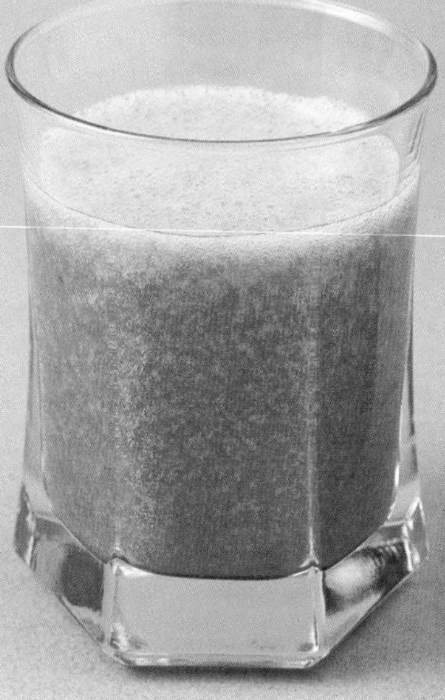

養生藥膳

清熱生津、通利小便

醃李子：李子 600 克，甘草 1 克，鹽 20 克，紅糖 300 克。甘草磨碎，李子洗淨瀝乾水分，加入鹽搓揉均勻，再將多餘的鹽除去。加入甘草粉、紅糖與薑汁泥拌勻，醃漬一天即成。

調中益氣，適宜胃陰不足

桃李鮮胗丁：雞胗丁 125 克，李子 150 克，桃 250 克，薑片、蒜末、植物油、黃酒、太白粉、胡椒粉、香油、蔥段各適量。桃、李子去核，切為小丁；雞胗丁在沸水中汆過撈出。鍋中放油燒熱後，將雞胗丁放入，炒至剛熟，瀝乾油。利用鍋中餘油，將蔥段、薑片、蒜末及雞胗丁、桃丁、李子丁放在鍋中，加入黃酒，用太白粉、胡椒粉、香油調勻勾芡即成。

無花果李子汁：無花果 3 個，李子 4 個，奇異果 1 個。無花果剝皮切成 4 等份，李子剔下果肉，去核，奇異果去皮切成小塊，所有材料和適量白開水一起放入果汁機中攪拌成汁即可。

無花果李子汁有潤腸通便的作用，能夠預防便祕。

杏

釋名 又名杏實、甜梅等。

性味歸經 性熱，味甘、酸，入肝、心、胃經。

主治 止咳定喘，生津止渴，輔助治療胃陰不足、口渴咽乾。

《本草綱目》記載：有心病的人宜食用杏。但生吃太多，則傷筋骨。

人群宜忌

✔**癌症患者**：杏仁是防癌抗癌的「聖品」，經常食用對身體很有裨益。

✘孕婦：杏子味酸性大熱，且有滑胎作用。

搭配宜忌

✔**小米與杏**：會令人嘔吐、泄瀉。

✘牛奶與杏：杏會影響牛奶中蛋白質的吸收。

營養師提醒

杏含類黃酮較多，類黃酮有預防心臟病和減少心肌梗塞的作用。因此，常食杏脯、杏乾，對心臟病患者有一定好處。杏是維生素 B17 含量豐富的果品，而維生素 B17 又是有效的抗癌物質，經常吃杏可以防癌，但一次不可過多食用。

營養成分	/ 100 克
熱量（Cal）	38
蛋白質（g）	0.9
脂肪（g）	0.1
碳水化合物（g）	9.1
膳食纖維（g）	1.3
膽固醇（mg）	——
維生素 A（μg）	75
維生素 B1（mg）	0.02
維生素 B2（mg）	0.03
維生素 C（mg）	4
維生素 E（mg）	0.95
鈣（mg）	14
磷（mg）	15
鉀（mg）	226
鈉（mg）	2.3
鎂（mg）	11
鐵（mg）	0.6
鋅（mg）	0.2
硒（μg）	0.2

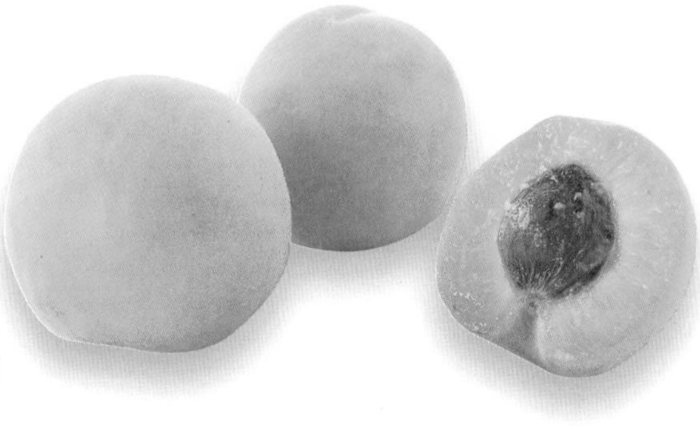

成熟的鮮杏黃里泛紅、肉質柔軟、氣味香甜。

本草附方

1 **治咽喉腫痛**：杏仁去皮熬黃，取3分，和桂末1分研成泥，口含，咽汁。

2 **治小便不通**：杏仁14枚，炒黃研細，和米飯吃。

3 **治血崩不止**：用杏仁上的黃皮，燒成灰，研成粉末。每次服3錢，空腹用酒送服。

小偏方大功效

1 **熱癤**：杏仁研末，用香油調搽。

2 **咳嗽氣喘**：杏仁12克，水煎服。

3 **生津止渴**：杏仁炒熟，每日早晚嚼食10粒，或加白糖搗爛，沸水沖服，一日2次。

養生藥膳

潤腸通便

冰糖杏粥：白米100克，杏200克，冰糖50克。杏、白米分別洗淨。鍋中加入適量清水、杏，煮至熟爛；揀去杏核，加入白米，用大火燒沸，再用小火熬煮，至米軟爛時，下入冰糖調好味；略煮片刻即可。

生津潤燥、強身健體，適用於肺虛久咳、慢性氣管炎患者

杏仁豆腐：杏仁100克，白米50克，白糖150克，洋蔥10克，蜂蜜20毫升。杏仁去皮，切碎；白米淘淨，與杏仁加水磨成漿，過濾取汁。洋蔥洗淨，放入鍋中，加清水100毫升，上籠蒸20分鐘取出，用紗布去渣。鍋置火上，下洋蔥汁、杏仁米漿，煮開後關火，即成杏仁豆腐。另起鍋，點火，加水、白糖、蜂蜜，燒沸後起鍋，淋在杏仁豆腐上。

香杏美白茶：牛奶500毫升，杏仁粉1大匙，白糖適量。牛奶倒入鍋中，再加入白糖、杏仁粉，用小火慢慢煮開即可。

杏仁豆腐口感香滑，能夠增進食慾，
適宜在夏季食慾較低的時候食用。

草莓

釋名	又名紅莓、洋莓、地莓。
性味歸經	性涼，味甘，入肺、胃經。
主治	有潤肺生津、補氣益血、涼血解毒的功效，可輔助治療肺熱咳嗽、咽喉腫痛、食慾不振、小便短赤、體虛貧血等病症。

《本草綱目》記載：草莓主治胸腹大熱不止。

人群宜忌

✔**一般人群**：營養豐富，老少皆宜。

✔**醉酒者**：草莓能加速酒精在體內的分解，有解酒功效。

✘尿道結石患者：草莓含草酸鈣較多，過多食用會加重病情。

搭配宜忌

✔**牛奶與草莓**：清涼解渴、養心安神。

✔**榛子與草莓**：二者同食可促進人體吸收鐵，並有助於預防貧血、增強體力。

✘蝦與草莓：二者同食會刺激胃而引起不適。

營養成分	/ 100克
熱量（Cal）	32
蛋白質（g）	1
脂肪（g）	0.2
碳水化合物（g）	7.1
膳食纖維（g）	1.1
膽固醇（mg）	——
維生素A（μg）	5
維生素B1（mg）	0.02
維生素B2（mg）	0.03
維生素C（mg）	47
維生素E（mg）	0.71
鈣（mg）	18
磷（mg）	27
鉀（mg）	131
鈉（mg）	4.2
鎂（mg）	12
鐵（mg）	1.8
鋅（mg）	0.14
硒（μg）	0.7

營養師提醒

草莓含有豐富的維生素、礦物質和營養素，對兒童的生長發育有很好的促進作用，對老年人的健康亦很有益，是兒童和老年人的保健食品。

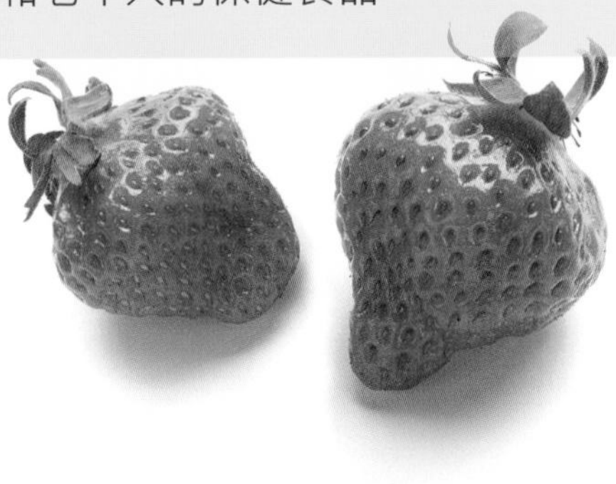

不要選購個頭過大、畸形的草莓，可能是濫用激素所致，不宜食用。

小偏方大功效

1 **小便不利**：草莓搗爛，冷沸水沖服。

2 **大便祕結**：草莓 50 克搗爛，加麻油適量，混合調勻，空腹服下。

3 **食慾不振**：草莓 250 克，洗淨，榨汁。分 2 次飲用。

4 **開胃健脾**：草莓、山楂各適量。用水煎服。

5 **強陰壯陽**：草莓、大棗、荔枝乾、糯米各適量。加清水熬粥，經常食用。

6 **潤燥生津**：草莓、冰糖各適量。將草莓榨汁加入冰糖，溫沸水沖調。頻頻飲服。

7 **消腫止痛**：草莓適量洗淨，榨汁，塗在患處。

草莓汁能清熱去火，春季人的肝火往往比較旺盛，喝草莓汁可以發揮抑製作用。

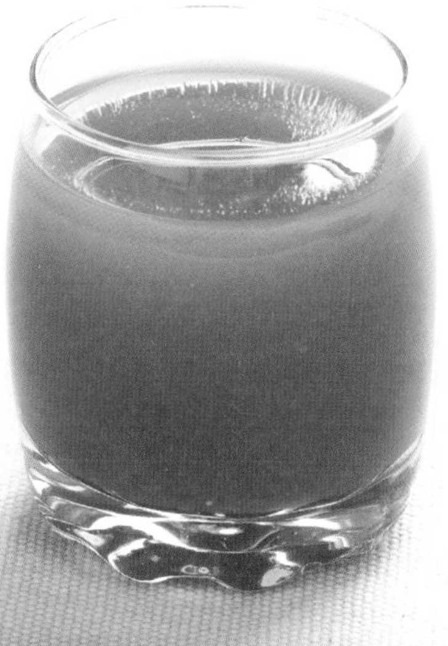

養生藥膳

補養氣血，適用於久病體虛、消瘦貧血者

香蕉草莓牛奶羹：香蕉 1 根，牛奶 250 毫升，草莓 10 個。草莓去蒂洗淨，切開；香蕉剝皮，放入碗中碾成泥。將牛奶、香蕉泥放入鍋內，用小火慢煮 5 分鐘，並不停攪拌，出鍋時加入草莓塊即可。

生津潤燥、養心安神

草莓麥片粥：草莓 250 克，麥片 200 克，蜂蜜適量。草莓去蒂洗淨，搗碎，加入蜂蜜混合均勻。鍋中倒入清水適量燒沸，放入麥片煮 2 分鐘，再放入草莓，邊煮邊攪，稍煮即可。

美容養顏、增加食慾

草莓沙拉：草莓 200 克，蘋果半個，奇異果 1 個，松子仁 20 克，沙拉醬適量。草莓去蒂洗淨，切成兩半；蘋果洗淨去皮，去核，果肉切塊；奇異果去皮，切片。將奇異果片放入玻璃碗中，再放入蘋果塊、草莓，倒入沙拉醬，混合均勻，撒上松子仁即成。

草莓汁：草莓 250 克，蜂蜜適量。將草莓洗淨去蒂，切小塊，放入果汁機中，加適量清水榨成汁，倒入杯子內，加入蜂蜜即可飲用。

芒果

釋　名	又叫望果，意為「希望之果」。
性味歸經	性平，味甘、酸，入肝、脾經。
主　治	益胃止嘔，解渴利尿，輔助治療口渴咽乾、食慾不振、消化不良、眩暈嘔吐、咽痛音啞、咳嗽痰多、氣喘等病症。

《本草綱目》記載：芒果能治療口渴、月經閉止、男子小便不利等症。

人群宜忌

✔**便祕、癌症、高血壓患者**：芒果有通便、抗癌、降壓的作用。

✘過敏體質者：芒果易引起過敏。

✘皮膚病患者：芒果性質帶濕毒，會加重皮膚病。

✘糖尿病患者：芒果含糖量高。

搭配宜忌

✔**芒果與牛奶**：二者同食能保護眼睛、防癌、抗老。

✘牛肝與芒果：二者同食降低營養。

營養成分	/ 100 克
熱量（Cal）	35
蛋白質（g）	0.6
脂肪（g）	0.2
碳水化合物（g）	8.3
膳食纖維（g）	1.3
膽固醇（mg）	——
維生素 A（μg）	150
維生素 B1（mg）	0.01
維生素 B2（mg）	0.04
維生素 C（mg）	23
維生素 E（mg）	1.21
鈣（mg）	痕量 *
磷（mg）	11
鉀（mg）	138
鈉（mg）	2.8
鎂（mg）	14
鐵（mg）	0.2
鋅（mg）	0.09
硒（μg）	1.44

* 極小的量，少得只有一點痕跡。

營養師提醒

芒果含有豐富的纖維素、維生素 A、維生素 C、鈣、鎂、鉀等成分，對於某些癌症具有一定的預防作用，對保護心臟和清潔血液也非常有益，對食慾不振、煩躁難眠者也能發揮幫助作用。

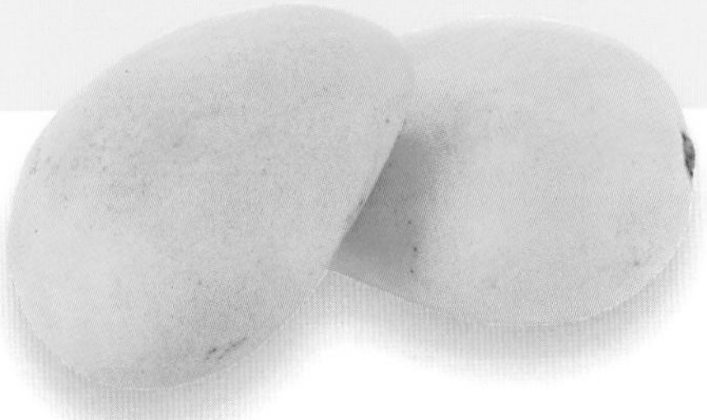

吃完芒果用淡鹽水漱口，可以保護咽喉。

小偏方大功效

1 **小便不利**：芒果適量，生食。或是用水浸泡芒果後代茶飲用。

2 **慢性咽喉炎、聲音嘶啞**：芒果1個。洗淨後水煎，代茶飲用。

3 **濕疹瘙癢**：鮮芒果葉煎水洗患處。

4 **解渴利尿**：芒果、蘆根、天花粉各30克，知母1克。芒果去核，將上述用料一起水煎後服用。每日2~3次。

5 **止咳化痰**：芒果50克，白糖25克，綠茶1克。將芒果去核留皮肉，加清水400毫升燒沸3分鐘，加入綠茶與白糖即可。隨意食用。

養生藥膳

健脾益氣

芒果西米露：西米50克，芒果2個。芒果1個切塊，1個榨汁。鍋中倒入適量清水，燒沸，下西米；煮到西米中間還有個小白點的時候關火，燜3分鐘，撈出過涼水；完全冷卻，撈出西米加芒果汁和果肉即可。

活血通絡、促進代謝

芒果雞柳：芒果1個，雞里脊肉200克，青紅辣椒2個，鹽、料酒、澱粉、胡椒粉、植物油各適量。雞肉、芒果、青紅辣椒切條。雞肉用鹽、胡椒粉、料酒、澱粉醃30分鐘。鍋中放油燒熱後，雞肉滑油盛起；鍋裡再放少許油，放入青紅辣椒煸一煸，倒入雞肉翻炒，最後放入芒果翻炒後盛起。

芒果鳳梨奇異果汁：芒果、奇異果各1個，鳳梨半個。芒果洗淨，去皮去核；鳳梨去皮，在鹽水中浸泡30分鐘，再用白開水沖淨；奇異果洗淨去皮。將所有材料切成小塊，放入果汁機加適量白開水攪打成汁。

芒果西米露是一款經典甜品，
清涼爽口，適宜夏季消暑食用。

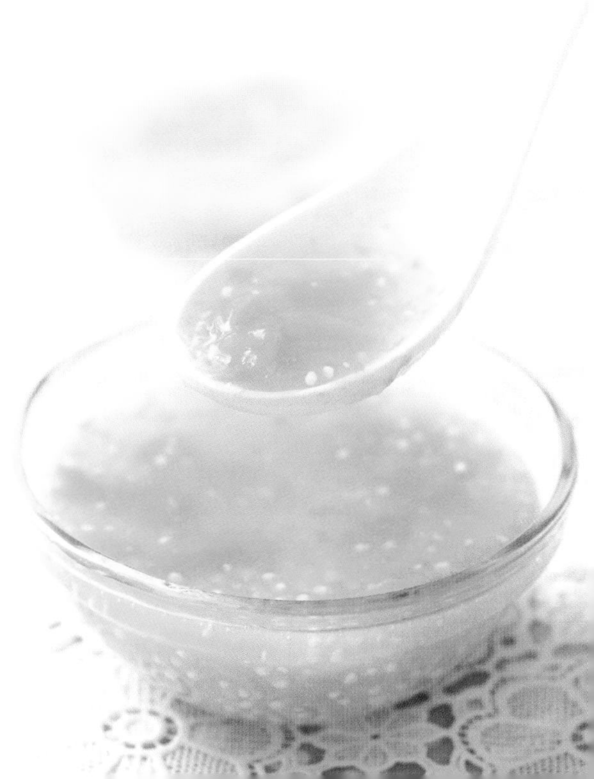

大棗

釋　名　又名紅棗、乾棗、棗子。

性味歸經　性溫，味甘、淡，入脾、胃、心經。

主　治　補中益氣，養血安神，緩和藥性。

《本草綱目》記載：大棗可治療心腹邪氣，安中，養脾氣，平胃氣，通九竅，助十二經，補少氣、少津液、身體虛弱，大驚，四肢重，和百藥。

營養成分	/ 100 克
熱量（Cal）	275
蛋白質（g）	3.2
脂肪（g）	0.5
碳水化合物（g）	67.8
膳食纖維（g）	6.2
膽固醇（mg）	——
維生素 A（μg）	2
維生素 B1（mg）	0.04
維生素 B2（mg）	0.16
維生素 C（mg）	14
維生素 E（mg）	3.04
鈣（mg）	64
磷（mg）	51
鉀（mg）	524
鈉（mg）	6.2
鎂（mg）	36
鐵（mg）	2.3
鋅（mg）	0.65
硒（μg）	1.02

人群宜忌

✔**女性**：大棗是補血佳品，還能美容。

✘水腫患者：大棗多吃易生濕，濕積於體內，水腫的情況會更嚴重。

✘糖尿病患者：大棗含糖量高。

搭配宜忌

✔**牛奶與大棗**：二者搭配食用可為人體提供豐富營養。

✔**番茄與大棗**：二者同食能夠補虛健胃、益肝養血。

✘大蒜與大棗：會引起消化不良，影響胃腸功能，甚至產生便祕等不良症狀。

營養師提醒

大棗既能滋補養血，又能健脾益氣、抗疲勞、養神經、保肝臟、抗腫瘤、增強身體免疫力，特別是用於虛寒貧血、腸胃病的防治十分有效，長期食用可延年益壽。

大棗的維生素 C 含量很高，鮮棗的維生素 C 含量更高。

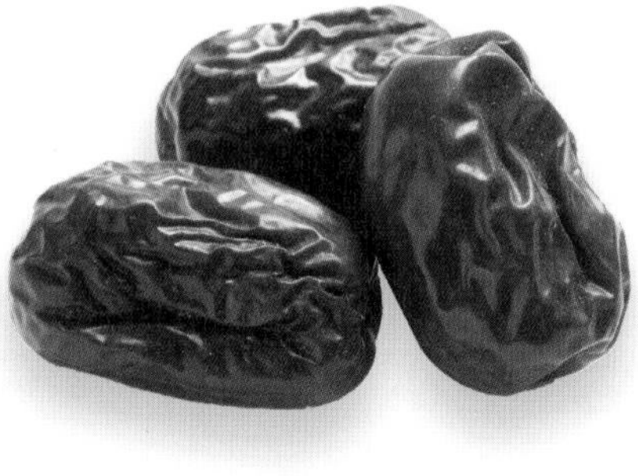

本草附方

調和胃氣：將大棗肉烘燥後，搗成末，加少許生薑末，用白開水送服。

小偏方大功效

1 **無痛尿血**：大棗 6 個。水煎代茶飲。

2 **過敏性紫癜**：每次吃大棗 10 個，每日 3 次。

3 **高血壓**：芹菜、大棗各適量。用水煎服。

4 **健脾胃，補氣血**：大棗 10 個，白米 100 克。同煮粥，用冰糖或白糖調味食用。

養生藥膳

補中益氣、補脾養血

棗蓮豬骨湯：大棗 10 個，豬脊骨 1 具，蓮子 100 克，木香 3 克，甘草 10 克，鹽適量。將豬脊骨洗淨剁小塊，蓮子、大棗分別去心、去核，木香、甘草用紗布包好。上述材料一起放入鍋內，加適量清水，小火燉 3 小時，加鹽再煮 10 鐘即可。

溫補氣血、養心安神、增強體質

三元湯：大棗 10 個，蓮子 15 克，桂圓 12 克，白糖適量。將蓮子用清水浸泡 2 小時，與洗淨的大棗一起放入鍋中，加清水小火煎煮 20 分鐘，放入桂圓，待煮至湯濃時，加入白糖調勻即可。

益氣補虛、寧神安眠

耆棗枸杞子茶：大棗 6 個，黃耆 5 克，枸杞子適量。黃耆、大棗分別洗淨，然後放入冷水中燒沸，改小火再煮 10 分鐘，加入枸杞子，再煮 1~2 分鐘，濾出汁即可。

豆漿大棗粥：大棗 10 個，白米 50 克，豆漿 200 克。大棗洗淨，取出棗核後，棗肉備用；白米洗淨，用清水浸泡 30 分鐘。鍋內倒入適量清水，將白米放入後，大火燒沸，轉小火熬 30 分鐘，至白米綿軟，加入豆漿和大棗，小火慢煲至豆漿燒沸，粥濃稠即可。

耆棗枸杞茶適合體虛自汗症患者，也可以美容養顏。

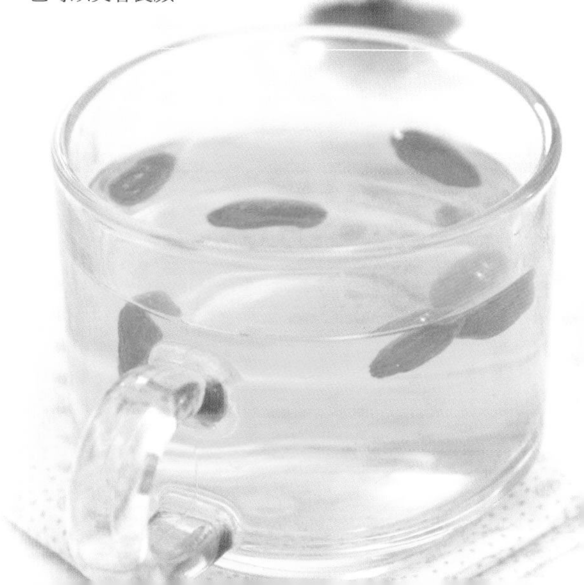

山楂

釋　名　又名紅果、棠棣、綠梨。

性味歸經　性微溫，味甘、酸，入脾、胃、肝經。

主　治　有消積化滯、收斂止痢、活血化瘀等功效，主治飲食積滯、胸膈痞滿、疝氣血瘀、閉經等症。

《本草綱目》記載：山楂能消食積，補脾，治小腸、腸疝氣，發小兒瘡疹，健胃，通結氣。

人群宜忌

✔**產婦**：山楂能輔助治療產後惡露不盡。

✔**兒童**：山楂有開胃、助消化的功效，可治療小兒厭食症。

✔**肥胖者**：山楂有降血脂和減肥的作用。

✘孕婦：山楂有破血散瘀的作用，容易導致流產。

搭配宜忌

✔**白糖與山楂**：可降低血脂，改善消化功能，增加食慾。

✘豬肝與山楂：山楂會破壞豬肝中的營養。

營養成分	/ 100 克
熱量（Cal）	101
蛋白質（g）	0.5
脂肪（g）	0.6
碳水化合物（g）	25.1
膳食纖維（g）	3.1
膽固醇（mg）	——
維生素 A（μg）	17
維生素 B1（mg）	0.02
維生素 B2（mg）	0.02
維生素 C（mg）	53
維生素 E（mg）	7.32
鈣（mg）	52
磷（mg）	24
鉀（mg）	299
鈉（mg）	5.4
鎂（mg）	19
鐵（mg）	0.9
鋅（mg）	0.28
硒（μg）	1.22

營養師提醒

山楂被稱為「長壽食品」，它所含的黃酮類和維生素C、胡蘿蔔素等物質能阻斷並減少自由基的生成，能增強身體的免疫力，有防衰老、抗癌的作用。

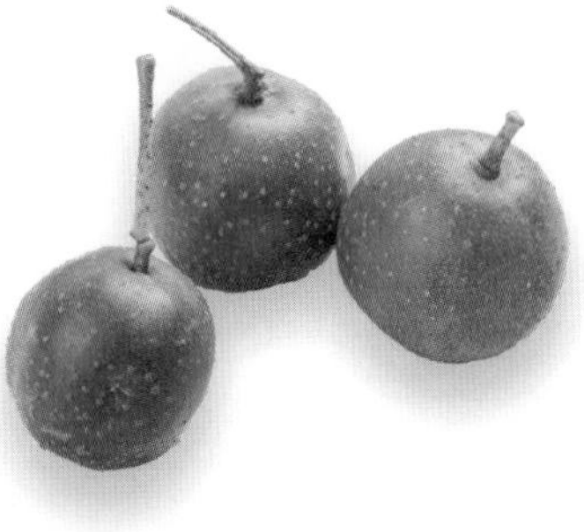

盡量不要空腹吃山楂，容易導致胃酸。

小偏方大功效

1 **小兒痘疹不出**：山楂晒乾，研末，用溫沸水送服。

2 **產後瘀血痛**：山楂加清水煎湯，用紅糖調服。

3 **凍瘡**：山楂去核，用火燒熟搗爛，塗敷患處。

4 **消化不良**：山楂晒乾，研末，加適量紅糖，沸水沖服，每日3次。

5 **化食消積**：山楂、炒麥芽各10克，水煎服，每日2次。

6 **清熱降壓**：山楂、草決明各15克，菊花3克，用沸水沖泡飲用，每日數次。

在山楂紅糖飲中加一點益母草，還有活血散瘀的功效。

養生藥膳

消積化滯、清熱除煩，預防高血脂症

山楂排骨湯：山楂30克，芹菜葉10克，豬排骨150克，鹽適量。豬排骨洗淨，剁成塊；山楂洗淨，水煎取汁；芹菜葉洗淨。先將排骨加山楂汁小火燉至酥爛，然後放入芹菜葉燒煮，加鹽調味，即可。

減肥消脂、活血化瘀

軟堅降脂茶：山楂250克，菊花50克，香蕉皮100克，陳皮30克。山楂去核切片，香蕉皮、陳皮均洗淨切絲，菊花揀淨雜質。將以上幾種混合一起，放通風處乾燥即成，每次取30克，泡水代茶飲。

補氣血、降血壓

黑米黨參山楂粥：黨參15克，山楂10克，黑米100克。黨參洗淨，切片；山楂洗淨，去核切片；黑米淘洗乾淨。把黑米放鍋內，加入山楂、黨參，加適量清水，大火燒沸，小火煮1小時即成，每日1次，每次100克，早餐食用。

山楂紅糖飲：山楂、紅糖各30克。山楂洗淨，切成薄片。鍋中倒入適量清水，放入山楂片，大火熬煮至爛熟，再加入紅糖稍微煮一下，出鍋後即可食用。

櫻桃

釋名 又名鶯桃、含桃、荊桃。

性味歸經 性溫，味甘、酸，入脾、肝經。

主治 補中益氣，祛風除濕，輔助治療病後體虛氣弱、氣短心悸、倦怠食少、咽乾口渴及風濕腰腿疼痛、四肢不仁、關節屈伸不利、凍瘡等病症。

《本草綱目》記載：櫻桃可調中，益脾氣，養顏，止洩精、水穀痢。

人群宜忌

✔**愛美人士**：常食櫻桃有去皺消斑、美容養顏的功效。

✔**兒童**：常食櫻桃可補鐵，防治兒童缺鐵性貧血。

✘**便祕患者**：吃櫻桃容易上火，使大便乾燥。

搭配宜忌

✔**哈密瓜與櫻桃**：二者同食可促進人體吸收鐵，使臉色紅潤，預防貧血。

✔**鹽與櫻桃**：二者同食能維持人體的酸鹼值平衡。

營養成分	/ 100 克
熱量（Cal）	46
蛋白質（g）	1.1
脂肪（g）	0.2
碳水化合物（g）	10.2
膳食纖維（g）	0.3
膽固醇（mg）	——
維生素 A（μg）	35
維生素 B1（mg）	0.02
維生素 B2（mg）	0.02
維生素 C（mg）	10
維生素 E（mg）	2.22
鈣（mg）	11
磷（mg）	27
鉀（mg）	232
鈉（mg）	8
鎂（mg）	12
鐵（mg）	0.4
鋅（mg）	0.23
硒（μg）	0.21

營養師提醒

櫻桃含鐵量高，常食可補充身體對鐵元素的需求，促進血紅素再生，既可防治缺鐵性貧血，又可增強體質，健腦益智。但櫻桃因含鐵多，再加上含有一定量的氰苷，若食用過多會引起鐵中毒或氰化物中毒。

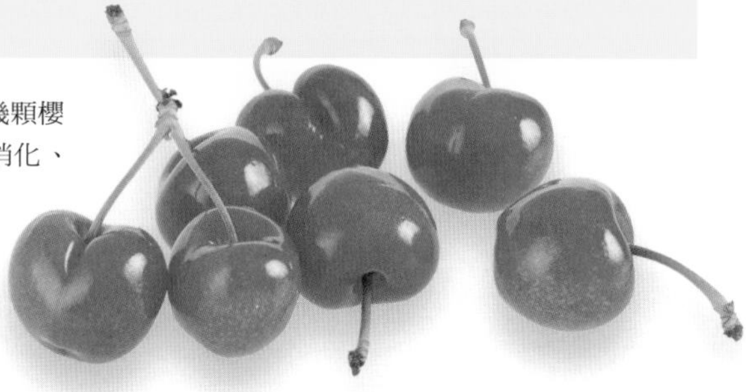

吃完火鍋後吃幾顆櫻桃，可以幫助消化、去除油膩。

本草附方

治蛇咬：櫻桃葉搗成汁喝，並敷於咬傷處。

小偏方大功效

1 **燙傷、燒傷**：櫻桃擠汁塗抹患處。

2 **風濕腰腿痛**：櫻桃晾乾後放入酒中浸泡數日，內服。

3 **咽喉腫痛**：鮮櫻桃搗爛擠汁，內服。

4 **活血止痛**：櫻桃 500 克，米酒 1,000 毫升。櫻桃洗淨置壇中，加米酒浸泡，密封，每隔 2 日攪動 1 次，15~20 天即成。每日早晚各飲 50 毫升。

5 **生津止渴**：櫻桃 1,000 克，白糖適量。櫻桃洗淨，分別將每個櫻桃切一小口，剝去皮，去子。將果肉和白糖一起放入鍋內，再煮至黏稠狀時，離火，放涼即成。

養生藥膳

補中益氣、滋陰養血、強身健體

櫻桃蒸雞腿：櫻桃 20 克，雞腿 2 隻，雞蛋 2 個，豬肉片 100 克，澱粉、料酒、蔥花、薑片、鹽各適量。雞腿洗淨、去骨，撒上澱粉，用鹽拌勻；洗淨豬肉片，切成細末，放入碗中加鹽拌勻。將豬肉末抹在雞腿上，碼上蔥花與薑片，淋上料酒，放入蒸鍋中蒸熟。蒸好取出，將雞蛋打好後放入鹽拌勻，淋在雞肉上。將櫻桃擺放在雞肉上，放入蒸鍋中蒸至雞蛋熟即可。

調中益氣、補血美容。

櫻桃香菇：櫻桃 200 克，乾香菇、豌豆苗各 50 克，薑汁、醬油、香油、白糖、料酒、鹽、太白粉各適量。香菇放入水中泡發，豌豆苗洗淨。鍋內倒油燒熱，放入香菇煸炒，加入薑汁、料酒拌勻，放入醬油、白糖、鹽和適量的清水燒沸後，改小火煨燒 10 分鐘；再將豌豆苗放入鍋中，用太白粉勾芡，然後放入櫻桃稍翻炒，澆上香油即可。

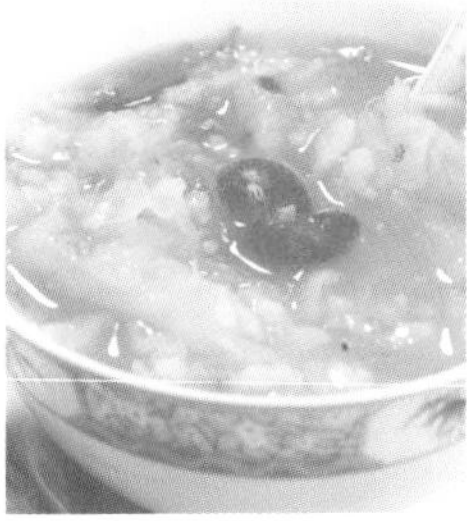

白木耳櫻桃粥：白木耳 30 克，櫻桃 10 個，白米 50 克，桂花釀適量。白米洗淨，加清水熬煮成粥。用溫沸水泡發白木耳，櫻桃洗淨，去核。將白木耳和櫻桃放入粥中，熬煮片刻，關火，加適量桂花釀即可。白木耳櫻桃粥適用於氣虛血虛、皮膚粗糙乾皺，常食可使人肌肉豐滿，皮膚嫩白光潤。

PART
4 肉禽蛋篇

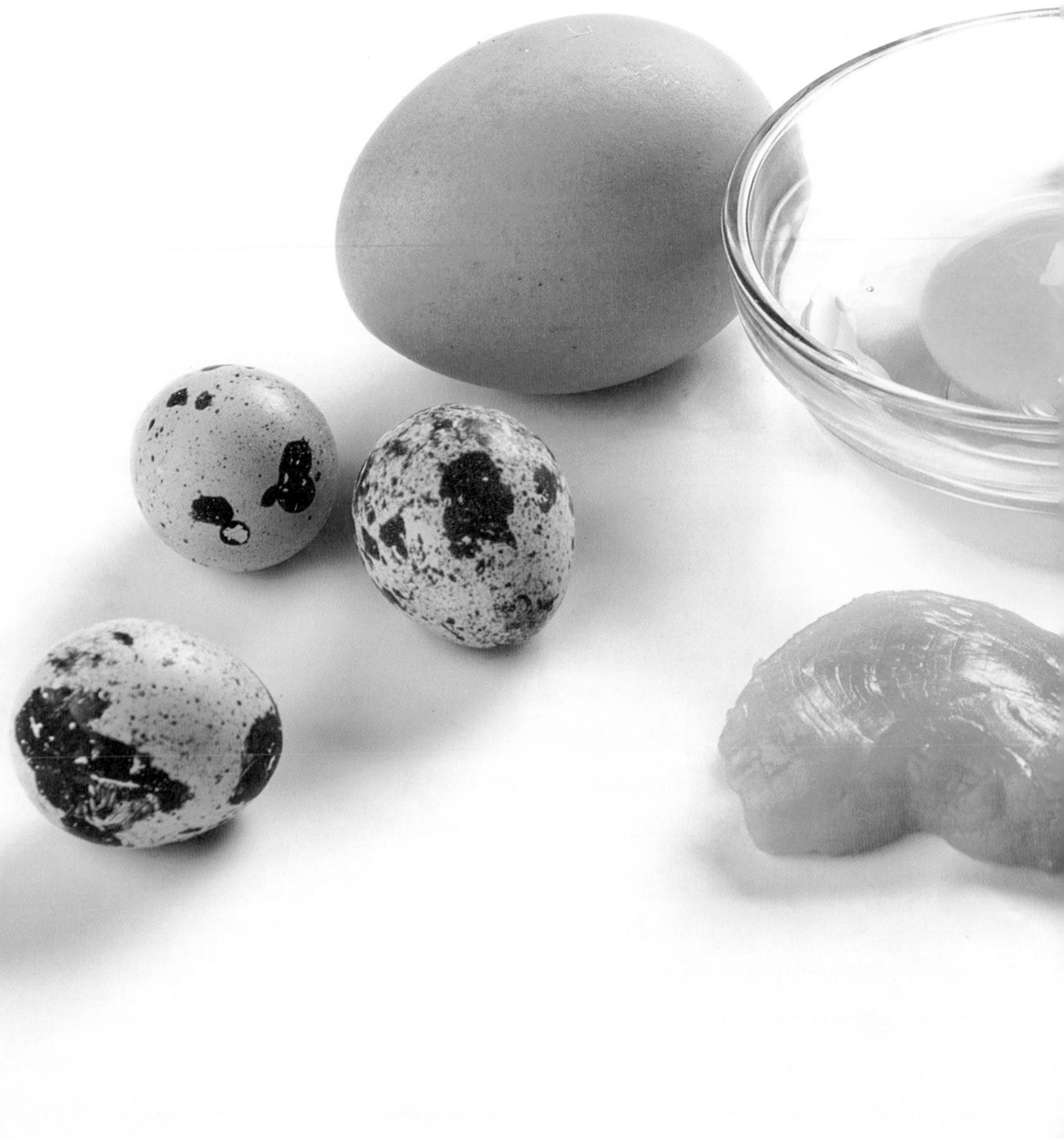

很多愛美的女士和心血管病患者認爲，吃素才是有益健康的。其實，長期只吃素食不僅不能纖體和保護心血管，還會因營養失衡而產生不良後果。肉、禽、蛋、乳與蔬菜水果一樣，對人體的健康起著不可替代的作用。

它們是人體獲取蛋白質和脂肪的主要來源，

只有科學的平衡飲食才能健康長壽。

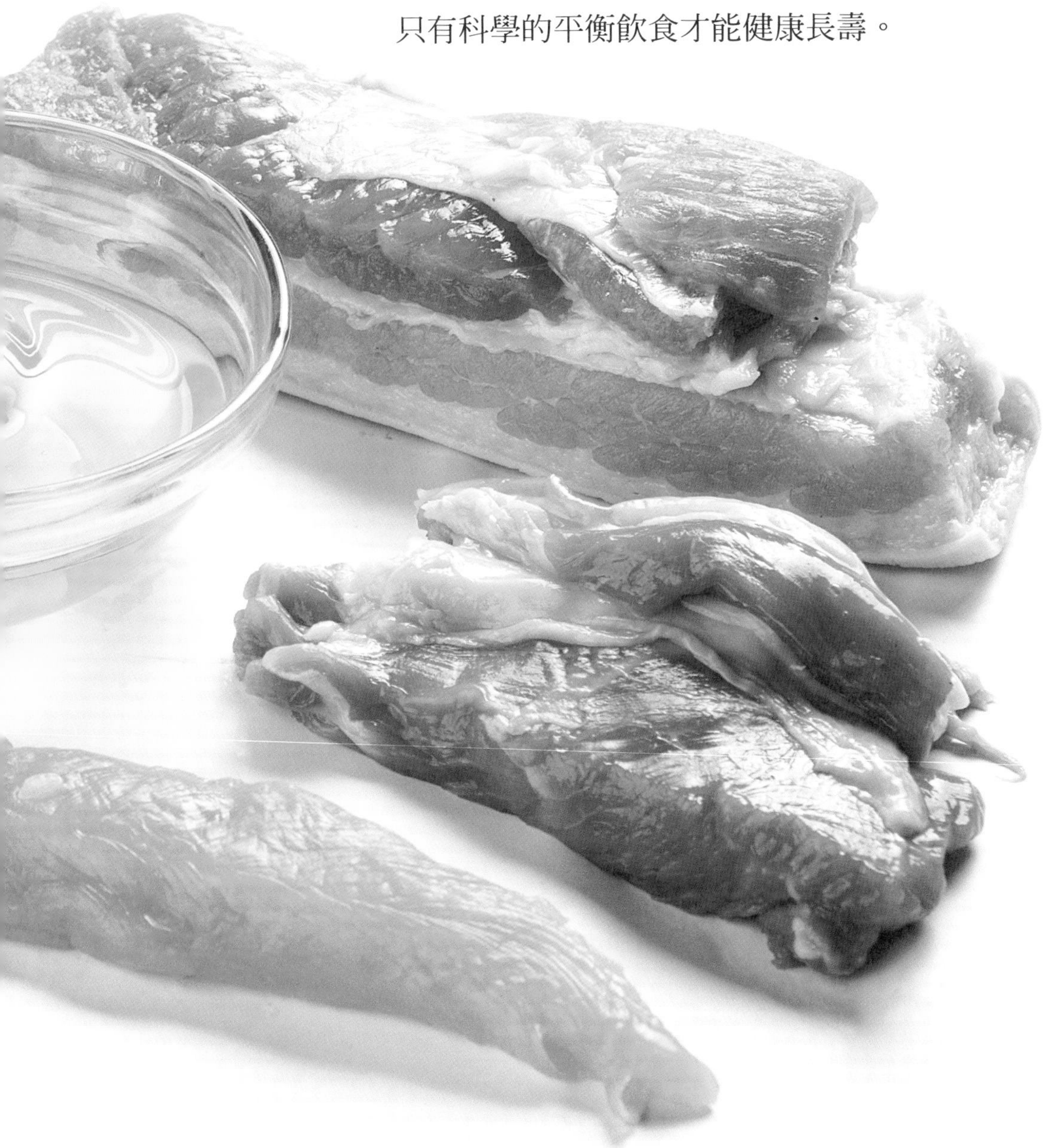

豬肉

《本草綱目》記載：豬肉可治療狂病經久不癒，可壓丹石，解熱毒，補腎氣虛竭。

釋　名　一名豬，一名彘，閹割後的叫豚。

性味歸經　性涼，味鹹，入脾、胃、腎經。

主　治　滋養臟腑，滑潤肌膚，補中益氣。

營養成分	/ 100克
熱量（Cal）	394
蛋白質（g）	13.2
脂肪（g）	37
碳水化合物（g）	2.4
膳食纖維（g）	——
膽固醇（mg）	80
維生素A（μg）	18
維生素B1（mg）	0.22
維生素B2（mg）	0.16
維生素C（mg）	——
維生素E（mg）	0.35
鈣（mg）	6
磷（mg）	162
鉀（mg）	204
鈉（mg）	59.4
鎂（mg）	16
鐵（mg）	1.6
鋅（mg）	2.06
硒（μg）	11.97

人群宜忌

✔**女性**：豬皮、豬蹄中含有豐富的膠原蛋白和彈性蛋白，可滋陰養血、滋潤皮膚。

✔**兒童**：豬肉能提供血紅素和促進鐵吸收的半胱胺酸，改善兒童缺鐵性貧血的症狀。

搭配宜忌

✔**高麗菜與豬肉**：二者同食有助於恢復肌膚彈性，預防黑斑和雀斑生成，消除疲勞，提高免疫力。

✔**蘿蔔與豬肉**：可保健脾胃、解除酒後不適、增強抵抗力。

✘茶與豬肉：腸蠕動會減慢，容易造成便祕，還會增加有害物質的吸收，影響健康。

營養師提醒

豬肉為人類提供優質蛋白質和必需的脂肪酸，還可提供血紅素（有機鐵）和促進鐵吸收的半胱胺酸，能改善缺鐵性貧血。

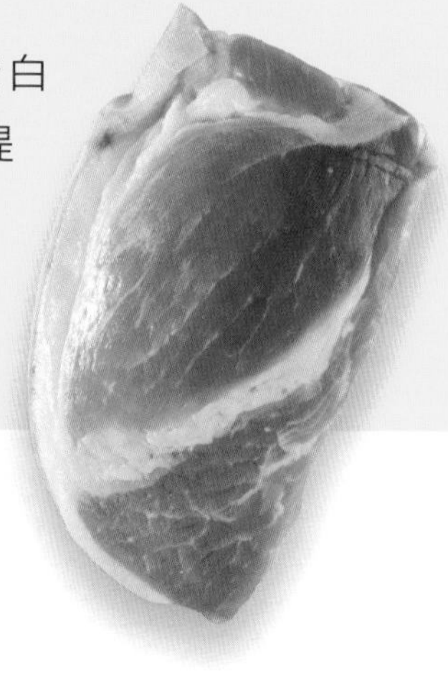

燉豬肉時放入少許山楂或蘿蔔，可使豬肉熟得快。

本草附方

1 **治心虛自汗失眠**：取豬心 1 個，帶血剖開，放入人參、當歸各 1 錢，煮熟去藥後食。

2 **治心區疼痛**：豬心 1 個，放入胡椒少許，與鹽、酒煮熟後食。

3 **治腎虛、遺精多汗**：用豬腎 1 個，切開去膜，加入附子末 1 錢，再用濕紙包裹。煨熟，空腹食，同時飲酒 1 杯。

4 **治婦女缺乳**：用母豬蹄 1 具，水 2 斗，煮至 5~6 升飲喝。

小偏方大功效

1 **咳嗽**：豬肉切成短條，豬油煎熟吃下。

2 **肝熱目赤**：豬肝 1 個。切成薄片，水洗淨，煮熟調味食用。

3 **補肺脾氣虛**：山藥、栗子各 50 克，豬瘦肉 100 克，加清水燉湯。每日 2 次，連服 15 天。

4 **潤腸通便**：羅漢果、豬瘦肉各適量。加清水煮湯。

5 **降壓消腫**：豬腿肉 250 克，紅豆 120 克。煮爛成濃汁。

養生藥膳

補氣益血、抗衰老、延年益壽

黑芝麻豬肉湯：豬瘦肉 250 克，黑芝麻 60 克，胡蘿蔔 40 克，鹽、蔥花、薑絲、香油各適量。黑芝麻洗淨，豬瘦肉洗淨並切成小塊，胡蘿蔔洗淨，切小塊。將豬瘦肉、黑芝麻、胡蘿蔔放入鍋中，加入適量清水，大火燒沸，小火慢煲 50 分鐘，放入鹽、蔥花、薑絲和香油，即可食用。

補益五臟，養陰清熱

百合炒肉：豬里脊肉 100 克，鮮百合 50 克，鹽、蛋清、澱粉各適量。豬里脊肉洗淨切片，鮮百合洗淨。將百合、肉片用鹽、蛋清抓勻，加澱粉攪拌均勻。鍋中放油燒熱後，放入備好的肉片、百合，翻炒到熟，加鹽調味即成。

萵苣豬肉粥：萵苣 30 克，白米 50 克，豬肉 150 克，醬油、鹽、香油各適量。萵苣去皮、洗淨，切細絲；豬肉洗淨，切成末，加醬油、鹽，醃 10~15 分鐘。鍋中倒入適量清水，放入白米燒沸，加萵苣絲、豬肉末，煮至米爛時，加鹽、香油攪勻即可。

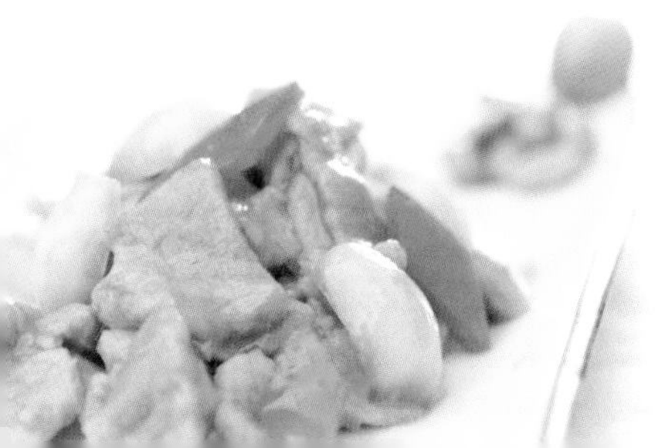

百合炒肉，鹹鮮適中，
清香的百合能夠中和豬肉的油膩。

牛肉

釋名	牛有黃、黑、赤、白、駁雜等色。
性味歸經	性平，味甘，入脾、胃經。
主治	補脾胃，益氣血，強筋骨，用於虛損消瘦、腰膝酸軟、脾虛食少、水腫等症的輔助食療。

《本草綱目》記載：牛肉可安中益氣，養脾胃。對腰腳有補益作用，可消渴止涎。

營養成分	/ 100克
熱量（Cal）	125
蛋白質（g）	19.9
脂肪（g）	4.2
碳水化合物（g）	2
膳食纖維（g）	——
膽固醇（mg）	84
維生素A（μg）	7
維生素B1（mg）	0.04
維生素B2（mg）	0.14
維生素C（mg）	——
維生素E（mg）	0.65
鈣（mg）	23
磷（mg）	168
鉀（mg）	216
鈉（mg）	84.2
鎂（mg）	20
鐵（mg）	3.3
鋅（mg）	4.73
硒（μg）	6.45

人群宜忌

✔**產婦**：牛肉能滋陰養血、修復組織，適合產婦食用。

✔**學生**：牛肉中的肌胺酸可以提高智力。

✔**癌症患者**：牛肉可用於癌症手術後、化療後的健體補虛。

搭配宜忌

✔**洋蔥與牛肉**：二者同食可消除疲勞，幫助集中注意力，並有護膚效果。

✔**青椒與牛肉**：有維持毛髮、肌膚與指甲健康的功效，並可預防動脈硬化。

✘豬肉與牛肉：二者同食會造成消化不良。

營養師提醒

牛肉的蛋白質不僅含量高，質量也高。它由8種人體必需胺基酸組成，且比例均衡，人攝食後幾乎能100%的被吸收利用。

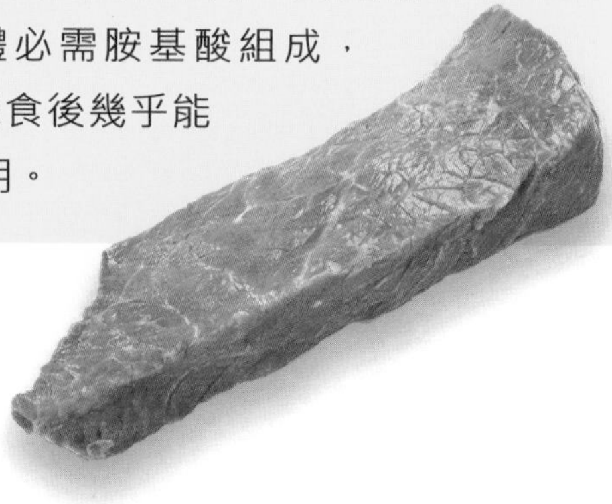

新鮮的牛肉呈棕紅色或暗紅色，肉質堅實而有彈性，觸摸時不黏手。

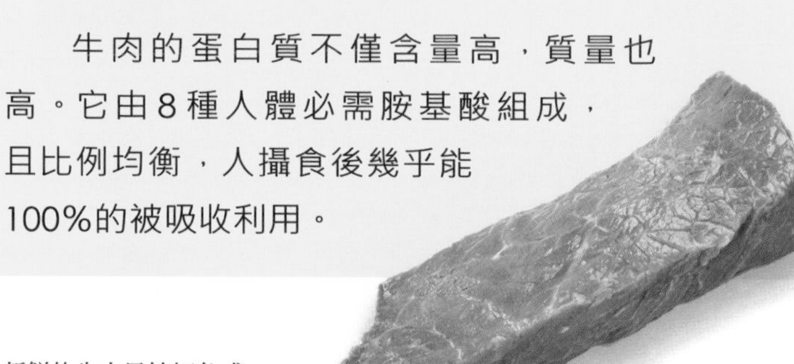

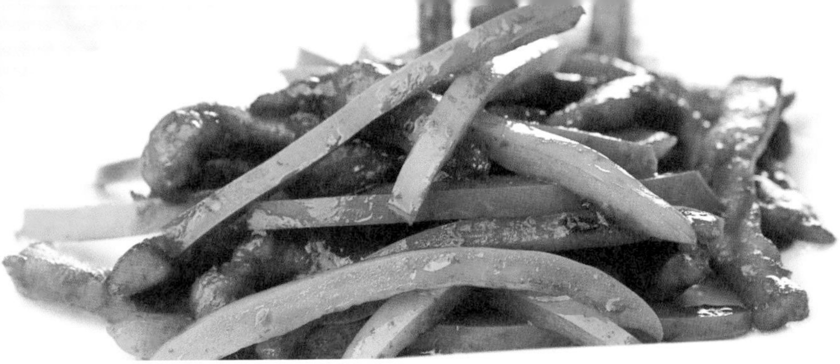

甜椒牛肉絲色澤艷麗，能夠增進食慾，補充體力。

本草附方

治肋下痞塊，胸腹脹痛：牛肉1斤，常山（中藥材）3錢，一起煮熟。食肉飲湯。

小偏方大功效

1 **病後體虛**：牛肉60克絞爛，用約70℃熱水泡10分鐘，濾去渣燉熟，即牛肉汁，食用。

2 **清熱消腫**：牛肉、蠶豆各150克，煮熟食用。

3 **健脾益胃**：牛肉90克切片，鮮仙人掌30克切小塊，炒熟食用。

4 **強腎補血**：牛瘦肉250克，當歸30克，生薑15克。煮熟食用。

養生藥膳

補中益氣、增強體質

罐燜牛肉：牛肉350克，胡蘿蔔、芹菜各100克，寬粉50克，番茄醬、鹽、茴香、蔥花、薑絲、料酒、醬油各適量。胡蘿蔔洗淨，切塊；芹菜洗淨，切段；牛肉洗淨，切小塊，用沸水汆去血腥。鍋中放油燒熱後，下入牛肉、茴香，再放蔥花、薑絲翻炒，加料酒、醬油、水，大火燒沸。轉砂鍋用小火燉2小時至肉爛，入胡蘿蔔塊、芹菜、寬粉、鹽，最後加番茄醬調味。

健脾和胃、清熱安神

百合炒牛肉：牛肉250克，百合150克，醬油、蠔油、鹽各適量。牛肉洗淨，切成薄片，放入碗中，用醬油、蠔油抓勻，倒入植物油，醃20分鐘以上。鍋中放油燒熱後，倒入牛肉，大火快炒，馬上加入百合翻炒至牛肉全部變色即可，時間大約1分鐘。

甜椒牛肉絲：牛肉、甜椒各200克，植物油、鹽、薑、太白粉、料酒各適量。將牛肉洗淨切絲，加入鹽、料酒攪拌均勻；甜椒和薑切成細絲。鍋內放少許植物油，把甜椒絲倒入炒至半熟，盛出。鍋內再倒入少許油，將牛肉絲倒入炒散，放入甜椒絲、薑絲炒出香味，加鹽，用太白粉勾芡，翻炒均勻即成。

羊肉

釋　名　綿羊、山羊，是人類的家畜之一。

性味歸經　性溫，味甘，入脾、腎經。

主　治　用於腎虛腰疼、陽痿精衰、形瘦怕冷、病後虛寒、產婦產後大虛或腹痛的輔助食療。

《本草綱目》記載：羊肉可暖中，治乳餘疾，及頭腦大風出汗、虛勞寒冷，補中益氣，鎮靜止驚。

人群宜忌

✔**老人**：常食羊肉可緩解老人耳鳴眼花、腰膝無力。

✔**男性**：羊肉有助元陽、補精血的作用，可補腎壯陽。

✘發熱患者：羊肉性熱，易加重病情。

搭配宜忌

✘紅豆與羊肉：紅豆偏涼性，易使羊肉的溫補功效降低，故兩者不宜先後食用。

✘咖哩與羊肉：二者都是濕熱食材，同食容易上火，甚至造成便祕。

營養成分	/ 100 克
熱量（Cal）	202
蛋白質（g）	19
脂肪（g）	14.1
碳水化合物（g）	—
膳食纖維（g）	—
膽固醇（mg）	92
維生素 A（μg）	22
維生素 B1（mg）	0.05
維生素 B2（mg）	0.14
維生素 C（mg）	—
維生素 E（mg）	0.26
鈣（mg）	6
磷（mg）	146
鉀（mg）	232
鈉（mg）	80.6
鎂（mg）	20
鐵（mg）	2.3
鋅（mg）	3.22
硒（μg）	32.2

營養師提醒

羊肉含有豐富的蛋白質、維生素和礦物質，營養全面。它的含氮量在 20%以上；鈣、磷等礦物質含量高於豬肉，類似於中等肥度的牛肉；其所含的必需胺基酸也均高於牛肉、豬肉和雞肉。

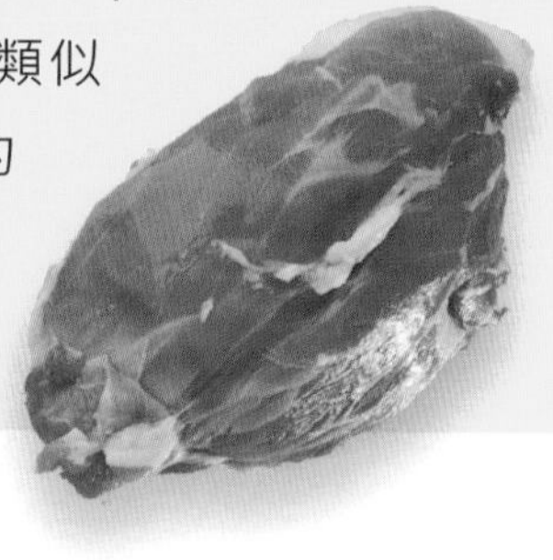

羊肉性溫，冬季是吃羊肉的最佳時節。

本草附方

1 **治女子不孕，帶下赤白：**取羊肉2斤，大豆豉、大蒜各3兩，水1斗，煮至5升。加酥油1兩，再煮至2升服用。

2 **治虛弱怕冷：**肥羊腿1隻，密蓋煮爛，取湯服，並食肉。

小偏方大功效

1 **陽痿遺精、月經失調：**羊肉150克，白米、薑片各適量，煮粥食用。

2 **通乳：**羊肉200克，豬蹄1隻，黃耆30克，煮湯食用。每日1~2次，連服7天。

3 **壯陽益腎：**羊肉250克，黃耆30克，芡米30克，煮湯食用。每日1次，連服5天。

4 **補益氣血：**羊肉、高粱米各100克，煮粥食用。

養生藥膳

補血益氣、溫中暖腎

當歸生薑羊肉煲：羊肉500克，生薑30克，當歸2克，蔥段、鹽、料酒各適量。羊肉洗淨、切塊，用熱水汆，去掉血沫，瀝乾備用；生薑洗淨，切片；當歸洗淨，在熱水中浸泡30分鐘。將羊肉塊放入鍋內，加入生薑片、當歸、料酒、蔥段和泡過當歸的水，小火煲2小時，出鍋前加鹽調味即可。

補充熱量、幫助消化

山藥羊肉粥：羊肉100克，山藥50克，白米150克，鹽適量。羊肉洗淨，切片，放入鍋中，加清水煮至熟爛；山藥洗淨，去皮，切塊；白米淘洗乾淨。將白米、山藥放入鍋中，加入適量清水，同煮成粥，出鍋前放入煮熟的羊肉，加鹽調味即可。

銀魚羊肉粥：白米、白蘿蔔各100克，銀魚乾、熟羊肉各50克，蔥末、薑末、鹽各適量。白蘿蔔洗淨，和熟羊肉一起切絲；銀魚乾揀盡雜質，清洗乾淨。鍋內加入適量清水，放入白米，大火燒沸，加入白蘿蔔絲、羊肉絲、銀魚乾、鹽、蔥末、薑末，一起煮至粥稠即可。

山藥羊肉粥還能夠治療陽痿、早洩等症。

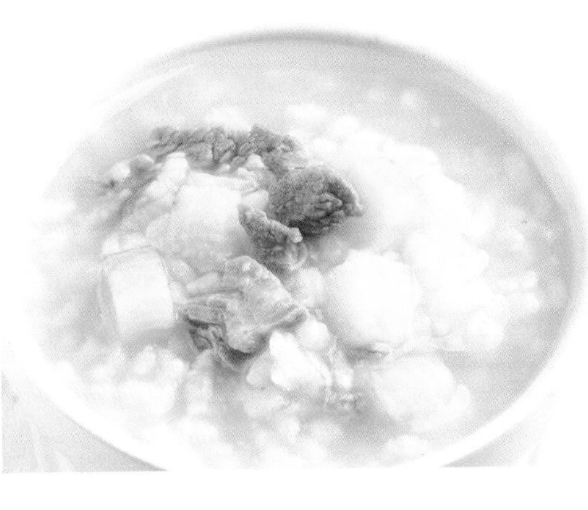

雞肉

《本草綱目》記載：雞肉甘，溫，無毒。

釋　名	又名燭夜。
性味歸經	性溫，味甘，入脾、胃經。
主　治	滋補血液，補腎益精，輔助治療脾胃陽氣虛弱、腰酸膝軟、精少精冷等症。

人群宜忌

✔**女性**：雞肉可治療婦女崩漏帶下，產後缺乳等症。

✔**兒童**：雞肉含磷脂，經常食用有助於改善兒童營養不良。

✔**老人**：老人常吃雞，可健脾胃、活血脈。

搭配宜忌

✔**紅豆與雞肉**：可補腎滋陰、補血明目，還有活血利尿、祛風解毒、活血澤膚等作用。

✔**青椒與雞肉**：可防止動脈硬化，消除疲勞，減輕壓力，維持毛髮、肌膚與指甲的健康。

✘**芥末與雞肉：二者同食會傷元氣。**

營養成分	/ 100 克
熱量（Cal）	166
蛋白質（g）	19.3
脂肪（g）	9.4
碳水化合物（g）	1.3
膳食纖維（g）	——
膽固醇（mg）	106
維生素 A（μg）	48
維生素 B1（mg）	0.05
維生素 B2（mg）	0.09
維生素 C（mg）	——
維生素 E（mg）	0.67
鈣（mg）	9
磷（mg）	156
鉀（mg）	251
鈉（mg）	63.3
鎂（mg）	19
鐵（mg）	1.4
鋅（mg）	1.09
硒（μg）	11.75

營養師提醒

雞肉含有對人體生長發育有重要作用的磷脂，是華人膳食結構中脂肪和磷脂的重要來源之一。雞屁股（學名「腔上囊」）是淋巴最為集中的地方，也是儲存病菌、病毒和致癌物的倉庫，應棄掉不要。

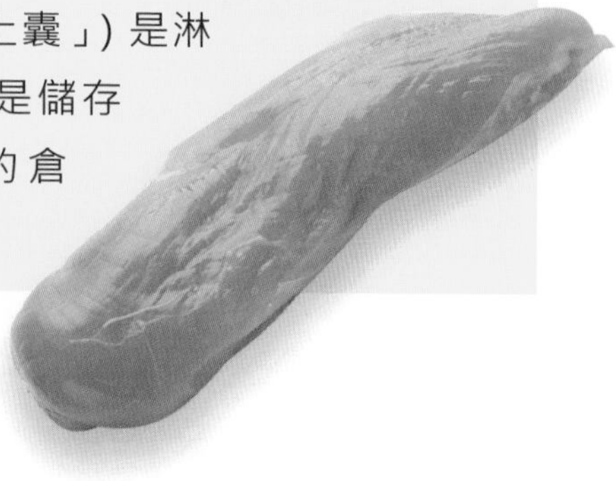

新鮮的雞肉肉質緊密、呈有光澤的粉紅色。

本草附方

1 **補益虛弱**：雞 1 隻，和五味子煮爛食用。

2 **治反胃**：雞 1 隻，去毛及內臟，煮爛去骨，入人參、當歸、鹽各半兩，再同煮爛，食用。

小偏方大功效

1 **營養不良、貧血**：雞 1 隻，去毛及內臟，與白米適量煮粥食用。

2 **健脾胃**：雞 1 隻，去毛及內臟，泡發冬菇 20 克，隔水蒸熟食用。

3 **活血脈、強筋骨**：雞 1 隻，去毛及內臟，紅豆 60 克納入雞腹中，以竹籤封雞腹，加水煲熟。

養生藥膳

補腎健脾、養心安神

核桃桂圓雞丁：核桃仁、桂圓肉各 30 克，雞肉 350 克，料酒、澱粉、醬油、蔥花、薑絲、胡椒粉、鹽各適量。雞肉洗淨切丁，用料酒、澱粉、醬油拌勻。鍋中放油燒熱後，下薑絲、蔥花爆香，放入雞丁煸炒至變色，加入核桃仁、桂圓肉、胡椒粉，炒至熟時，加鹽調味即可。

發散風寒、增強身體抗寒能力

雞肉洋蔥飯：雞肉 350 克，洋蔥 100 克，馬鈴薯 80 克，胡蘿蔔 50 克，鹽、番茄醬、米飯各適量。雞肉洗淨，切丁；馬鈴薯、胡蘿蔔、洋蔥分別洗淨去皮，切丁。鍋中放油燒熱後，將雞丁放入快速煸炒，再把馬鈴薯丁、胡蘿蔔丁、洋蔥丁放入一起翻炒，鍋中加少許水，轉小火煮至馬鈴薯綿軟，加入番茄醬、鹽，繼續煮 5 分鐘。米飯盛盤，將煮好的雞肉洋蔥淋在米飯上即可。

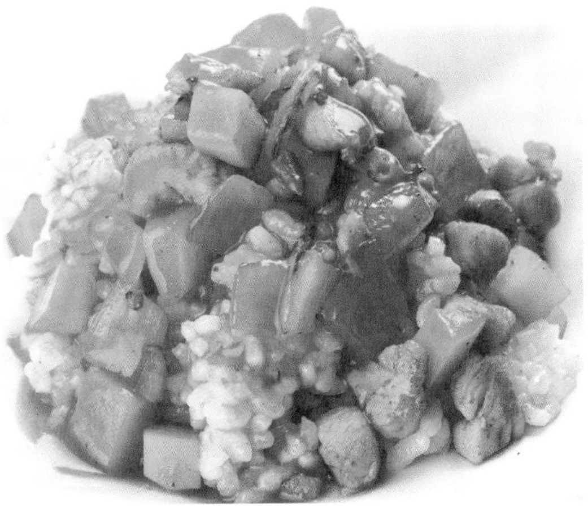

雞肉洋蔥飯能增進食慾，簡單易做，可根據自身喜好添加任意配菜。

枸杞子鬆子爆雞丁：雞肉丁 250 克，雞蛋 1 顆，松子、核桃仁各 20 克，蔥末、鹽、醬油、白糖、植物油各適量。將雞蛋打成蛋液，雞肉丁加入鹽、料酒、醬油、雞蛋液抓勻。鍋中放油燒熱後，倒入雞肉滑熟，撈出；鍋內留油，放入核桃仁、松子炒熟；放入蔥末、鹽、醬油、白糖、雞肉丁翻炒即成。

鴨肉

釋名 又名鶩、舒鳧、家鳧。

性味歸經 性寒，味甘、鹹，入肺、腎經。

主治 滋陰養胃，利水消腫，補血行水，養胃生津，可輔助治療身體虛弱、病後體虛等症。

《本草綱目》記載：鴨肉可補虛，除熱，調和臟腑，通利水道，定小兒抽風，解丹毒，止熱痢，生肌斂瘡。

營養成分	/ 100 克
熱量（Cal）	239
蛋白質（g）	15.5
脂肪（g）	19.7
碳水化合物（g）	0.2
膳食纖維（g）	——
膽固醇（mg）	94
維生素 A（μg）	52
維生素 B1（mg）	0.08
維生素 B2（mg）	0.22
維生素 C（mg）	——
維生素 E（mg）	0.27
鈣（mg）	6
磷（mg）	122
鉀（mg）	191
鈉（mg）	69
鎂（mg）	14
鐵（mg）	2.2
鋅（mg）	1.33
硒（μg）	12.25

人群宜忌

✔**產婦**：常吃鴨肉可改善產後無乳和乳汁少的狀況。

✘脾胃虛弱者：鴨肉性寒涼。

搭配宜忌

✔**薑與鴨肉**：二者同食可促進血液循環。

✔**山藥與鴨肉**：可健脾止渴、固腎益精。

✘甲魚與鴨肉：二者同食容易出現腹瀉、消化不良等症狀。

營養師提醒

鴨肉脂肪含量適中，而且非常易於消化吸收，但不應久食煙熏和烘烤的鴨肉，因其加工後可產生苯並芘物質，此物有致癌作用。

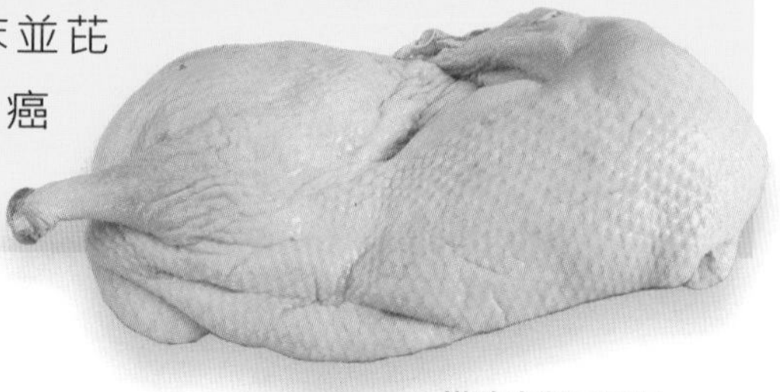

嫩鴨肉質口感好，可煎炒；老鴨適合煲湯，有藥用療效。

本草附方

治大腹水病：小便短少者，用鴨煮汁飲。

小偏方大功效

1 **慢性腎炎水腫**：鴨1隻，蒜適量。將蒜納入鴨腹，煮熟數次食用。

2 **滋陰養胃**：鴨1隻，豬蹄2隻。煮湯食用。

3 **利水消腫**：鴨肉適量切片，白米100克，蔥白3段，煮粥。

4 **補腎虛**：鴨1隻，芡米200克。煮熟食用。

養生藥膳

解熱除煩、通利腸胃、利水消腫

鴨肉冬瓜湯：鴨子1隻，冬瓜500克，薑片，鹽適量。冬瓜去皮切小塊。鴨子放冷水鍋中大火煮約10分鐘，撈出，衝去血沫，切塊，放入湯煲內，倒入足量清水大火燒沸。水開後放入薑，略為攪拌後轉小火煲1小時，關火前10分鐘倒入冬瓜，煮軟並調入少許鹽調味。

滋腎益精、滋陰養血

生地山藥老鴨湯：鴨1隻，生地黃20克，山藥100克，枸杞子、米酒、鹽各適量。將鴨子處理乾淨，生地黃裝入紗布袋，山藥洗淨，去皮，切片。將鴨子、生地黃、山藥、枸杞子、米酒放入鍋中，加適量清水，燉煮至熟，加鹽調味即可。

有益兒童大腦發育

滑炒鴨絲：鴨脯肉80克，筍乾片20克，香菜、蔥絲、薑絲、油、鹽、蛋清、太白粉各適量。將鴨脯肉洗淨切成絲，放入碗內，加入鹽、蛋清、太白粉攪勻。筍乾片切成絲，香菜去梗洗淨切成段。鍋中放油燒熱後，將鴨絲下鍋，炒熟透後撈出。鍋內再放入少許油，將蔥絲、薑絲炒香，倒入鴨絲、筍乾片、香菜段一起翻炒，炒熟即可。

鴨塊白菜：鴨肉250克，白菜300克，料酒、花椒、薑片、鹽各適量。將鴨肉洗淨切成塊，放入鍋內，加水略超過鴨塊，加入料酒、薑片及花椒，用小火燉酥。將白菜洗淨，切段，待鴨塊煮至八分爛時，加白菜一起煮爛，加入鹽即成。

鴨肉冬瓜湯能解暑熱，鴨肉清熱、冬瓜利尿，共同做湯有滋陰養肝、健脾利濕的功效。

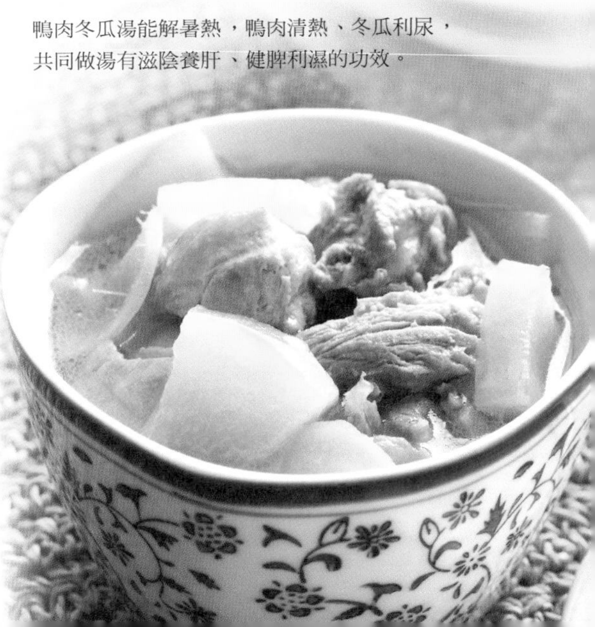

雞蛋

釋名	黃色雌雞的蛋為好，烏色雌雞的次之。
性味歸經	性平，味甘、鹹，入心、胃、腎經。
主治	補肺養血，滋陰潤燥，用於氣血不足、熱病煩渴、胎動不安等症，是扶助正氣的常用食品。

《本草綱目》記載：雞蛋可袪熱，鎮心安神，安胎，止癢，止痢。

人群宜忌

✔**學生**：蛋黃中的卵磷脂可釋放出改善記憶力的膽鹼。

✔**肝病患者**：蛋黃中的卵磷脂可促進肝細胞的再生，對肝臟有修復作用。

✔**癌症患者**：雞蛋可以分解氧化人體內的致癌物質。

搭配宜忌

✔**番茄與雞蛋**：有益人體營養均衡，更具有健美及抗衰老的良好功效。

✔**絲瓜與雞蛋**：能消除體內燥熱，同時有補血功效，適合孕婦及貧血的人食用。

✘**橘子與雞蛋**：二者同食凝固成塊，甚至會產生腹脹、腹痛和腹瀉等症狀。

營養成分	/ 100克
熱量（Cal）	143
蛋白質（g）	13.3
脂肪（g）	8.8
碳水化合物（g）	2.8
不溶性纖維（g）	——
膽固醇（mg）	585
維生素A（μg）	234
維生素B1（mg）	0.11
維生素B2（mg）	0.27
維生素C（mg）	——
維生素E（mg）	1.84
鈣（mg）	56
磷（mg）	130
鉀（mg）	154
鈉（mg）	131.5
鎂（mg）	10
鐵（mg）	2
鋅（mg）	1.1
硒（μg）	14.34

營養師提醒

雞蛋中含有豐富的蛋白質、脂肪、維生素、鈣、鋅、鐵、核黃素、DHA和卵磷脂等人體所需的營養物質，營養專家稱之為「完全蛋白質模式」，被人們譽為「理想的營養庫」。

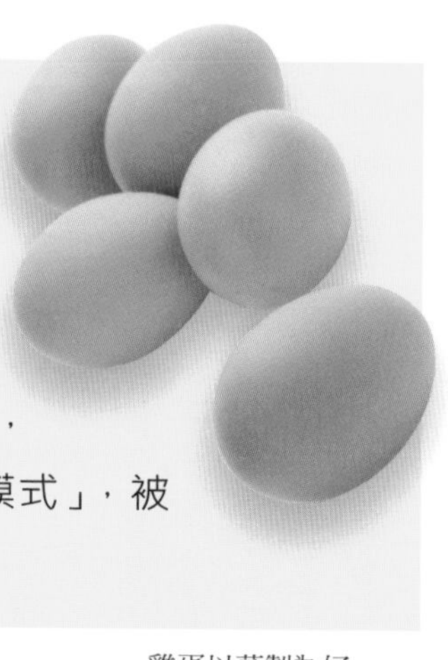

雞蛋以蒸製為好。

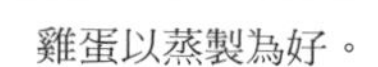

本草附方

治胎動下血：雞蛋 2 顆，打破後加入醋攪勻，服用。

小偏方大功效

1 **產後腹瀉：**紅糖水煮雞蛋，每日服用 2 顆。

2 **慢性氣管炎：**雞蛋 2 顆，白糖適量。調勻後用沸水沖服。

3 **調經養血：**雞蛋 2 顆，當歸 10 克，紅糖 30 克。用水煎服。

養生藥膳

清熱利尿、止血除煩

黃花雞蛋湯：雞蛋 2 顆，乾金針 100 克，蔥絲、薑絲、料酒、鹽各適量。將乾黃花用清水沖洗，再用溫水浸泡 30 分鐘，發開後擇洗乾淨，瀝乾水分，切段；雞蛋加鹽、料酒攪打均勻。鍋中放油燒至六分熱，放入蔥絲、薑絲，煸炒出香味，倒入金針，加少許料酒、鹽及清水，燒沸後倒入打好的蛋液，即可。

滋陰潤燥、清心安神

百合炒雞蛋：雞蛋 3 個，百合 150 克，辣椒、鹽、白糖、胡椒粉各適量。百合洗淨切片，汆水後撈出，瀝乾水分；雞蛋打散；辣椒切菱形片。鍋中放油燒至六分熱，將雞蛋下鍋炒散，然後放入百合、辣椒片，加入鹽、白糖、胡椒粉，翻炒均勻，出鍋裝盤即成。

養心安神

雞蛋家常餅：雞蛋 4 顆，麵粉 500 克，鹽、蔥花各適量。麵粉放入盆內，加入雞蛋、適量溫水，和成麵團，放置 10 分鐘後揉勻，桿成薄片，刷上植物油，撒鹽、蔥花，捲成長條狀的捲；將面卷用刀切成段，把每段盤成圓形，桿成圓餅。平底鍋中加油燒熱，放餅，直到兩面烙成金黃色後取出。

菠菜炒雞蛋：菠菜 300 克，雞蛋 2 顆，蔥絲、植物油、鹽各適量。將菠菜洗淨，切段，用沸水稍汆一下。鍋中放油燒熱後，雞蛋炒熟盛盤；鍋中再放油燒至七分熱時，用蔥絲熗鍋，然後倒入菠菜翻炒；放雞蛋，加鹽，翻炒均勻。

菠菜炒雞蛋是最普通的家常菜之一，
各種蔬菜都可搭配雞蛋炒製。

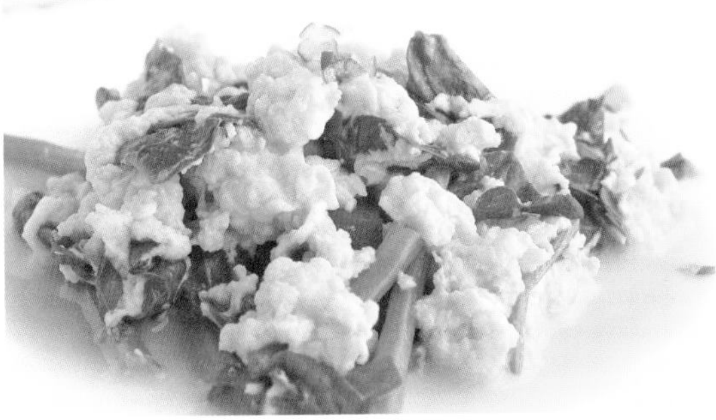

鴨蛋

釋名 鴨子生的卵，比雞蛋大顆，皮厚。

性味歸經 性涼，味甘，入心、肺、脾經。

主治 有滋陰清肺的功效，適用於病後體虛、燥熱咳嗽、咽乾喉痛、高血壓、泄瀉痢疾等病症的食療。

《醫林纂要》記載：鴨蛋可補心清肺，止熱嗽，治喉痛。百沸湯衝食，清肺火，解陽明結熱。

人群宜忌

✔**高血壓患者**：鴨蛋有降壓的功效。

✘肝腎疾病患者：鴨蛋膽固醇含量高，易加重肝腎負擔。

✘脾胃虛弱者：鴨蛋性偏涼。

搭配宜忌

✔**冬瓜與鴨蛋**：鴨蛋含有豐富的鈣，與冬瓜搭配食用，可增加人體對鈣質的吸收和利用。

✔**黑木耳與鴨蛋**：可滋腎補腦，對用腦過度、頭昏、記憶力減退等都有一定的療效。

營養成分	/ 100 克
熱量（Cal）	179
蛋白質（g）	12.6
脂肪（g）	13
碳水化合物（g）	3.1
不溶性纖維（g）	——
膽固醇（mg）	565
維生素 A（μg）	261
維生素 B1（mg）	0.17
維生素 B2（mg）	0.35
維生素 C（mg）	——
維生素 E（mg）	4.98
鈣（mg）	62
磷（mg）	226
鉀（mg）	135
鈉（mg）	106
鎂（mg）	13
鐵（mg）	2.9
鋅（mg）	1.67
硒（μg）	15.68

營養師提醒

鴨蛋中的各種礦物質含量很高，特別是身體迫切需要的鐵元素和鈣元素，對骨骼發育有益，並能預防貧血。而且，鴨蛋含有較多的維生素 B2，是補充維生素 B 群的理想食品之一。

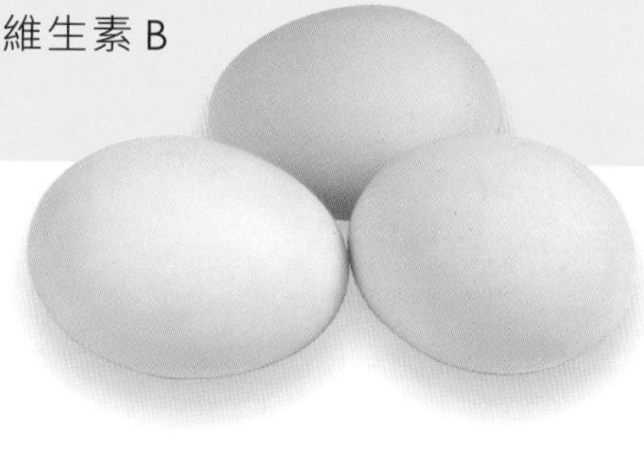

鴨蛋黃中的膽固醇含量高，高血脂症患者應少食。

小偏方大功效

1 **水腫**：鴨蛋1個，白米適量，同煮粥，用鹽調味食用。

2 **肺炎**：鴨蛋1個，蜂蜜適量。鍋中加適量清水燒沸，打入鴨蛋，再調入蜂蜜，燒片刻即成，吃蛋飲湯，早晚空腹服用。

3 **滋陰清肺**：鴨蛋2個，蒜適量，一併放入鍋中，加水適量，煮5分鐘左右，撈出鴨蛋，剝去外殼，再放入鍋中稍煮。飲湯，吃鴨蛋及大蒜。

4 **解渴除煩**：白木耳10克，鴨蛋1個，煮湯，加冰糖適量調味食用。

養生藥膳

清熱解毒、利尿消腫

馬蘭頭炒鴨蛋：馬蘭頭350克，鴨蛋2個，鹽、蔥花、植物油各適量。馬蘭頭去雜，用清水洗淨，放入沸水鍋中汆一下，撈出，擠乾水分，用刀切碎；鴨蛋磕入碗內。鍋中放油燒熱後，下入蔥花煸香，倒入鴨蛋煸炒，加入鹽炒成小塊，投入馬蘭頭炒至入味，出鍋即成。

清熱滋陰、生津養血

生地煲鴨蛋：生地黃30克，鴨蛋2個，鹽適量。將鴨蛋與生地黃加水同煮，蛋熟後，去殼再煮，煮10分鐘後，加鹽調味，即可食用。

滋陰清肺、清熱涼血

鴨蛋豆腐：豆腐400克，鹹鴨蛋黃4個，蒜苗10克，植物油、鹽、白糖、料酒、太白粉、蔥末、薑末、高湯、香油各適量。豆腐洗淨，切成小方丁，用沸水汆一下；將鹹鴨蛋黃碾成粉末；蒜苗切成末。鍋中放油燒熱後，煸炒蔥末、薑末，放入豆腐、高湯、鹽、白糖、料酒，待鍋開再放入蛋黃粉炒勻，用太白粉勾薄芡，出鍋時撒入蒜苗末，淋入香油。

豬肉鴨蛋湯：鴨蛋2個，豬肉100克，鹽、香油、青蒜各適量。豬肉洗淨，切小塊；鴨蛋磕入碗中，攪勻；青蒜切末。鍋中加水，下入豬肉，待熟時，再打入鴨蛋，熟後加入鹽，撒上青蒜末，淋香油即成。

豬肉鴨蛋湯可以滋陰補血，
是補虛養身佳品。

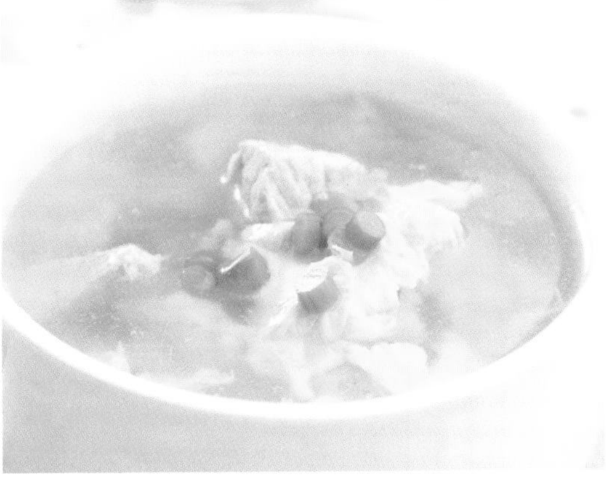

鵪鶉蛋

釋名 又名鶉鳥蛋、鵪鶉卵。鵪鶉蛋被認為是「動物中的人參」。

性味歸經 性平，味甘，入肺、脾經。

主治 有補益氣血、強身健腦、豐肌澤膚等功效，對貧血、營養不良、神經衰弱、月經失調、高血壓、支氣管炎、血管硬化等症具有調補作用。

《本草綱目》記載：鵪鶉蛋有補五臟，益中續氣，實筋骨，耐寒暑，清結熱之功效。

人群宜忌

✔**一般人群**：鵪鶉蛋可補氣益血，強筋壯骨。

✘腦血管患者：膽固醇含量高，易導致動脈硬化。

搭配宜忌

✔**紫菜與鵪鶉蛋**：可補腎養血、降血壓，適合肝腎陰虛型高血壓患者食用。

✔**白木耳與鵪鶉蛋**：可清熱解毒，通便止血。

營養成分	/ 100 克
熱量（Cal）	159
蛋白質（g）	12.8
脂肪（g）	11.1
碳水化合物（g）	2.1
不溶性纖維（g）	——
膽固醇（mg）	515
維生素 A（μg）	337
維生素 B1（mg）	0.11
維生素 B2（mg）	0.49
維生素 C（mg）	——
維生素 E（mg）	3.08
鈣（mg）	47
磷（mg）	180
鉀（mg）	138
鈉（mg）	106.6
鎂（mg）	11
鐵（mg）	3.2
鋅（mg）	1.61
硒（μg）	25.48

營養師提醒

鵪鶉蛋的營養分子較小，所以更易被吸收利用，是虛弱者及老人、兒童、孕婦的理想滋補食品。鵪鶉蛋還含有能降血壓的蘆丁等物質，是高血壓患者的理想滋補品。

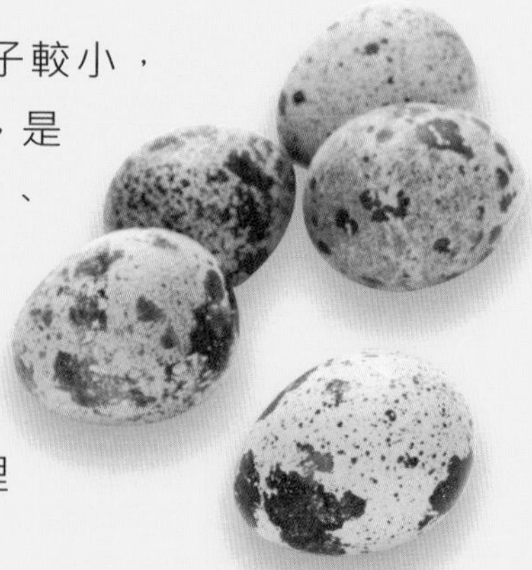

鵪鶉蛋和雞蛋營養價值相當，另有護膚美容的功效。

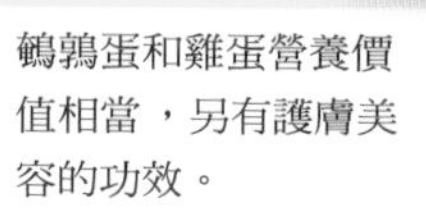

小偏方大功效

1 **病後體虛**：每日早晨用沸水沖鵪鶉蛋 2 顆，空腹食下。

2 **慢性腎炎**：鵪鶉蛋 1 顆，打入燒沸的牛奶中，每早服用 1 次，連續服用半年。

3 **小兒營養不良**：將鵪鶉蛋置於適量米湯內，煮熟，每日早晚各食用 1 顆，連續服用 2~3 個月。

4 **清熱止咳**：鵪鶉蛋 30 顆，浸泡於 30 克五味子的煎水中，1 週後取出煮食。每日服用 1 蘆丁，連續食完。

養生藥膳

補五臟、通經活血、強身健腦

花椰菜鵪鶉蛋湯：花椰菜 100 克，鵪鶉蛋 8 顆，香菇 5 朵，火腿 50 克，聖女小番茄 5 顆，鹽適量。花椰菜切小朵洗淨，放入沸水中汆；鵪鶉蛋煮熟去皮，香菇去蒂洗淨，火腿切小丁；聖女小番茄洗淨，切十字刀，備用。將香菇、火腿丁放入鍋中，加適量清水大火燒沸，轉小火再煮 10 分鐘，把鵪鶉蛋、花椰菜放入鍋中，再次燒沸，加鹽調味，出鍋裝盤時，放入聖女小番茄即可。

養陰滋潤、補氣強心，適用於頭暈眼花、失眠等症

白木耳鶉蛋羹：乾白木耳 20 克，鵪鶉蛋 10 顆，冰糖適量。白木耳泡發，蒸 1 小時；鵪鶉蛋煮熟去殼。將白木耳與鵪鶉蛋放入鍋中加水同煮，加冰糖調味。

補血活血，適用於消瘦低熱、胸脅脹痛等症

杞歸鵪鶉蛋：鵪鶉蛋 8 顆，當歸 12 克，枸杞子 10 克。鵪鶉蛋煮熟，去殼備用。將當歸、枸杞子放入鍋中，加適量清水，小火熬煮 30 分鐘，放入鵪鶉蛋，煮 10 分鐘即可。

鵪鶉蛋燒肉：五花肉 500 克，鵪鶉蛋 250 克，醬油、鹽、白糖、薑片、茴香、植物油各適量。將五花肉洗淨，切塊；鵪鶉蛋煮熟，去殼。鍋中放油燒熱後，炒五花肉至出油，然後放入適量的醬油，炒至呈棕黃色。加入清水、鹽、白糖、薑片和茴香，燒沸後撇去浮沫，再用小火燒至肉塊酥爛、湯汁濃稠，放入鵪鶉蛋稍燉即可。

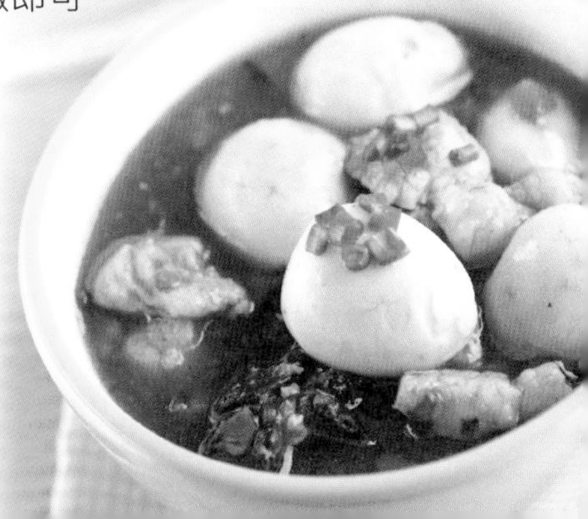

鵪鶉蛋配五花肉，香美可口，亦能強身健體。

PART 5 菌藻篇

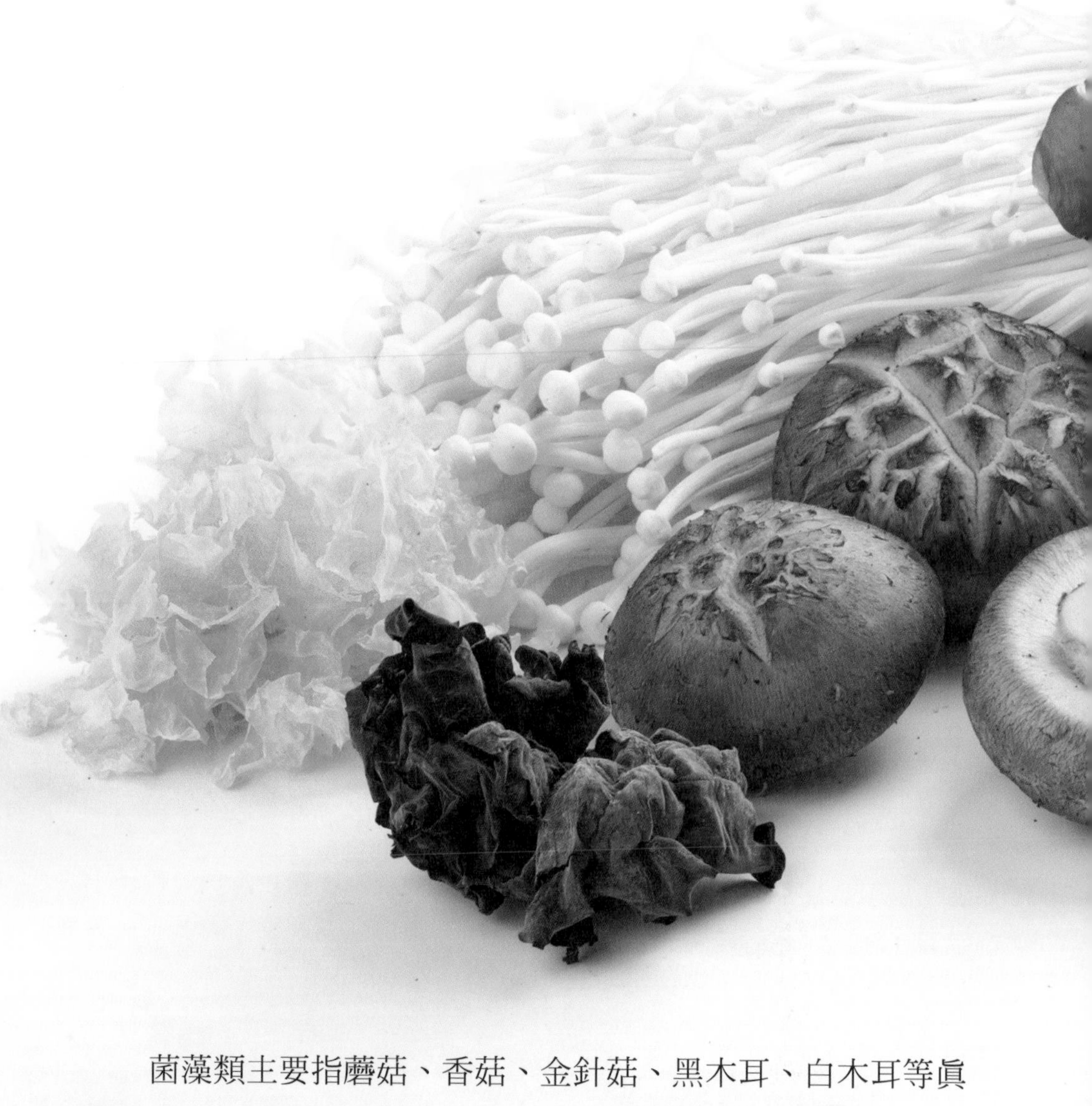

菌藻類主要指蘑菇、香菇、金針菇、黑木耳、白木耳等真菌類食物以及海帶、紫菜、裙帶菜、龍鬚菜等海藻類食物。它們都屬於比較「低等」的生物，卻富含蛋白質、膳食纖維、醣類、維生素和微量元素，具有營養和保健的雙重功效。

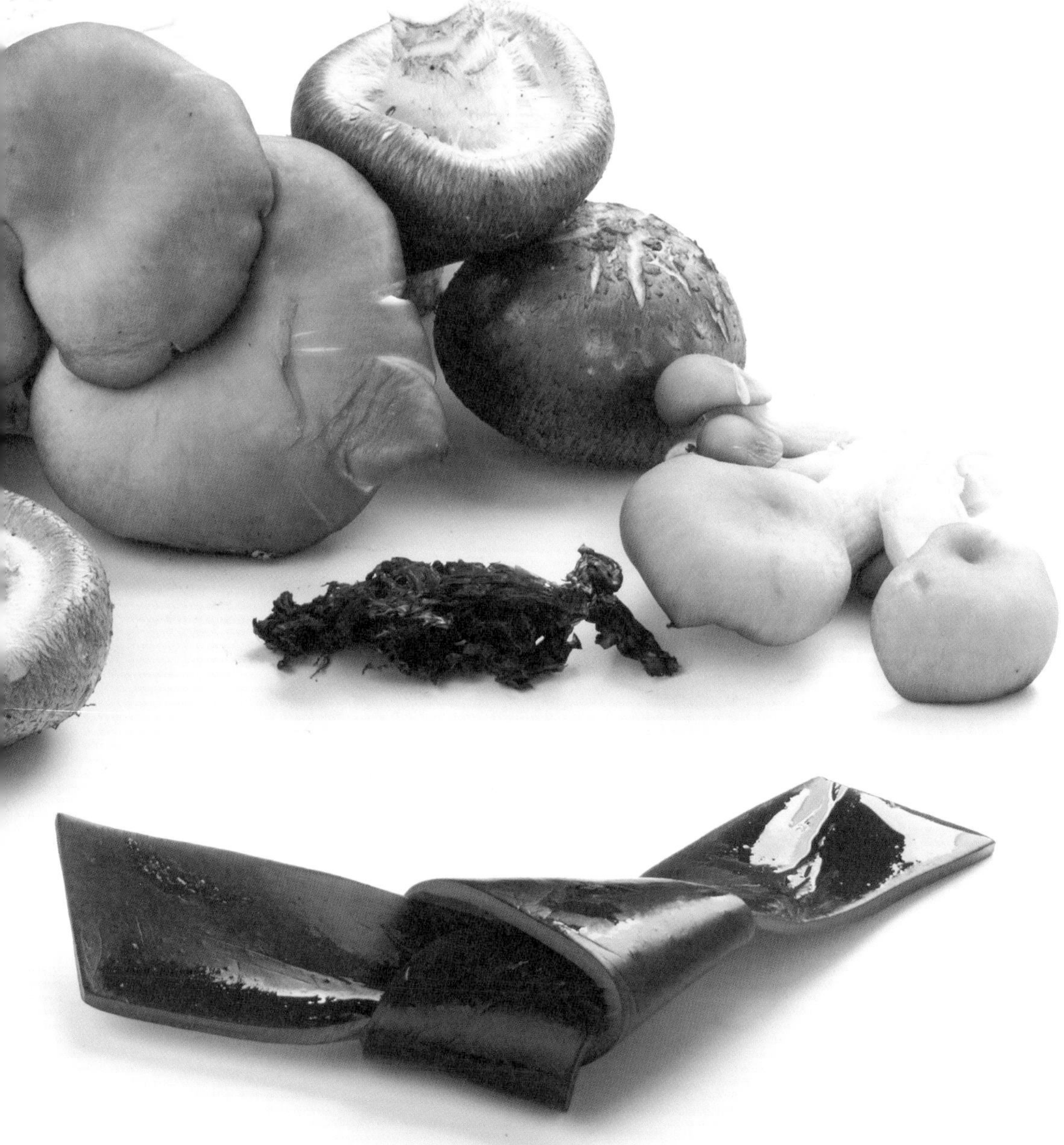

海帶

釋　　名 又名昆布、綸布，生長在海中。

性味歸經 性寒，味鹹，入胃、肝、腎經。

主　　治 消痰軟堅，清熱利水，止咳平喘，祛脂降壓，散結抗癌，用於咳喘、水腫、高血壓、冠心病、肥胖症等。

《本草綱目》記載：海帶可治各種甲狀腺腫大，頸淋巴結核潰爛。

人群宜忌

✔**乳腺增生患者：**常吃海帶，能刺激垂體，使女性體內雌性激素水平降低，恢復卵巢正常功能，預防乳腺增生。

✔**中老年人：**海帶中的岩藻多醣對降低膽固醇、防治血管硬化有較好的作用。

✔**甲狀腺腫大患者：**海帶是防治甲狀腺腫大最理想的食療品。

搭配宜忌

✔**菠菜與海帶：**二者同食對骨骼和牙齒很有益。

✔**豬排與海帶：**有潤澤肌膚的功效，適合女性食用。

✘茶與海帶：茶裡的鞣酸易與海帶中的鐵、鈣發生作用，影響其吸收。

營養成分	/ 100 克
熱量（Cal）	14
蛋白質（g）	1.1
脂肪（g）	0.1
碳水化合物（g）	3
膳食纖維（g）	0.9
膽固醇（mg）	——
維生素 A（μg）	52
維生素 B1（mg）	0.02
維生素 B2（mg）	0.1
維生素 C（mg）	——
維生素 E（mg）	0.08
鈣（mg）	241
磷（mg）	29
鉀（mg）	222
鈉（mg）	107.6
鎂（mg）	61
鐵（mg）	3.3
鋅（mg）	0.66
硒（μg）	4.9

營養師提醒

海帶中含有大量的碘，是甲狀腺機能低下者的最佳食品，常食還可令秀發潤澤烏黑。海帶中的優質蛋白質和不飽和脂肪酸還對心臟病、糖尿病、高血壓有一定的預防作用。

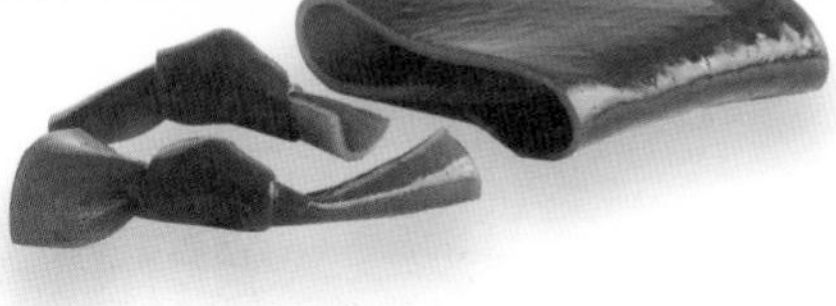

海帶是高鹼性食物，能維持體內電解質平衡，預防疾病的發生。

本草附方

治咽喉腫痛：海帶、海藻等分，搗為末，做成丸子。時時含之，咽汁。

小偏方大功效

1 **皮膚瘙癢：**海帶 50 克，紅糖適量。用水煎服，每日 1 次。

2 **高血壓：**海帶 50 克，白米適量。煮粥服用。

3 **清熱消腫：**海帶、海藻各 15 克，小茴香 6 克。用水煎服，每日 1 次。

4 **瘦身美容：**海帶粉 2 克，話梅 1 粒。沸水浸泡飲用，每日 2 次。

養生藥膳

排毒養顏

芝麻雙絲海帶：海帶 200 克，青、紅椒各半個，熟芝麻、鹽、醬油、醋、白糖、薑末、香油各適量。將青、紅椒洗淨，切成絲；海帶洗淨切絲，分別放入沸水中汆一下，撈出過白開水，瀝乾水分。取一器皿倒入海帶絲，青、紅椒絲，然後放入鹽、醬油、醋、白糖、薑末、香油攪拌均勻，取出裝入盤中，再撒入熟芝麻即可。

消痰軟堅、泄熱利水、祛脂降壓

海帶瘦肉粥：海帶 15 克，白米 100 克，豬瘦肉 50 克，蔥花、鹽各適量。海帶泡發，洗淨，切絲；白米洗淨，浸泡 20 分鐘；豬瘦肉洗淨，切小塊。將海帶、白米、豬瘦肉放入鍋內，加適量清水，大火燒沸，轉小火熬煮成粥，加蔥花、鹽即可食用。

綠豆海帶粥：綠豆、海帶各 100 克，白米 50 克。綠豆洗淨，用清水浸泡 2 小時；白米洗淨。海帶洗淨切塊，與綠豆、白米同煮成粥即可。

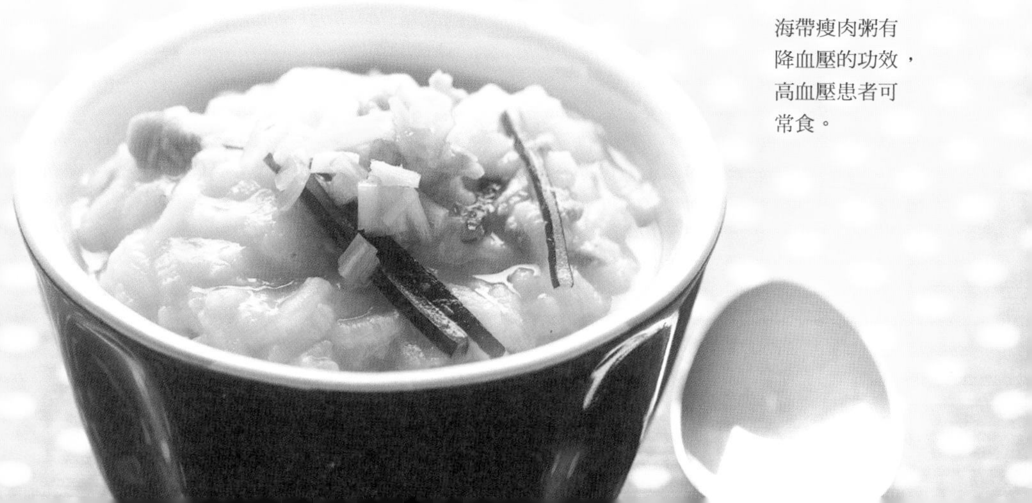

海帶瘦肉粥有降血壓的功效，高血壓患者可常食。

紫菜

釋　名 又名海苔，純青色，晒乾後則變成紫色。

性味歸經 性涼，味甘、鹹，入肺經。

主　治 具有清熱利尿、清肺化痰、補腎養心的功效，適用於水腫、慢性支氣管炎、咳嗽、腳氣、高血壓、心血管病等症。

《本草綱目》記載：紫菜可治咽喉炎。

人群宜忌

✔**兒童**：紫菜中鈣含量豐富，可以促進兒童骨骼、牙齒生長。

✔**水腫患者**：紫菜中的甘露醇有利尿消腫的作用。

✘脾胃虛弱者：易導致腹瀉。

搭配宜忌

✔**蜂蜜與紫菜**：兩者同食有益於肺及支氣管的健康。

✔**烏賊與紫菜**：二者搭配，可美容及強健身體。

✘柿子與紫菜：二者會生成不溶性結合物，易產生結石。

營養成分	/ 100 克
熱量（Cal）	249
蛋白質（g）	26.7
脂肪（g）	1.1
碳水化合物（g）	44.1
膳食纖維（g）	21.6
膽固醇（mg）	——
維生素 A（μg）	228
維生素 B1（mg）	0.27
維生素 B2（mg）	1.02
維生素 C（mg）	2
維生素 E（mg）	1.82
鈣（mg）	264
磷（mg）	350
鉀（mg）	1796
鈉（mg）	710.5
鎂（mg）	105
鐵（mg）	54.9
鋅（mg）	2.47
硒（μg）	7.22

營養師提醒

紫菜不僅味道鮮美，而且營養豐富。食用紫菜前應先放入清水中浸泡，中間換 2 次水，以免附著在紫菜上的污染物質給人體帶來傷害。

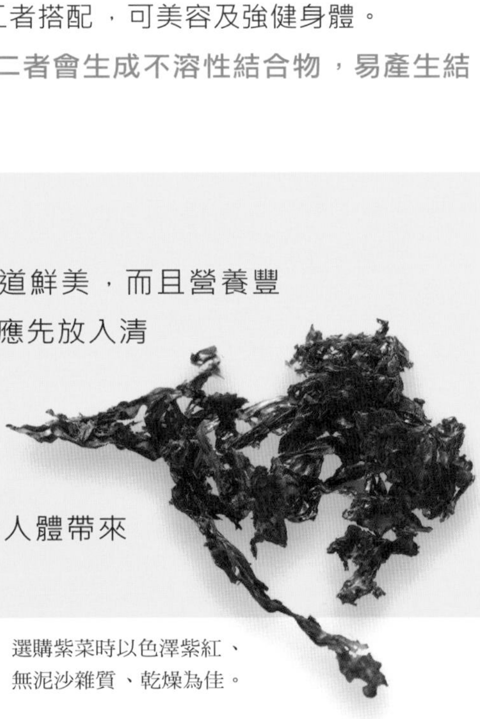

選購紫菜時以色澤紫紅、無泥沙雜質、乾燥為佳。

小偏方大功效

1 **咳嗽**：紫菜適量，放口中乾嚼，徐徐嚥下，或紫菜研末，一日2次，每次3克，蜂蜜溫水送服。

2 **淋巴結核**：紫菜10克，水煎，一日2次服，或用紫菜泡湯，每日當菜佐食，連食1~2個月。

3 **清肺化痰**：紫菜30克，蘿蔔1個，煮湯服。

4 **降壓除煩、治高血壓**：紫菜、草決明各15克，水煎服，每日3次。

5 **清熱解毒**：紫菜10克，冬瓜200克，煮湯食，每日2次。

6 **利水消腫**：紫菜、車前子各15克，水煎服。

養生藥膳

軟堅散結、清熱消痰、利水

海帶紫菜湯：紫菜50克，海帶150克，海藻100克，鹽適量。海帶洗淨，切絲；海藻、紫菜分別浸泡。將海帶、海藻、紫菜放入鍋中，加適量清水，小火燉煮30分鐘，加鹽調味即成。

清熱利水、補腎養心

黃瓜紫菜雞蛋湯：紫菜80克，黃瓜100克，雞蛋2個，鹽、胡椒粉、薑汁、醋、熟芝麻各適量。將紫菜放入清水泡軟，黃瓜洗淨切絲，雞蛋打散。鍋中加適量清水燒沸，下入紫菜滾沸3分鐘，調入鹽、胡椒粉、薑汁、醋，淋入雞蛋液，放入黃瓜絲，撒上熟芝麻即可。

補充營養，促進發育

紫菜瘦肉粥：白米100克，乾紫菜15克，豬瘦肉50克，鹽、蔥、胡椒粉、香油各適量。紫菜洗淨，白米淘洗乾淨，放入鍋中，加清水煮粥。豬肉切細末，倒入粥內，加入紫菜和鹽、蔥花、香油等，稍煮片刻，撒上胡椒粉即成。

紫菜瘦肉粥軟糯易消化，
適合給幼兒或老年人食用。

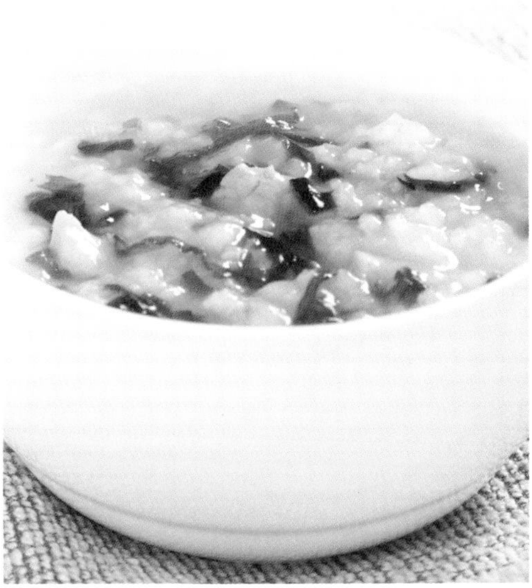

香菇

釋　名	又名花蕈、厚菇、花菇。
性味歸經	性平，味甘，入脾、胃經。
主　治	化痰理氣，益胃和中，美味助食，輔助治療食慾不振、身體虛弱、小便失禁、大便祕結、形體肥胖、腫瘤瘡瘍等症狀。

《本草綱目》記載：香菇益氣、不飢、治風破血，現代醫生認為，香菇具有抗病毒、調節免疫功能和刺激干擾素形成等功能。

營養成分	/ 100 克
熱量（Cal）	273
蛋白質（g）	20
脂肪（g）	1.2
碳水化合物（g）	61.7
膳食纖維（g）	31.6
膽固醇（mg）	——
維生素 A（μg）	3
維生素 B1（mg）	0.19
維生素 B2（mg）	1.26
維生素 C（mg）	5
維生素 E（mg）	0.66
鈣（mg）	83
磷（mg）	258
鉀（mg）	464
鈉（mg）	11.2
鎂（mg）	147
鐵（mg）	10.5
鋅（mg）	8.57
硒（μg）	6.42

人群宜忌

✔**高血壓、高血脂症患者**：香菇能降低膽固醇及血壓。

✔**癌症患者癌症患者**：多吃香菇能增強免疫力。

✘皮膚瘙癢患者：香菇為動風食品。

搭配宜忌

✔**雞肉與香菇**：可幫助排泄、改善便祕、預防中風及大腸癌。

✔**豆腐與香菇**：二者搭配可增強抗癌、降血脂的功效。

營養師提醒

香菇是傳統的「八大山珍」之一，其蛋白質中胺基酸多達 18 種。它還含有大量的麩胺酸、多種維生素以及蛋白質等，被人 稱為「植物皇后」。

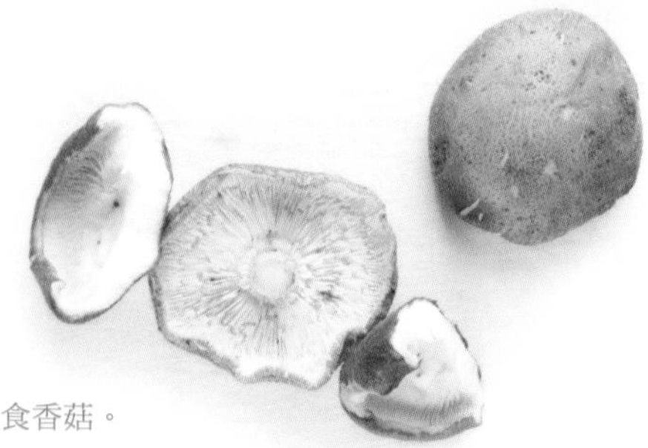

脾胃寒濕氣滯者忌食香菇。

小偏方大功效

1 **腎炎**：取 3 朵乾香菇，泡發後洗淨，去蒂，加冰糖適量共燉，溫服。

2 **胃痛**：取適量香菇焙乾，每次用 20 克，沖水，在飯前用紅糖水送下。

3 **神經衰弱**：香菇 50 克，鹽適量。煮服，每日 1 劑，10 天為一個療程。

4 **益胃和中**：香菇、豬瘦肉末各 50 克，香油、鹽、蔥末和小麥各適量。先將香菇、豬瘦肉末放入沸小麥粥中燉熟，再加上調料即可食用，每二天吃 1 次。

5 **降壓降脂**：每日取香菇 3 朵，與其他菜相配，長期食用。

6 **寧心安神**：香菇 50 克，酒 100 克。將香菇和酒同煮，每日服 2 次。

養生藥膳

提高食慾、增強體質

香菇豌豆蝦球：蝦 6 隻，雞蛋（取蛋清）1 顆，泡發香菇 25 克，豌豆 20 克，蔥段、薑末、鹽、料酒、澱粉、高湯各適量。蝦去頭、皮、尾，並挑去蝦線，洗淨，用鹽、料酒、蛋清及澱粉攪拌均勻；泡發香菇、豌豆用沸水略煮。鍋中放油燒熱後，將蝦仁放入快速煸炒，接著放入蔥段、薑末煸炒，再將香菇、豌豆和適量的高湯加入，高湯燒沸即可。

潤腸通便

香菇白菜：香菇 80 克，平菇 20 克，白菜 350 克，蔥段、鹽各適量。白菜洗淨，切片；香菇、平菇去蒂洗淨，切碎。鍋中放油燒熱後，放白菜炒至半熟，加入香菇、鹽、蔥段和適量的清水，小火煮爛即可。

香菇肉粥：白米 100 克，香菇 3 朵，豬肉餡 100 克，醬油適量。香菇泡好、去蒂，切絲；肉餡加入醬油攪拌均勻。白米洗淨，放入鍋內加入水，用大火煮至半熟。分別將肉餡、香菇放入鍋中快炒，炒熟後倒入半熟的粥內，煮熟即成。

香菇白菜鹹鮮可口，適合妊娠早期胃口不佳者，還有潤腸通便的功效。

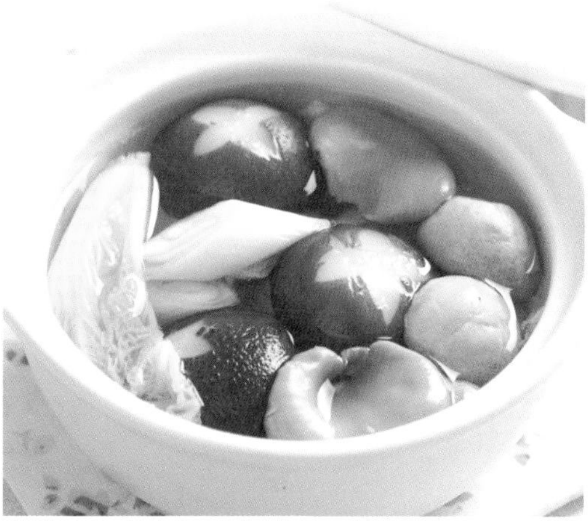

平菇

釋　名　又名側耳、糙皮側耳、蠔菇、黑牡丹菇。

性味歸經　性涼，味甘，入肺、脾經。

主　治　補脾除濕，緩和拘攣，用於脾胃虛弱、食慾不振、手足麻木等，也可用於腫瘤的防治。

《日用本草》記載：平菇有益氣、殺蟲作用。

人群宜忌

✔**一般人群：**平菇補虛，老少皆宜。

✔**癌症患者：**平菇具有直接的防癌作用。

搭配宜忌

✔**韭黃與平菇：**二者同食能增加體力，促進腸胃蠕動。

✔**牛肉與平菇：**可提供豐富的蛋白質、多醣及多種維生素，常食能夠防癌抗癌，增強人體免疫力。

✔**豬肉與平菇：**二者同食改善人體新陳代謝、增強體質、防癌、抗癌。

營養成分	/ 100 克
熱量（Cal）	24
蛋白質（g）	1.9
脂肪（g）	0.3
碳水化合物（g）	4.6
膳食纖維（g）	2.3
膽固醇（mg）	——
維生素 A（μg）	2
維生素 B1（mg）	0.06
維生素 B2（mg）	0.16
維生素 C（mg）	4
維生素 E（mg）	0.79
鈣（mg）	5
磷（mg）	86
鉀（mg）	258
鈉（mg）	3.8
鎂（mg）	14
鐵（mg）	1
鋅（mg）	0.61
硒（μg）	1.07

營養師提醒

平菇含有抗腫瘤細胞的硒、多醣體等物質，對腫瘤細胞有很強的抑製作用，且具有免疫特性。平菇含有的多種維生素及礦物質可以改善人體新陳代謝，增強體質，調節植物神經功能，故可作為體弱患者的營養品，對婦女更年期綜合症也可起調理作用。

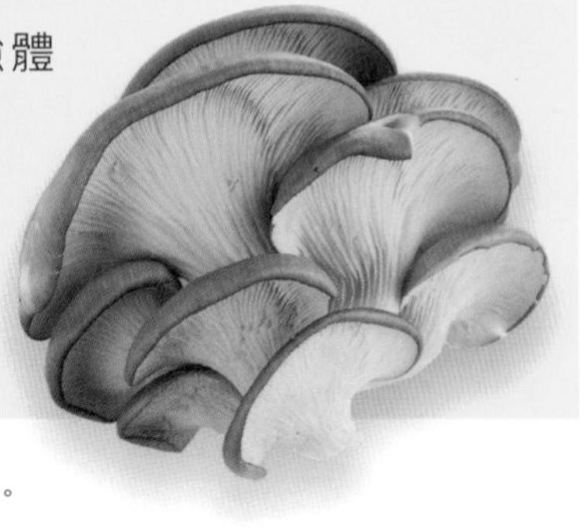

食用前要清洗乾淨平菇表面的黏稠物。

小偏方大功效

1 **早期子宮頸癌**：平菇 50 克。每日 2 次煮食，常吃有效。

2 **消化不良**：平菇 60 克。水煎服，每日 2 次。

3 **健脾益胃**：平菇 100 克，豬瘦肉 90 克。加水清燉，加鹽調味佐膳，每日 2 次。

4 **防癌抗癌**：平菇 100 克，花椰菜 250 克。炒食。

養生藥膳

改善人體新陳代謝，增強體質

蒜燒平菇：平菇 500 克，蒜 1 頭，植物油、醬油、料酒、胡椒粉、鹽、太白粉各適量。平菇洗淨，撕成大片，投入沸水中汆透，取出擠乾水分；蒜切片。鍋中放油燒熱後，下蒜片爆香，烹入料酒、醬油，加適量清水，隨即下平菇、鹽、胡椒粉，燒沸，轉用小火把平菇燒透入味，淋入太白粉勾芡即可。

健脾益氣

醬爆平菇：取平菇 400 克，擇洗乾淨，撕成條。鍋置火上，倒入水燒沸，放入平菇汆水，撈起擠淨水分。淨鍋置火上，倒入油燒熱後，下薑絲、蔥花爆香，烹入甜麵醬，倒入平菇，調入鹽翻炒均勻，加入太白粉勾芡，淋入香油，裝盤即可。

防癌抗癌

花椰菜蘑菇：平菇、金針菇各 100 克，花椰菜 200 克，植物油、鹽各適量。平菇洗淨，撕成小條；金針菇洗淨，切成小段；花椰菜掰成小朵，洗淨。鍋中放油燒熱後，放入花椰菜翻炒勻，加少許水燜煮 3 分鐘。放入平菇、金針菇炒至熟，加鹽調味，炒勻即可。

平菇蛋湯：平菇 200 克，洗淨，撕成薄片，在沸水中略汆一下，撈出待用；將 3 個雞蛋磕入碗中，加料酒、少許鹽攪勻；油菜洗淨切段。鍋中放油燒熱後，下油菜煸炒，放入平菇，倒入適量清水燒沸，加鹽、醬油，倒入雞蛋液，再燒沸即成。

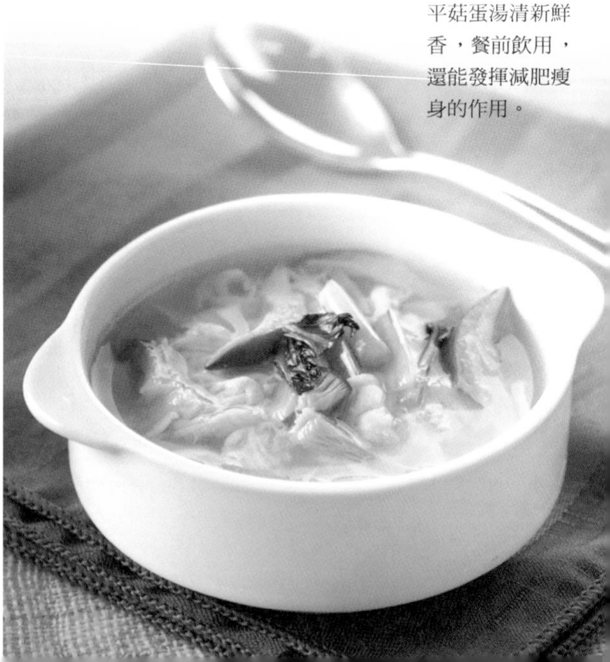

平菇蛋湯清新鮮香，餐前飲用，還能發揮減肥瘦身的作用。

猴頭菇

釋名 猴頭菇，外形似猴子的頭，因而得名。又像刺猬，故又有「刺猬菌」之稱。

性味歸經 性平，味甘，入脾、胃、心經。

主治 具有健胃、補虛、抗癌、益腎精的功效，輔助治療食少便稀、神經衰弱、食道癌、胃癌、眩暈、陽痿等病症。

《中國藥用真菌》記載：猴頭菇性平、味甘，能利五臟、助消化、滋補、抗癌。

營養成分	/ 100 克
熱量（Cal）	21
蛋白質（g）	2
脂肪（g）	0.2
碳水化合物（g）	4.9
膳食纖維（g）	4.2
膽固醇（mg）	——
維生素 A（μg）	——
維生素 B1（mg）	0.01
維生素 B2（mg）	0.04
維生素 C（mg）	4
維生素 E（mg）	0.46
鈣（mg）	19
磷（mg）	37
鉀（mg）	8
鈉（mg）	175.2
鎂（mg）	5
鐵（mg）	2.8
鋅（mg）	0.4
硒（μg）	1.28

人群宜忌

✔**一般人群：**食用猴頭菇，有滋補強身的作用。

✔**潰瘍、炎症患者：**猴頭菇有抗潰瘍和抗炎作用。

✔**癌症患者：**猴頭菇能抑制癌細胞中遺傳物質的合成，從而可以預防消化道癌症和其他惡性腫瘤。

搭配宜忌

✔**海帶與猴頭菇：**二者同食可輔助治療淋巴癌、陰虛證等。

✔**雞肉與猴頭菇：**利五臟、安心神、助消化。

✔**蝦仁與猴頭菇：**二者搭配可催乳，輔助治療產後體虛症。

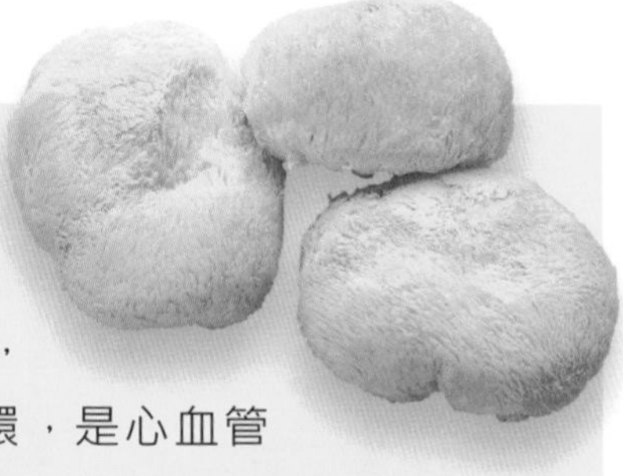

營養師提醒

猴頭菇能降低血膽固醇和三酸甘油酯含量，調節血脂，利於血液循環，是心血管病患者的理想食品。猴頭菇含有的多醣體、多肽類及脂肪物質，能抑制癌細胞中遺傳物質的合成，從而預防和輔助治療消化道癌症和其他惡性腫瘤。

多吃猴頭菇能夠輔助治療輕度神經衰弱。

小偏方大功效

1 **消化不良**：猴頭菇 60 克，以溫水浸軟後，切成薄片，加水煎湯，稍加黃酒服。

2 **胃炎**：猴頭菇 20 克，加水煎煮，連煎 2 次，每次用小火煎煮 30 分鐘，取汁，早晚空腹服用，連服 2 個月。

3 **養血益氣**：雞 1 隻，切塊，煮湯取汁，將猴頭菇 150 克切片，放入湯中煮熟食。

4 **寧心安神**：猴頭菇 30 克，酸棗仁 15 克。水煎服。

養生藥膳

助消化、補虛損、健脾胃

肚片炒猴頭菇：乾猴頭菇 30 克，熟豬肚 250 克，韭菜 80 克，植物油、香油、鹽、白糖、胡椒粉、料酒各適量。將乾猴頭菇用溫水泡發，洗淨，切片，入沸水鍋汆去苦味，撈出控干水；熟豬肚切成片。鍋中放油燒熱後，下熟豬肚片、猴頭菇片煸炒，加料酒、鹽、白糖、韭菜，淋上香油，炒勻後裝盤，撒上胡椒粉即可。

開胃健脾

菜心炒猴頭菇：猴頭菇 800 克，火腿片 20 克，油菜心 120 克，雞蛋 2 個，蔥段、薑片、鹽、太白粉、雞湯、熟豬油各適量。猴頭菇洗淨切片，入沸水鍋內汆 10 分鐘，撈出，控干水，放碗內，加蔥段、薑片、鹽、雞湯，上籠蒸 35 分鐘，取出去湯汁，去蔥、薑。在雞蛋清碗內加太白粉、雞湯調成糊，塗在猴頭菇片上，投入燒熱的熟豬油鍋中炸成黃色出鍋。鍋內留底油，燒熱後下火腿片、油菜心翻炒，倒入猴頭菇片、雞湯燒沸，用太白粉勾芡即可。

猴頭菇娃娃菜：猴頭菇、香菇各 70 克，娃娃菜 300 克，蔥段、薑片、料酒、鹽、太白粉各適量。將猴頭菇、香菇洗淨，放入沸水鍋中汆水，然後放入涼水中浸涼，待用。娃娃菜洗淨切段。鍋中放油燒熱後，加入所有原材料，及蔥段、薑片、料酒、鹽，熟時用太白粉勾芡即可。

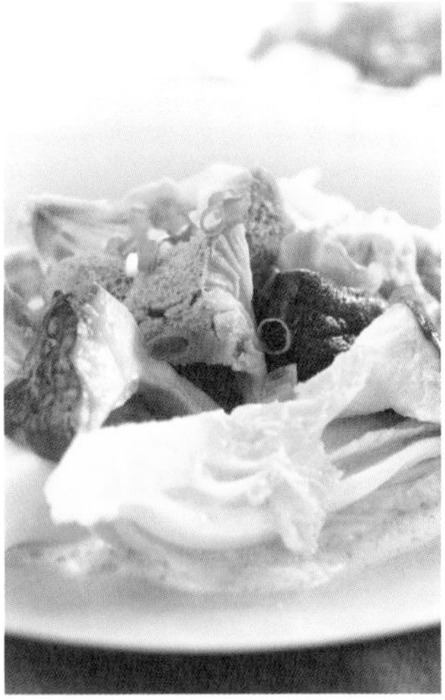

猴頭菇娃娃菜中加入高湯燉煮片刻，味道更加鮮香。

金針菇

《中國藥用真菌》記載：金針菇利肝臟，益腸胃，抗癌，經常食用可預防和治療肝臟系統及胃腸道潰瘍。

釋　名　學名毛柄金錢菌，因其菌柄細長，似金針菜，故稱金針菇。

性味歸經　性平，味甘，入肺、胃、腎經。

主　治　有利肝臟、益腸胃、增智、抗癌等功效，常食用可以降低膽固醇，對高血壓、胃腸道潰瘍、肝病、高血脂症等有一定的防治功效。

營養成分	/ 100克
熱量（Cal）	32
蛋白質（g）	2.4
脂肪（g）	0.4
碳水化合物（g）	6
膳食纖維（g）	2.7
膽固醇（mg）	——
維生素A（μg）	5
維生素B1（mg）	0.15
維生素B2（mg）	0.19
維生素C（mg）	2
維生素E（mg）	1.14
鈣（mg）	——
磷（mg）	97
鉀（mg）	195
鈉（mg）	4.3
鎂（mg）	17
鐵（mg）	1.4
鋅（mg）	0.39
硒（μg）	0.28

人群宜忌

✔**兒童**：金針菇富含的離胺酸和精胺酸能促進兒童生長發育，增強記憶，提高智力。

✔**高血壓患者**：金針菇是一種高鉀低鈉食品，可防治高血壓。

搭配宜忌

✔**蔥與金針菇**：二者同食可消除疲勞、集中注意力，並具護膚效果。

✘**金針菇與羊肉：同食會影響人體消化能力與健康。**

營養師提醒

由於新鮮的金針菇中含有秋水仙素，大量生食後容易刺激腸胃與呼吸道黏膜，可能出現噁心、嘔吐、腹痛、腹瀉，甚至出現發熱、影響電解質平衡的症狀，所以要煮熟食用，以便將秋水仙素分解破壞。

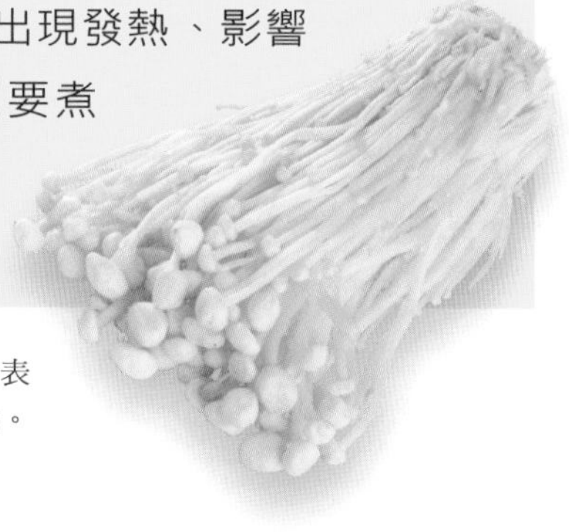

金針菇汆後再炒，能夠去除表面黏液，吃起來口感更爽脆。

小偏方大功效

1 **肝胃痛**：金針菇 40 克。加冰糖適量共燉，溫服。

2 **高血脂症**：金針菇 50 克。鹽適量，水煮服。

3 **清熱消暑**：金針菇 250 克，豆芽 150 克。洗淨，用沸水汆熟，濾去水。加入蔥末、蒜末、薑、醬油、醋、鹽、香油等，拌勻即可。

4 **補益腸胃**：金針菇 150 克，豬瘦肉 250 克。燒沸水，先加入肉片燒沸，入金針菇，加鹽適量，金針菇熟即可。

養生藥膳

清肝利膽

蠔油扁豆金針菇：金針菇 200 克，扁豆 300 克，聖女小番茄 50 克，鹽、蠔油、植物油各適量。將扁豆的豆筋摘除，洗淨，並切成細絲備用；金針菇洗淨，入沸水中汆一下，過一遍冷水，擠乾水分備用；聖女小番茄洗乾淨，對切成兩半備用。鍋中放油燒熱後，放入扁豆炒到顏色變綠，水分變少，稍微變軟，放入金針菇和聖女小番茄，翻炒兩下，加入蠔油、鹽快速翻炒均勻即可。

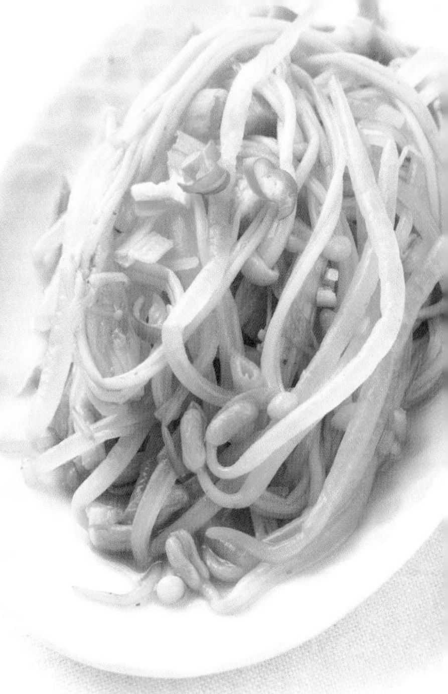

豆芽涼拌金針菇能夠清熱去火，適宜夏秋時節食用。

清熱消水，適用於腸炎

豆芽涼拌金針菇：泡發金針菇 250 克，綠豆芽 200 克，薑、蔥、醬油、醋、鹽、胡椒、香油各適量。將泡發金針菇洗淨，綠豆芽去雜質，洗淨，分別在沸水鍋中汆一下，放碗內，加入薑、蔥、醬油、鹽、醋、胡椒，淋上香油即可。

雙鮮拌金針菇：金針菇 500 克，鮮魷魚、熟雞脯肉各 200 克，鹽、高湯、香油各適量。金針菇洗淨，入沸水中汆熟撈出，瀝去水分，盛入碗內。鮮魷魚去外膜，洗淨，切細絲，下沸水鍋汆熟，撈起。將熟雞脯肉切成細絲，與魷魚絲一起放入金針菇碗內，然後加高湯、鹽、香油拌勻即成。

白木耳

釋名 又稱銀耳、雪耳、銀耳子。

性味歸經 性平，味甘，入肺、胃、腎經。

主治 強精補腎，潤腸益胃，補氣和血，美容嫩膚，延年益壽，用於肺熱咳嗽、肺燥乾咳、婦女月經失調、胃炎、大便祕結等症。

《本草問答》記載：潤肺生津，可生津活血、滋陰補陽，尤能治腸風下血、婦女帶症。

人群宜忌

✔**愛美人士：**白木耳湯可以潤膚，並能消除臉部黃褐斑、雀斑。

✔**陰虛火旺者：**白木耳具有補脾開胃、益氣清腸、安眠健胃、養陰清熱、潤燥的功效。

搭配宜忌

✔**菠菜與白木耳：**二者燉湯，可滋陰潤燥、補氣利水。

✔**黑木耳與白木耳：**二者搭配，對久病體弱、腎虛腰背痛效果很好。

營養成分	/ 100 克
熱量（Cal）	260
蛋白質（g）	10
脂肪（g）	1.4
碳水化合物（g）	67.3
膳食纖維（g）	30.4
膽固醇（mg）	——
維生素 A（μg）	8
維生素 B1（mg）	0.05
維生素 B2（mg）	0.25
維生素 C（mg）	——
維生素 E（mg）	1.26
鈣（mg）	36
磷（mg）	369
鉀（mg）	1588
鈉（mg）	82.1
鎂（mg）	54
鐵（mg）	4.1
鋅（mg）	3.03
硒（μg）	2.95

營養師提醒

白木耳中富含維生素 D，能防止鈣流失，對生長發育十分有益。又因為它富含硒等微量元素，可以增強身體抗腫瘤的能力，還能增強腫瘤患者對放療、化療的耐受力。白木耳富有天然植物性膠質，有滋陰作用。

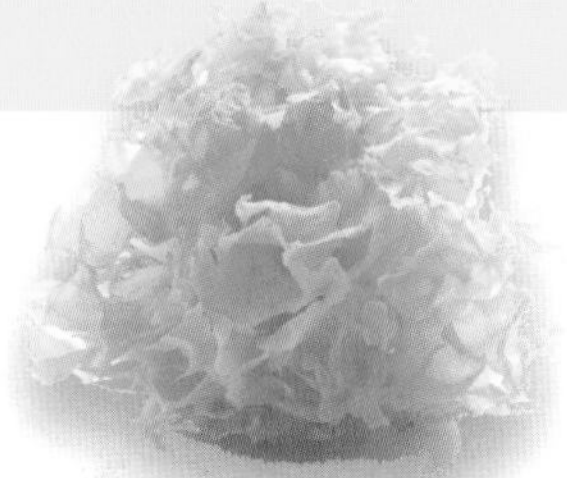

泡發白木耳宜用溫水，涼水不宜泡發。

小偏方大功效

1 **小便不利**：白木耳 50 克。泡發洗淨，掰成塊煮湯。

2 **腹脹腹痛**：白木耳 60 克。用白開水洗淨，放入玻璃瓶中，再倒入白開水，密封浸泡，1 日後即可食用。

3 **清熱消炎**：白木耳洗淨掰成小塊，放入盤內，加白糖或醋拌勻，即可食用。

4 **養血潤燥**：白木耳 50 克，大棗 10 個，冰糖適量。將白木耳用清水泡發，加冰糖、大棗，隔水燉 1 小時，於早晨空腹服下。每日 1 次，連用數天。

養生藥膳

預防便祕

橘瓣白木耳羹：白木耳 20 克，橘子 100 克，冰糖適量。將白木耳用清水浸泡 2 小時，擇去老根，撕成小塊，洗淨備用；橘子去皮，掰好橘瓣，備用。鍋中加清水，放入泡好的白木耳，燒沸後轉小火，煮至白木耳軟爛，將橘瓣和冰糖放入，再用小火煮 5 分鐘即可。

清胃瀉火、健脾和胃

竹筍白木耳炒雞蛋：竹筍 200 克，白木耳 50 克，雞蛋 1 顆，植物油、鹽各適量。竹筍洗淨，去殼，切條；白木耳用溫水浸泡，去蒂；雞蛋打散。鍋中放油燒熱後，倒入蛋液翻炒至熟，盛出；另起油鍋，放入竹筍、白木耳翻炒至七分熟，加入炒好的雞蛋，翻炒至熟，加鹽調味即可。

扒白木耳：白木耳 50 克，豆苗 100 克，鹽、料酒、雞油各適量。將白木耳用溫水充分泡發，去根洗淨，用沸水汆一下，撈出；豆苗洗淨，用沸水汆熟。鍋中放入適量清水，下鹽、料酒，放入白木耳煮 2~3 分鐘，淋上雞油，翻炒後入盤內，撒上豆苗即成。

橘瓣白木耳羹有滋養肺胃、生津潤燥、理氣開胃、化痰止咳的功效。

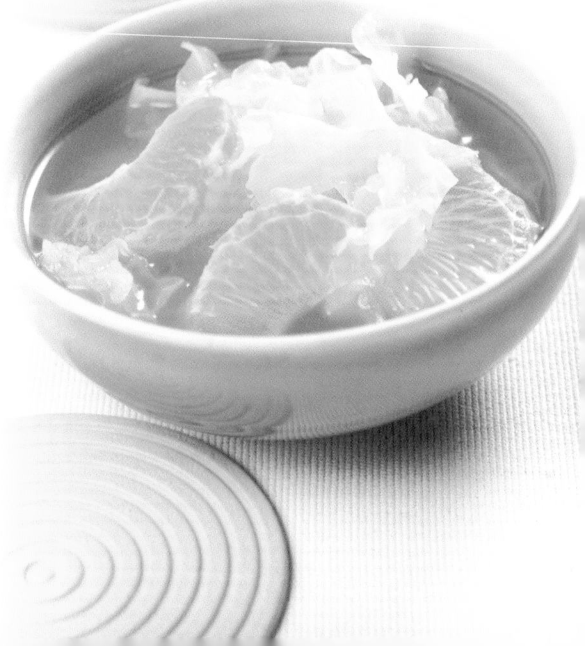

黑木耳

釋　　名 別名光木耳。

性味歸經 性平，味辛，入胃、大腸經。

主　　治 具有益氣潤肺、補腦強志、涼血活血、養容養顏等功效，主治氣虛或血熱所致的腹瀉、崩漏、尿血、齒齦疼痛、脫肛、便血等病症。

《本草綱目》記載：有補氣益智、潤肺補腦、活血止血的功效。

營養成分	/ 100 克
熱量（Cal）	26
蛋白質（g）	1.5
脂肪（g）	0.2
碳水化合物（g）	6
膳食纖維（g）	2.6
膽固醇（mg）	——
維生素 A（μg）	3
維生素 B1（mg）	0.01
維生素 B2（mg）	0.05
維生素 C（mg）	1
維生素 E（mg）	7.51
鈣（mg）	34
磷（mg）	12
鉀（mg）	52
鈉（mg）	8.5
鎂（mg）	57
鐵（mg）	5.5
鋅（mg）	0.53
硒（μg）	0.46

人群宜忌

✔**消化不良者**：黑木耳對人體消化系統有清潤作用。

✔**腦血栓患者**：黑木耳有降低血栓的作用。

✘脾虛消化不良、腹瀉者：黑木耳有滑腸作用。

✘出血性疾病患者：黑木耳能活血抗凝，凝血機能異常的人不宜食用。

搭配宜忌

✔**豆腐與黑木耳**：二者同食可降低人體內的膽固醇，預防高血脂症的發生。

✔**豬腰與黑木耳**：二者同食可輔助治療久病體弱、腎虛腰背痛等症。

✘茶與黑木耳：二者同食會降低人體對鐵的吸收。

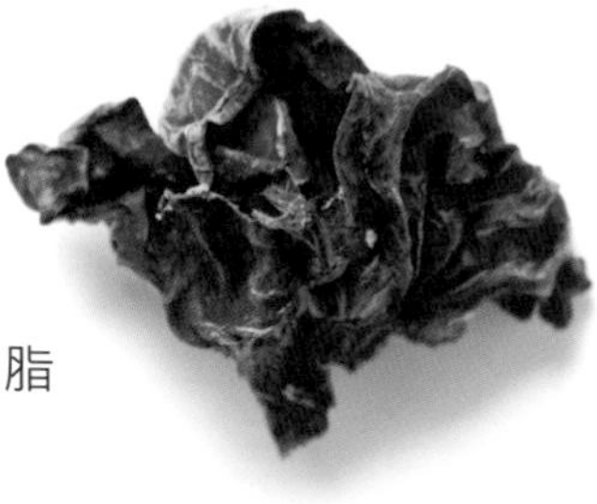

黑木耳有很強的吸附作用，能夠清理肺部和消化道的雜質。

營養師提醒

黑木耳中鐵含量極為豐富，為豬肝的7倍多，常吃黑木耳能養血駐顏，令人肌膚紅潤，容光煥發，並可防治缺鐵性貧血。黑木耳能減少血液凝塊，預防血栓的發生，能防治動脈粥樣硬化和冠心病。

本草附方

1 **治女子崩漏**：將黑木耳炒黑研末，用酒送服，每日3次，有效。

2 **治鼻出血**：黑木耳炒焦為末，塞入鼻中有效。

3 **治小便血淋疼痛**：用黑木耳、槲白皮各2錢，煎水服用。

小偏方大功效

1 **便血**：黑木耳30克，溫水浸泡，洗淨，以水煮爛後，加白糖適量服用。

2 **崩漏**：黑木耳120克，燉爛，拌紅糖食用。

3 **便祕**：黑木耳100克，煮熟至爛，調鹽適量，分4~6次食用。

4 **潤燥通便**：黑木耳、黑芝麻各60克。黑木耳和黑芝麻分別分為2份，1份炒焦，1份生用。每次取生熟混合藥材15克，沸水沖泡，代茶飲。

5 **養血止血**：黑木耳30克，大棗5個，冰糖適量。煮湯食用，每日1劑，連服有效。

養生藥膳

溫中補虛、健脾利水

黑木耳清蒸鯽魚：鯽魚1條，泡發黑木耳100克，泡發香菇2朵，薑片、蔥段、料酒、鹽、白糖各適量。泡發黑木耳洗淨，撕成小片；泡發香菇洗淨，去蒂後撕片。將鯽魚收拾乾淨，放入碗中，加入薑片、蔥段、料酒、白糖、鹽，然後放上黑木耳、香菇片，上籠蒸30分鐘，取出即可。

活血化瘀，適用於產後惡露不淨

益母草黑木耳湯：益母草10克，乾黑木耳20克，冰糖適量。益母草洗淨後用紗布包好，紮緊口，備用；黑木耳用清水泡發後，去蒂洗淨，撕成碎片。鍋中放入益母草藥包、黑木耳，加適量清水，用中火煎煮30分鐘，出鍋前取出益母草藥包，放入冰糖調味。

魚頭黑木耳湯：魚頭1個，冬瓜100克，泡發木耳50克，植物油、鹽、蔥段、料酒、薑片各適量。將魚頭收拾乾淨，抹上鹽；冬瓜洗淨切片。鍋中放油燒熱後，將魚頭沿鍋邊放入，煎至兩面金黃時，烹入料酒，加鹽、蔥段、薑片、清水，燒沸，小火燜20分鐘。放入冬瓜、黑木耳，燒沸即可。魚頭黑木耳湯裡還可以放一點豆腐，能夠增強鈣的吸收。

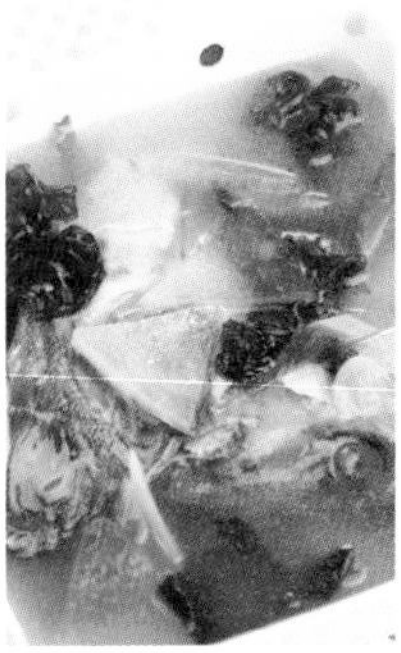

PART 6

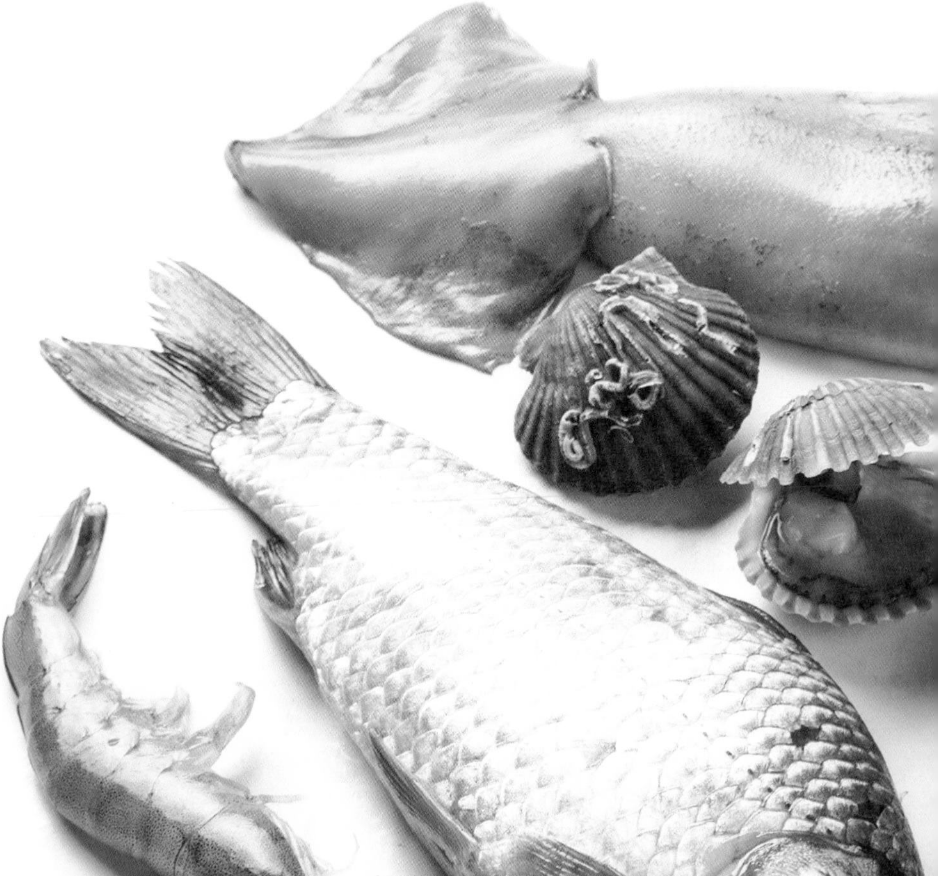

水產篇

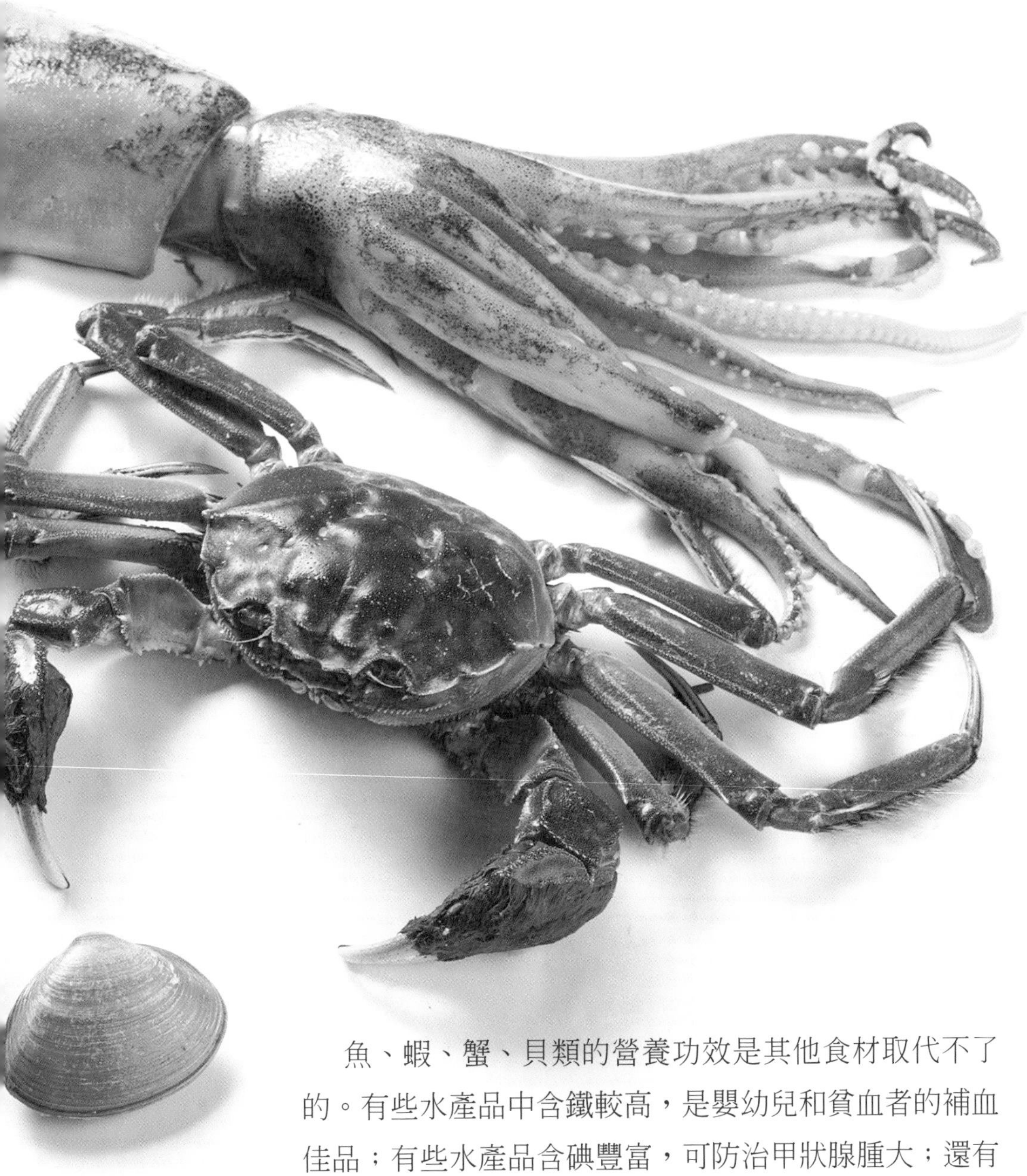

魚、蝦、蟹、貝類的營養功效是其他食材取代不了的。有些水產品中含鐵較高，是嬰幼兒和貧血者的補血佳品；有些水產品含碘豐富，可防治甲狀腺腫大；還有一些水產品富含鈣和磷，有助於人體骨骼和大腦的發育，對治療佝僂病、骨質疏鬆大有裨益。

鯉魚

釋名	鱗有十字紋理，所以名鯉。
性味歸經	性平，味甘，入脾、腎經。
主治	有補脾健胃、利水消腫、通乳、止咳的功效，輔助治療各種水腫、腹脹、少尿、乳汁不通等症。

《本草綱目》記載：鯉魚煮食，可治欬逆上氣、黃疸、口渴，通利小便。

營養成分	/ 100 克
熱量（Cal）	109
蛋白質（g）	17.6
脂肪（g）	4.1
碳水化合物（g）	0.5
膳食纖維（g）	——
膽固醇（mg）	84
維生素 A（μg）	25
維生素 B1（mg）	0.03
維生素 B2（mg）	0.09
維生素 C（mg）	——
維生素 E（mg）	1.27
鈣（mg）	50
磷（mg）	204
鉀（mg）	334
鈉（mg）	53.7
鎂（mg）	33
鐵（mg）	1
鋅（mg）	2.08
硒（μg）	15.38

人群宜忌

✔**孕婦：**鯉魚對孕婦胎動不安、妊娠性水腫有很好的食療效果。

✔**肝病患者：**鯉魚可輔助治療肝硬化、肝腹水等症。

✘皮膚潰瘍患者：鯉魚為發物。

搭配宜忌

✔**白菜與鯉魚：**二者同食含有豐富的蛋白質、碳水化合物、維生素 C 等多種營養素，有很好的補益作用。

✘甘草與鯉魚：二者性味相反，對身體健康不利。

營養師提醒

鯉魚中的蛋白質不但含量高，而且質量也佳，人體吸收率可達 96%。鯉魚的脂肪多為不飽和脂肪酸，能很好地降低膽固醇，可以防治動脈硬化、冠心病。

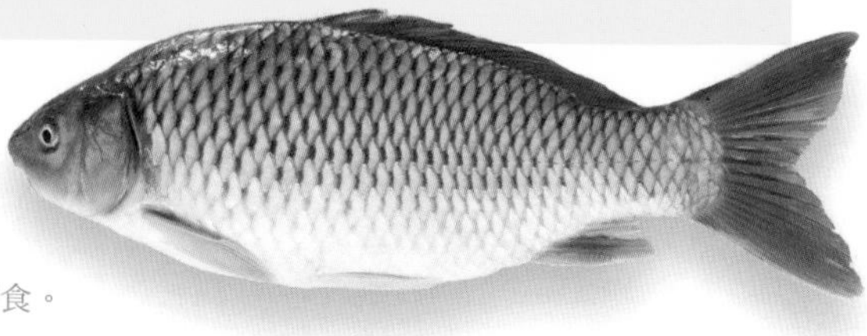

鯉魚忌與綠豆同食。

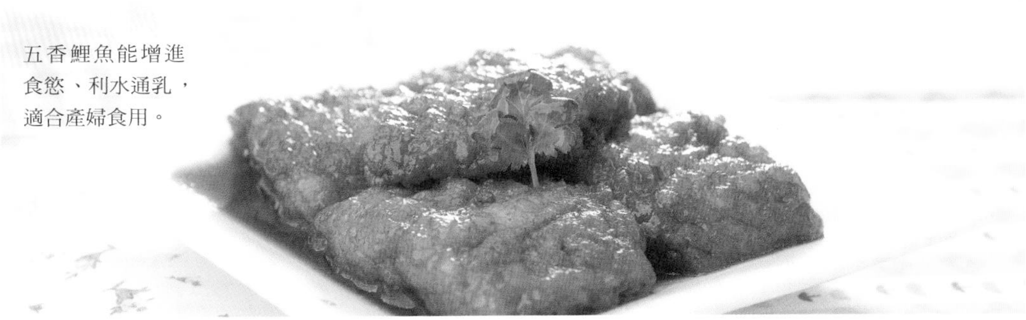
五香鯉魚能增進
食慾、利水通乳，
適合產婦食用。

本草附方

治水腫：鯉魚 1 尾，醋 3 升，煮乾食用。

小偏方大功效

1 **胃痛**：鯉魚 250 克，胡椒、薑片各適量。燉湯喝，每日 1 次。

2 **產後乳少**：鯉魚 300 克，白米適量。共煮粥淡食。

3 **利水消腫**：鯉魚 1 條，紅豆 500 克。燉熟食用。

4 **強精補腎**：鯉魚 500 克，首烏 10 克。同煮熟，撒入花椒末、胡椒粉調味食用。

5 **安胎**：鯉魚 500 克，薑片、蔥末、料酒各適量。同煮湯淡食。

養生藥膳

補腎利水，適用於腎病水腫、四肢不溫等症

大棗黑豆燉鯉魚：鯉魚 1 條，黑豆 50 克，大棗 30 克，薑片、料酒、鹽、胡椒粉各適量。將鯉魚剖洗乾淨，用料酒、薑片醃漬待用。把黑豆放入鍋中，用小火炒至豆衣裂開，取出。將鯉魚、黑豆、大棗一起放入燉盅內，加入適量沸水，用中火隔水燉 3 小時，放入胡椒粉、鹽拌勻便成。

補虛除濕、清熱退黃

翡翠鯉魚：鯉魚塊 500 克，西瓜皮 250 克，茯苓皮 50 克，醬油、醋、鹽、植物油各適量。西瓜皮洗乾淨，削去表面綠色硬皮，切成菱形片；茯苓皮洗淨，鯉魚洗乾淨。鍋中放油燒熱後，放入鯉魚稍煎，再加入醬油、醋，蓋上鍋蓋稍燜；加入西瓜皮、茯苓皮和適量清水，用小火燜入味，最後放鹽即可。

五香鯉魚：鯉魚塊 500 克，植物油、鹽、料酒、醬油、蔥段、薑片、五香粉各適量。將鯉魚用鹽、料酒、醬油拌勻醃 30 分鐘。鍋中放油燒熱後，將魚塊逐個油炸，炸至棕黃色起殼時撈出；再起熱油鍋，放入蔥段、薑片，倒入已炸好的魚塊，加水漫過魚麵；加醬油、料酒，入味後撒上五香粉。

草魚

釋　名	又稱白鯇、草根魚、厚魚。
性味歸經	性溫，味甘，歸脾、腎經。
主　治	有平肝、祛風、活痺、暖胃的作用，可輔助治療脾胃虛寒、風寒頭痛等症。

《本草綱目》記載：草魚可溫暖中焦的脾胃。但不能多食，否則容易引發多種瘡瘍。

人群宜忌

✔**學生**：常食草魚可明眼益目、預防近視。

✔**心血管病患者**：草魚含有豐富的不飽和脂肪酸，對血液循環有利。

✔**癌症患者**：常食草魚對腫瘤有一定的預防作用。

搭配宜忌

✔**豆腐與草魚**：二者同食能補中調胃、利水消腫。

✔**雞蛋與草魚**：二者同食適合老年人溫補強身。

✘**鹹菜與草魚**：易生成致癌物質亞硝胺。

營養師提醒

草魚肉質細嫩，骨刺少，營養豐富，對於身體瘦弱、食慾不振的人來說，草魚肉嫩而不膩，可以開胃、滋補。草魚含有豐富的硒元素，經常食用有抗衰老、養顏的功效，而且對腫瘤也有一定的預防作用。

營養成分	/ 100 克
熱量（Cal）	113
蛋白質（g）	16.6
脂肪（g）	5.2
碳水化合物（g）	——
膳食纖維（g）	——
膽固醇（mg）	86
維生素 A（μg）	11
維生素 B1（mg）	0.04
維生素 B2（mg）	0.11
維生素 C（mg）	——
維生素 E（mg）	2.03
鈣（mg）	38
磷（mg）	203
鉀（mg）	312
鈉（mg）	46
鎂（mg）	31
鐵（mg）	0.8
鋅（mg）	0.87
硒（μg）	6.66

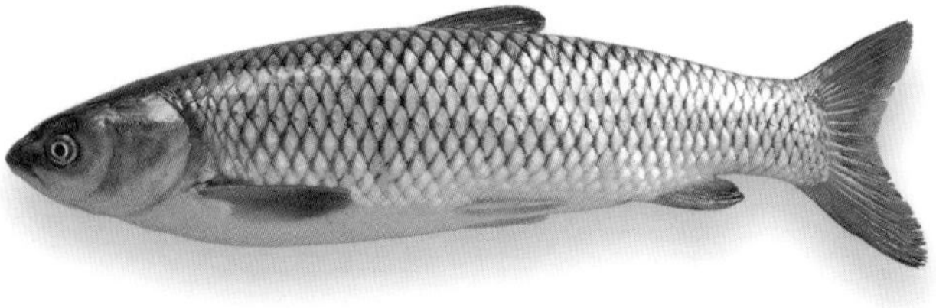

草魚膽汁有毒，忌食。

小偏方大功效

1 **風濕麻痺**：草魚肉300克切片，豆腐適量切片，燉熟飲服。

2 **高血壓**：草魚1條，冬瓜適量，燉湯食用。

3 **頭痛眩暈**：草魚頭1個，柴胡2克，香菇、冬筍、蔥薑末各50克，燉濃湯飲服。

4 **活血化瘀**：草魚肉200克切片，芍藥3克，核桃仁及薑末各適量，燉湯飲服。

養生藥膳

清熱平肝，適合高血壓、頭痛者

紅燒草魚：草魚1條，豬里脊肉100克，香菇2朵，蔥花、薑末、蒜末、鹽、白糖、料酒、胡椒粉、醬油、太白粉、香油、植物油各適量。將草魚去內臟洗淨，在魚的身上切成「井」字，塗上鹽，用料酒稍醃製一會兒；香菇洗淨切成絲，豬里脊肉切成絲。鍋中放油燒至六分熱時，將整條魚放入鍋中炸至兩面金黃色撈出瀝乾油；鍋中再放油燒熱後，倒入蔥花、薑末、蒜末、香菇絲、肉絲翻炒，加入鹽、白糖、草魚、醬油、胡椒粉、香油，稍燜一會兒，用太白粉勾薄芡出鍋即可。

利濕祛風，適用於胃寒體質者

草魚豆腐：草魚1條，豆腐250克，青蒜25克，植物油、料酒、醬油、白糖、雞湯、鹽、香油各適量。將草魚去內臟洗淨，切成3段；豆腐切成小方塊，青蒜切段。鍋中放油燒熱後，放入魚段煎炸，再加入料酒、醬油、白糖、雞湯燒煮。魚入味後，放入豆腐塊，大火燒沸，小火煨煮，燜燒5分鐘後，待豆腐浮起，放入青蒜末，放鹽，淋上香油，即成。

抓炒魚片：草魚1條，雞蛋1顆，蔥花、薑末、鹽、料酒、植物油，太白粉各適量。雞蛋取蛋清備用。將草魚收拾乾淨，魚肉切成片；放入蔥花、薑末、鹽、料酒調味，用太白粉、蛋清掛糊，用熱油炸熟後撈起。鍋內留少許油，把鹽、料酒倒入鍋中，加太白粉勾芡，再將炸好的魚片倒入，推勻即成。

紅燒草魚能促進食慾，有開胃、滋補的功效。

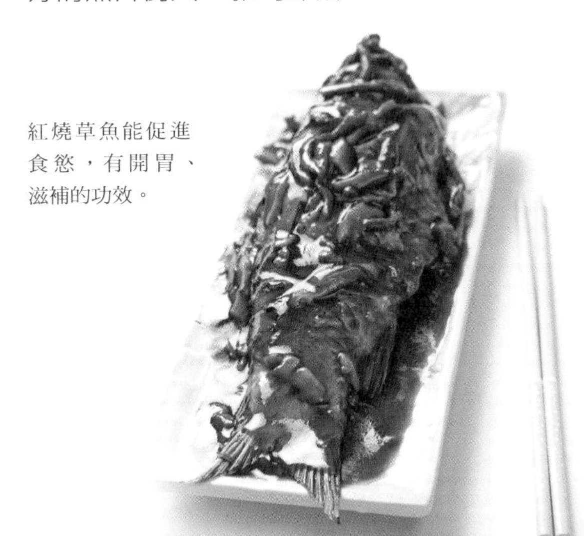

鯽魚

釋名	又稱鮒魚、鯽瓜子、鯽皮子、肚米魚。
性味歸經	性平，味甘，入胃、大腸經。
主治	利水消腫，益氣健脾，解毒下乳，適用於脾胃虛弱、少食乏力、水腫、小便不利、氣血虛弱、乳汁不通、便血、痔瘡、潰瘍等症。

《本草經疏》記載：鯽魚入胃，治胃弱不下食；入大腸，治赤白久痢腸癰。

營養成分	/ 100 克
熱量（Cal）	108
蛋白質（g）	17.1
脂肪（g）	2.7
碳水化合物（g）	3.8
膳食纖維（g）	——
膽固醇（mg）	130
維生素 A（μg）	17
維生素 B1（mg）	0.04
維生素 B2（mg）	0.09
維生素 C（mg）	——
維生素 E（mg）	0.68
鈣（mg）	79
磷（mg）	193
鉀（mg）	290
鈉（mg）	41.2
鎂（mg）	41
鐵（mg）	1.3
鋅（mg）	1.94
硒（μg）	14.31

人群宜忌

✔**女性**：常吃鯽魚可潤膚養顏、抗衰老。

✔**產婦**：鯽魚可補產婦之虛和催乳。

搭配宜忌

✔**黃豆芽與鯽魚**：二者同食可通乳，適用於產後胃氣虛、乳汁不下者。

✔**黑木耳與鯽魚**：二者同食可潤膚養顏和抗衰老。

營養師提醒

鯽魚所含的蛋白質質優、齊全，容易消化吸收，是肝腎疾病、心腦血管疾病患者補充蛋白質的最佳選擇。它又稱喜頭魚，意即生子有喜時食用，民間常給產後女性燉食鯽魚湯，有良好的催乳作用。

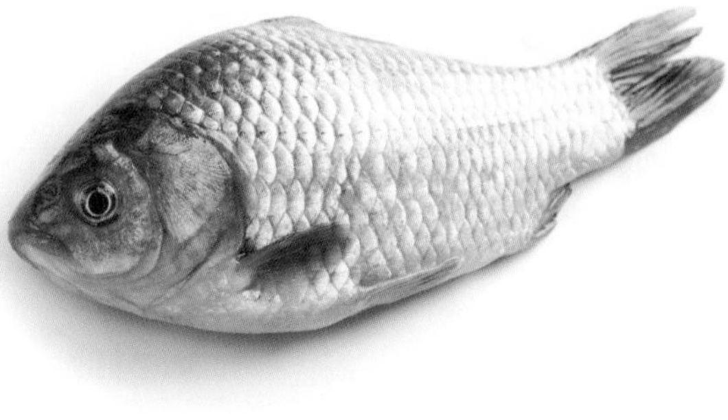

鯽魚藥用價值很高，能中和補虛、除濕利水。

本草附方

1 **治反胃吐食**：鯽魚1尾，去腸留鱗，入綠礬末令滿，泥固煅固性，研末，每次飲服1錢。一日2次。

2 **治糖尿病多尿**：鯽魚1尾，去腸留鱗，以茶葉填滿，紙包煨熟食之。

3 **治小兒頭瘡**：鯽魚1尾，去腸，大附子1枚，去皮研末填入，炙焦研敷，搗蒜封之，效果顯著。

小偏方大功效

1 **小腸疝氣**：鯽魚1條。加茴香煮食。

2 **利水消腫**：鯽魚1條，紅豆適量。煮熟食用。

3 **提高免疫力**：鯽魚1條，糯米適量。煮粥食用。

4 **通乳**：鯽魚肉200克，花生100克。煮湯飲用。

養生藥膳

溫中補虛、健脾利水、滋補通乳

黑木耳清蒸鯽魚：鯽魚1條，泡發黑木耳100克，泡發香菇2朵，薑片、蔥段、料酒、鹽、白糖各適量。泡發黑木耳洗淨，撕成小片；泡發香菇洗淨，去蒂後撕片。將鯽魚收拾乾淨，放入碗中，加入薑片、蔥段、料酒、白糖、鹽，然後放入黑木耳、香菇片，上籠蒸30分鐘，取出即可。

滋陰潤肺，用於治療肺熱咳嗽

鯽魚川貝湯：鯽魚200克，川貝6克，薑絲、胡椒、鹽、陳皮各適量。鯽魚去鱗，除內臟，洗淨備用；將川貝、胡椒、薑絲、陳皮放入魚腹中，封口。把魚放入鍋內，加清水適量，用鹽調味，中火煮熟後，將魚腹中的材料取出，即可食肉喝湯。

菠菜魚片湯：鯽魚肉250克，菠菜100克，火腿50克，植物油、蔥段、鹽、料酒各適量。將鯽魚肉切薄片，加鹽、料酒醃30分鐘；菠菜洗淨，切成段，汆熟；火腿切丁。鍋中放油燒至五分熱，下蔥段爆香，放魚片略煎，加水燒沸，用小火燜20分鐘，投入菠菜段，撒上火腿丁即可。

菠菜魚片湯能體現出鯽魚鹹鮮的特點，是補虛佳品。

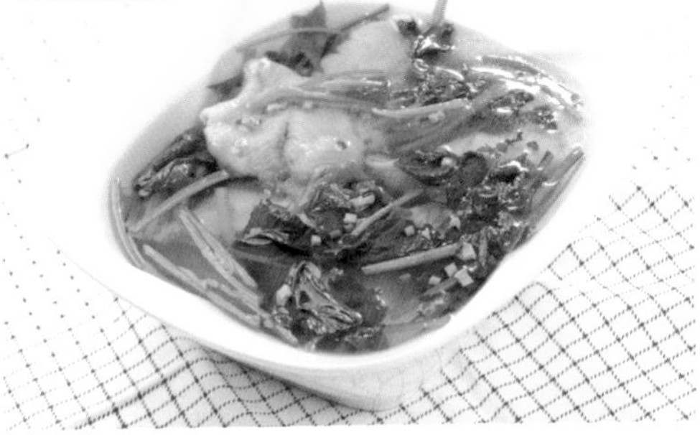

甲魚

釋　名	又叫鱉，俗稱水魚、團魚、腳魚、元魚。
性味歸經	性平，味甘、酸，入肝、肺、脾經。
主　治	有清熱養陰、平肝息風、軟堅散結的功效，對肝硬化、肺結核、貧血、體質虛弱等有較好的輔助療效。

《本草綱目》記載：甲魚可補中益氣。能治熱氣及風濕性關節炎，腹內積熱。

人群宜忌

✔**女性**：常食甲魚可滋陰養血、調經益氣、美容養顏。
✔**中老年人**：甲魚有淨血作用，常食可降低膽固醇。

搭配宜忌

✔**淡菜與甲魚**：二者同食能滋陰補液、強壯健身。
✔**西洋參與甲魚**：二者同食可補氣養陰、清火、養胃。
✘**莧菜與甲魚**：二者同食難以消化，會引起腸胃積滯。

營養師提醒

甲魚不僅肉味鮮美、營養豐富，蛋白質含量高，被視為名貴的滋補品，而且全身各部位均可入藥，具有滋陰清熱、平肝、破結軟堅與消瘀等功效。甲魚最適宜做湯、煮粥，經過長時間煲煮，甲魚的營養成分充分溶解在湯中，這樣更能發揮滋補的作用。

營養成分	/ 100 克
熱量（Cal）	118
蛋白質（g）	17.8
脂肪（g）	4.3
碳水化合物（g）	2.1
膳食纖維（g）	——
膽固醇（mg）	101
維生素 A（μg）	139
維生素 B1（mg）	0.07
維生素 B2（mg）	0.14
維生素 C（mg）	——
維生素 E（mg）	1.88
鈣（mg）	70
磷（mg）	114
鉀（mg）	196
鈉（mg）	96.9
鎂（mg）	15
鐵（mg）	2.8
鋅（mg）	2.31
硒（μg）	15.19

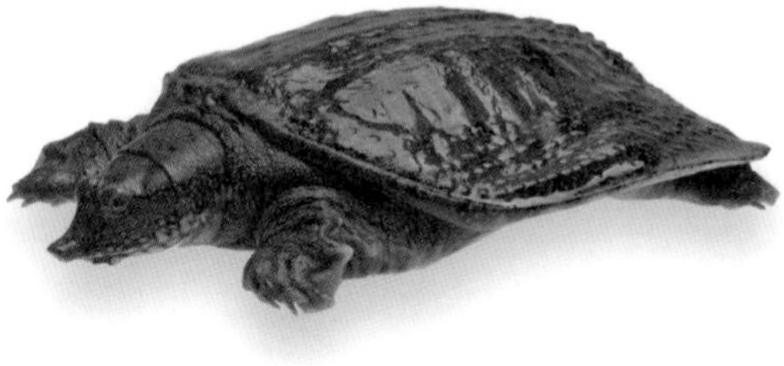

甲魚適合長時間熬煮，能發揮出最大的滋補功效。

本草附方

1 **治腳膝軟弱水腫，痛不可忍：**甲魚2隻，水2斗，煮取1斗，去甲魚留汁，加蒼耳、蒼朮、尋風藤各半斤，煎至7升，去渣，用盆盛好後熏蒸，待水溫涼一些浸洗。

2 **治陰莖生瘡：**將甲魚殼燒後研末，用雞蛋清調勻塗抹。

3 **治大腸脫肛：**將甲魚頭燒後研末，用米湯送服，一日2次。再將末塗在腸頭上。

小偏方大功效

1 **慢性肝炎：**甲魚1隻，宰殺去內臟，連甲帶肉加適量水、桂圓肉清燉至熟，吃肉喝湯。

2 **子宮肌瘤：**甲魚殼15克。煎湯，每日3次，連用10天為一個療程。

3 **清熱滋陰：**甲魚1隻切塊，雞翅2個，當歸2克。煮湯飲服。

4 **補中益氣：**甲魚裙邊100克，黃耆5克。煮濃羹飲服。

養生藥膳

健脾養血、滋陰補腎

山藥燉甲魚：甲魚1隻，山藥30克，枸杞子15克，薑片、鹽各適量。山藥去皮洗淨，用清水浸30分鐘；枸杞子用水稍沖洗。甲魚洗淨，切塊，與山藥、枸杞子、薑片一起放入燉盅內，加適量沸水燉盅加蓋，小火隔水燉2~3小時，加鹽調味即可。

強身健體、美容養顏

甲魚香菇煲：甲魚1隻，香菇10朵，火腿少許，料酒、薑片、蔥花各適量。香菇浸軟洗淨，火腿洗淨切片，甲魚剖肚去內臟，洗淨切小塊。將甲魚、香菇、火腿片放入砂鍋中，加入清水、料酒、薑片，用小火燜燒30分鐘，然後加蔥花，稍燉即可。

枸杞子黃耆燉甲魚：甲魚肉250克，枸杞子、黃耆各25克，香菜、蔥花、鹽各適量。枸杞子洗淨，黃耆切片用紗布包好，甲魚洗淨切塊。取鍋置火上，加清水適量，放入甲魚、枸杞子、黃耆，大火燒沸，小火燉熟，加香菜、蔥花、鹽即可。

山藥燉甲魚是一款大補的藥膳，滋陰補腎功效很大。

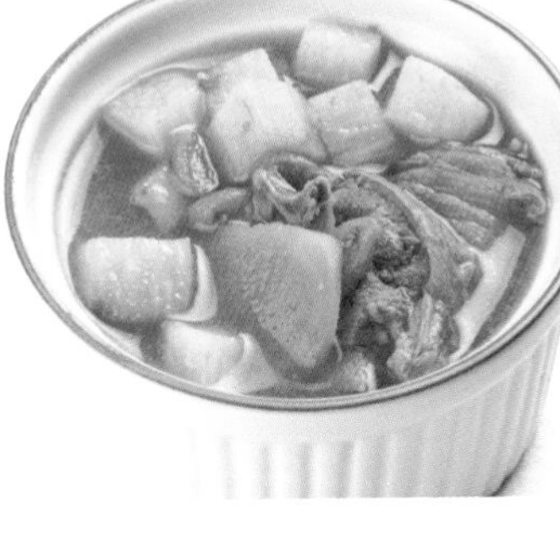

鱸魚

釋　　名 又名四鰓魚，有四個鰓，產於中國江浙一帶。

性味歸經 性平，味甘，入肝、脾、腎經。

主　　治 具有健脾、補氣、益腎、安胎的功效，用於脾胃虛弱、水腫、肝腎不足、筋骨不健、胎動不安等。

《本草綱目》記載：鱸魚可補益五臟，益筋骨，調和腸胃，治療水氣。

人群宜忌

✔**孕產婦**：鱸魚可輔助治療胎動不安、乳汁分泌少。

✘皮膚病患者：鱸魚為發物。

搭配宜忌

✔**南瓜與鱸魚**：南瓜中富含類胡蘿蔔素，與鱸魚中的維生素 D 搭配食用，可預防感冒。

✔**人參與鱸魚**：二者同食可增強記憶，維持身體健康。

營養師提醒

準媽媽和產婦最適合吃鱸魚，因為它是一種既補身又不會因營養過剩而導致肥胖的食物，還是健身補血、健脾益氣、益體安康的佳品。另外，鱸魚血中含有較多的銅元素，它能維持神經系統的正常功能，並促進數種酶功能的發揮。

營養成分	/ 100 克
熱量（Cal）	105
蛋白質（g）	18.6
脂肪（g）	3.4
碳水化合物（g）	——
膳食纖維（g）	——
膽固醇（mg）	86
維生素 A（μg）	19
維生素 B1（mg）	0.03
維生素 B2（mg）	0.17
維生素 C（mg）	——
維生素 E（mg）	0.75
鈣（mg）	138
磷（mg）	242
鉀（mg）	205
鈉（mg）	144.1
鎂（mg）	37
鐵（mg）	2
鋅（mg）	2.83
硒（μg）	33.06

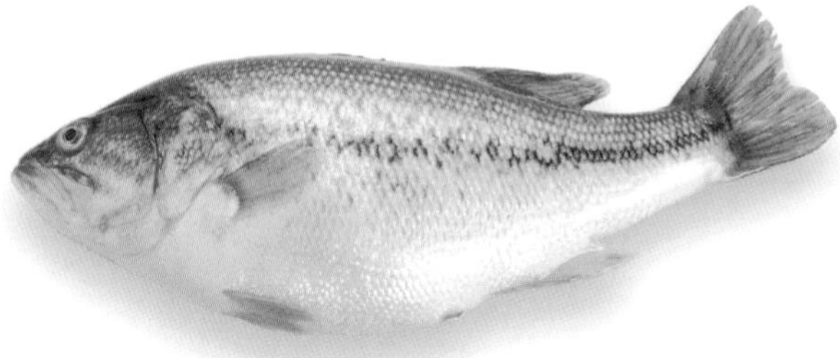

「江上往來人，最愛鱸魚美」，鱸魚自古就是食客追逐的美味。

小偏方大功效

1 **傷口不癒**：鱸魚1條。清燉食用。

2 **產後虛脫**：鱸魚蒸熟後，取肉搓片，與小米一起煮粥食用。

3 **百日咳**：鱸魚鰓1個。烘乾研末，沸水沖服，每日2次。

4 **益脾健胃**：鱸魚50克，白朮10克，陳皮5克。煎湯服。

5 **補氣益血**：鱸魚1條，黃耆60克。隔水燉熟，飲湯食肉。

養生藥膳

清暑涼血、解毒通便

絲瓜清蒸鱸魚：鱸魚1條，絲瓜150克，鹽、植物油、薑絲、米酒各適量。鱸魚洗淨後兩面各劃兩條斜線，抹上鹽和油略醃5分鐘；絲瓜去皮切圓片，鋪於盤底，鱸魚放在絲瓜上。撒上薑絲、米酒放入蒸鍋中，以大火蒸12分鐘即可。

提神、防衰老，可改善貧血、早衰、營養不良

紅燒鱸魚：鱸魚1條，蔥段、薑片、蒜瓣、辣椒、醬油、料酒、白糖、植物油各適量。鱸魚洗乾淨，在魚身兩側斜切數刀，用料酒、醬油醃15分鐘。鱸魚入油鍋煎至兩面焦黃，起鍋濾油；蔥段、薑片、蒜瓣、辣椒入油鍋煸炒，加入煎好的魚，放入料酒、醬油、白糖倒入清水沒過魚身，燒沸後加蓋煮5分鐘再用大火燒到汁稠入味，起鍋裝盤即可。

補肝腎、益脾胃、化痰止咳

鱸魚粥：鱸魚肉、白米各100克，蔥花、薑末、鹽、胡椒粉各適量。將鱸魚肉洗淨切成片，放入碗內，加入少許鹽、薑末，拌勻稍醃；白米淘洗乾淨。取鍋放入清水和白米，熬煮至米粥開花時，加入魚片，再次燒沸後，加入鹽拌勻，撒上胡椒粉和蔥花即可。

清蒸鱸魚：鱸魚1條，香菜段、薑絲、蔥絲、鹽、料酒、醬油各適量。鱸魚去除內臟，收拾乾淨，放入蒸盤中。將薑絲、蔥絲放入魚盤中，加入鹽、醬油、料酒。大火蒸8~10分鐘，魚熟後立即取出，用香菜段裝飾即可。

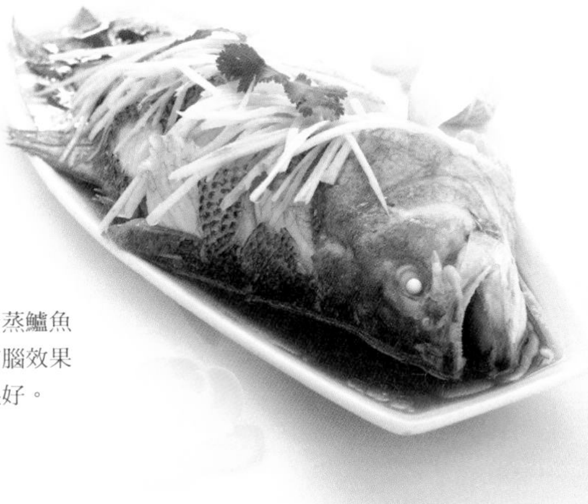

清蒸鱸魚補腦效果很好。

帶魚

釋名 又稱裙帶魚、牙帶魚。

性味歸經 性溫，味甘、鹹，入肝、脾經。

主治 有補血養肝、和中開胃、補虛、潤膚、祛風、殺蟲的作用，對於脾胃虛弱、消化不良、肝炎、皮膚乾燥等症，有很好的食療功效。

《食物中藥與便方》記載：帶魚有補血、養肝、止血之效。

人群宜忌

✔**女性**：常吃帶魚能令肌膚光滑潤澤。

✔**心腦血管疾病患者**：常食帶魚能保護心腦血管系統。

✔**癌症患者**：帶魚全身的鱗和銀白色油脂中含有一種抗癌成分。

✘皮膚病患者：帶魚為發物。

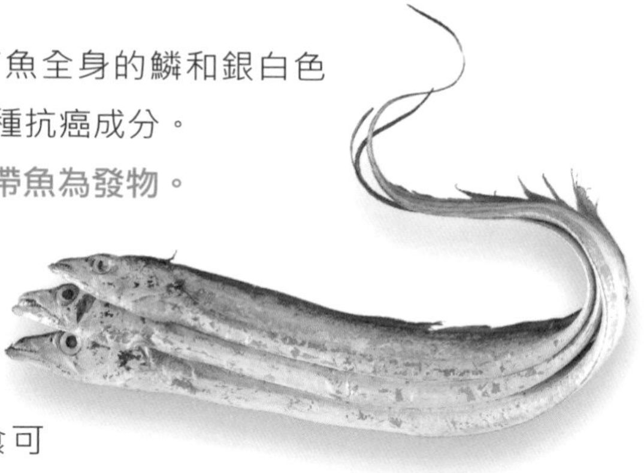

帶魚腥氣較重，適宜用紅燒、糖醋等方法製作。

搭配宜忌

✔**木瓜與帶魚**：二者同食可養陰、補虛、通乳，對產後少乳、外傷出血等症具有一定療效。

✔**牛奶與帶魚**：有益健康。

營養成分	/ 100 克
熱量（Cal）	126
蛋白質（g）	17.7
脂肪（g）	4.9
碳水化合物（g）	3.1
膳食纖維（g）	——
膽固醇（mg）	76
維生素 A（μg）	29
維生素 B1（mg）	0.02
維生素 B2（mg）	0.06
維生素 C（mg）	——
維生素 E（mg）	0.82
鈣（mg）	28
磷（mg）	191
鉀（mg）	280
鈉（mg）	150.1
鎂（mg）	43
鐵（mg）	1.2
鋅（mg）	0.7
硒（μg）	36.57

營養師提醒

帶魚的脂肪含量高於一般魚類，且多為不飽和脂肪酸，具有降低膽固醇的作用；而其豐富的鎂元素，對心血管系統有很好的保護作用，有利於預防高血壓、心肌梗塞等心血管疾病。常吃帶魚還能補益五臟、養肝補血、澤膚養髮。

小偏方大功效

1 **肝炎**：帶魚 500 克，切段，置碗中，放鹽、薑絲適量，蒸熟食用。

2 **開胃補虛**：帶魚 200 克；切段，茼蒿 100 克，黃耆 2 克，燉湯飲服。連服數日。

3 **養血益精**：帶魚 200 克；切段，黃精、枸杞子各 2 克，百合 10 克，雞蛋 1 顆，煮湯飲服。

4 **促進消化**：帶魚 200 克；切段，蔥白、芹菜、胡蘿蔔各 50 克，炒食。

5 **補虛通乳**：帶魚 250 克；切段，木瓜 200 克，切塊，同煮湯，用鹽調味食用。

養生藥膳

滋陰開胃，適用於食慾不振者

蘿蔔乾燉帶魚：帶魚 500 克，醃蘿蔔乾 150 克，雞蛋 2 個，蔥段、料酒、白糖、鹽、澱粉各適量。帶魚洗淨切段，放入由雞蛋和澱粉調成的蛋糊中掛漿；蘿蔔乾切成小段。鍋中放油燒熱後，將帶魚段放入兩面稍煎一下，盛出。鍋中留底油，下入蔥段、蘿蔔乾翻炒片刻，加入白糖、料酒、鹽及少量清水，燒沸後放入帶魚，燜至湯汁將乾時翻拌均勻即可。

強筋健骨，適用腰膝酸軟無力者

排骨燜帶魚：帶魚 500 克，豬排骨 150 克，油菜心、香菇、冬筍各 50 克，醬油、醋、鹽、白糖、胡椒粉、蔥末、薑末、太白粉各適量。將排骨切段，放到高壓鍋中加調味料煮熟；香菇、冬筍分別切塊。帶魚洗淨瀝乾，用油煎至兩面呈金黃色。鍋中留油，放入香菇、冬筍，將排骨帶湯一起倒入，加鹽、醬油、白糖、醋調味後放入帶魚，燜 3~5 分鐘，放入油菜心稍煮一下，用太白粉勾芡即可。

帶魚南瓜湯：帶魚 1 條，南瓜 1 塊，青、紅椒各 1 個，蔥花、醬油、蒜末各適量。帶魚在沾有銀鱗的狀態下，除內臟和鰭，切段；青、紅椒切絲，南瓜去皮切小塊。水開時放帶魚，熟後放南瓜和蒜末。煮一會兒，把青紅椒絲、蔥花放進去，並以醬油調味。

如果覺得腥，可在製作帶魚南瓜湯之前將帶魚炸一下，能夠去除腥味。

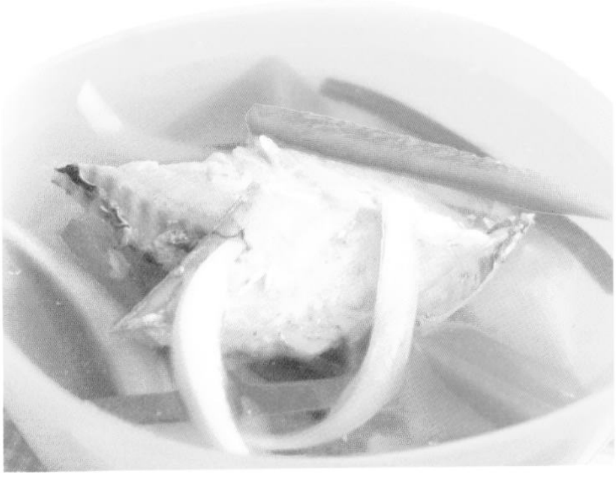

鯧魚

釋名	是一種身體扁平的海水魚。
性味歸經	性溫，味甘，入肝、胃經。
主治	有益氣養血、補胃益精、滑利關節、柔筋利骨的功效，輔助治療消化不良、脾虛泄瀉、貧血、筋骨酸痛等症。

《本草綱目》記載：鯧魚食後令人身體健壯，有力氣。

營養成分	/ 100克
熱量(Cal)	140
蛋白質(g)	18.5
脂肪(g)	7.3
碳水化合物(g)	——
膳食纖維(g)	——
膽固醇(mg)	77
維生素A(μg)	24
維生素B1(mg)	0.04
維生素B2(mg)	0.07
維生素C(mg)	——
維生素E(mg)	1.26
鈣(mg)	46
磷(mg)	155
鉀(mg)	328
鈉(mg)	62.5
鎂(mg)	39
鐵(mg)	1.1
鋅(mg)	0.8
硒(μg)	27.21

人群宜忌

✔**兒童**：鯧魚屬於高蛋白、低脂肪的魚類，多吃有助於生長發育、提高智力。

✔**心血管病患者**：鯧魚含有豐富的硒和鎂，可以防治心血管疾病。

✘皮膚病患者：鯧魚為發物。

搭配宜忌

✔**豆瓣菜與鯧魚**：二者同食可美容養顏。

✔**豆腐與鯧魚**：二者營養互補，有利於營養更全面地吸收。

✘羊肉與鯧魚：不易消化，易導致腹脹。

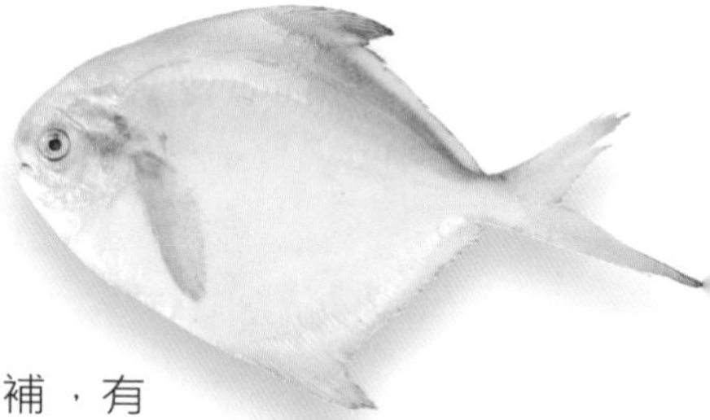

鯧魚刺少肉嫩，緩解了魚刺卡喉的不安。

營養師提醒

鯧魚含有豐富的不飽和脂肪酸，有降低膽固醇的功效，對高血脂症、高膽固醇的人來說是一種不錯的魚類食品。它還含有豐富的微量元素硒和鎂，對冠狀動脈硬化等心血管疾病也有預防作用，並能延緩身體衰老，預防癌症的發生。

小偏方大功效

1 **頸椎病**：鯧魚1條，加入適量伸筋草同煮，食魚飲湯。

2 **補益氣血**：鯧魚100克，黨參、當歸各15克，生薑10克。先將諸藥煎湯去渣後，再放入鯧魚煮熟，稍加鹽調味，食魚飲湯。

3 **健脾益胃**：鯧魚250克，煮熟，去骨，切碎，加白米100克，及生薑、蔥、鹽各適量，同煮成稀粥食。

養生藥膳

增強食慾，適用於消化不良者

蜜汁鯧魚：鯧魚500克，醬油、料酒、白糖、蔥段、薑片、茴香、植物油各適量。鯧魚洗淨、擦乾，打斜切成厚片；蔥段和薑片放入大碗中，加入魚片及醬油、料酒拌勻，醃約30分鐘。鍋內放油燒熱後，將魚分批放入油中炸酥，撈出備用；炒香蔥段和茴香，再放入剩餘調料煮滾，做成糖汁。改成中火，將魚片排入鍋中，浸到糖汁裡，把魚翻面再浸一下，同時使糖汁收縮變濃稠、收乾，關火，夾出魚片，放涼食用。

補血養顏、益脾養胃

鯧魚補血湯：鯧魚500克，黨參、當歸、熟地、山藥各15克，鹽適量。鯧魚洗淨；黨參、當歸、熟地、山藥洗淨，裝入紗布袋內，並紮緊袋口。將藥袋與鯧魚一起放入砂鍋內加適量清水，大火燒沸後改用小火煲1小時，加鹽調味食用。

延緩身體衰老，抗癌

蒜蓉蒸魚片：鯧魚300克，料酒、醬油、鹽、胡椒粉、蒜末、蔥花各適量。鯧魚洗淨擦乾後由背部劃開，取下兩面的魚肉，切斜片，排入盤中。蒜末與料酒、醬油、鹽和胡椒粉調勻，淋在魚片上，入鍋蒸5分鐘；取出撒上蔥花。

香煎鯧魚：鯧魚1條，蔥絲、薑絲、料酒、鹽、植物油各適量。鯧魚洗淨，兩面雕花刀，用料酒、鹽、蔥絲、薑絲醃漬30分鐘。鍋中放油燒熱後，放入魚煎至兩面呈金黃色後撈出即可食用。

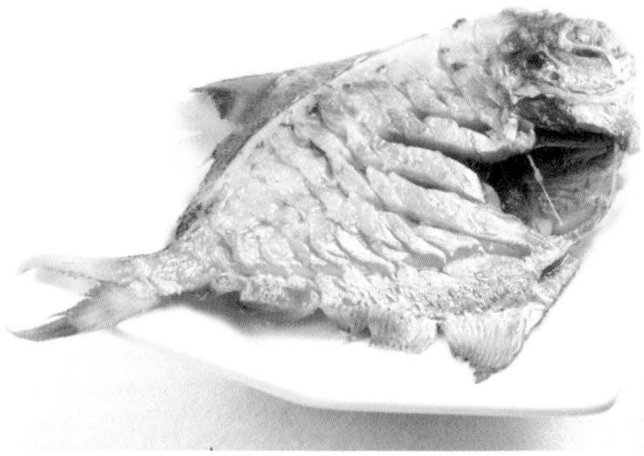

煎魚前在魚身抹上鹽，
煎時魚皮不容易脫落。

黃魚

釋名 又名黃花魚，魚頭中有兩顆堅硬的石頭，叫魚腦石，故義名「石首魚」。

性味歸經 性溫，味甘，入脾、胃經。

主治 有健脾和胃、安神止痢、益氣填精的功效，對貧血、失眠、頭暈、食慾不振及婦女產後體虛有良好療效。

《本草綱目》記載：黃魚通利五臟，健身美容。

營養成分	/ 100 克
熱量（Cal）	97
蛋白質（g）	17.7
脂肪（g）	2.5
碳水化合物（g）	0.8
膳食纖維（g）	——
膽固醇（mg）	86
維生素 A（μg）	10
維生素 B1（mg）	0.03
維生素 B2（mg）	0.1
維生素 C（mg）	——
維生素 E（mg）	1.13
鈣（mg）	53
磷（mg）	174
鉀（mg）	260
鈉（mg）	120.3
鎂（mg）	39
鐵（mg）	0.7
鋅（mg）	0.58
硒（μg）	42.57

人群宜忌

✔**女性：**黃魚能滋陰補陽，既能補血，又能使皮膚潔白細膩。

✔**老人：**常食可補中益氣、聰耳明目、延緩衰老。

✔**癌症患者：**黃魚含有豐富的微量元素硒，對各種癌症有防治功效。

✘皮膚瘙癢患者：黃魚是發物。

搭配宜忌

✔**蘋果與黃魚：**二者同食有助於營養的全面補充。

✔**番茄與黃魚：**二者同食有利於幼兒骨骼的發育。

✘蕎麥麵與黃魚：二者都是不易消化之物，可能引起消化不良。

營養師提醒

大黃魚和小黃魚統稱為黃魚，二者富含的營養成分相差不多，對人體都有很好的補益作用，尤其對體質虛弱者及中老年人來說，食用黃魚會有很好的食療效果。

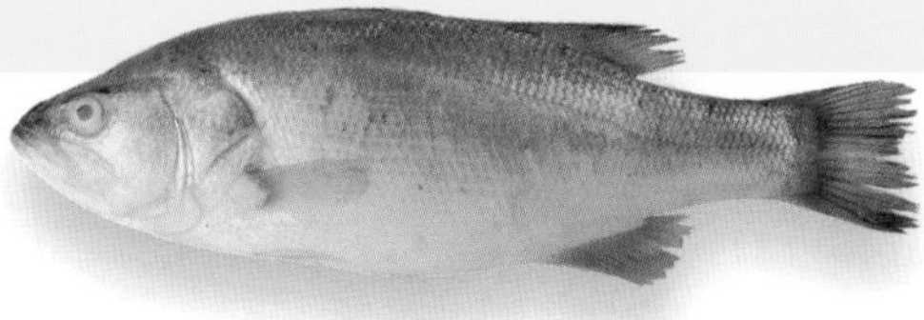

小黃魚適合酥炸，炸後趁熱食用。

小偏方大功效

1 **補益氣血**：黃魚肝 1 副，鵪鶉蛋 10 個。蒸熟食用。

2 **醒酒解毒**：黃魚肉 100 克，陳醋 50 毫升，胡椒粉 10 克，菊花 2 朵。煮湯飲用。

3 **促消化**：黃魚肉 200 克，枸杞子 5 克。燉熟食用。

4 **降壓**：黃魚肉 200 克切片，芹菜葉 50 克，燉煮成羹。

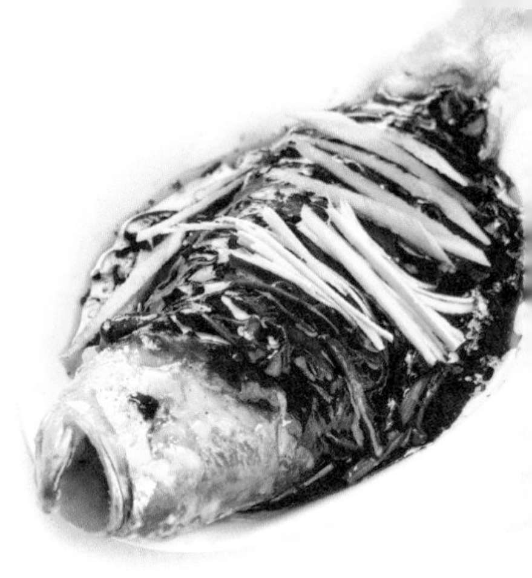

製作焦熘黃魚時，可在出鍋前加些玉米粒、豌豆粒作點綴。

養生藥膳

強身健體，適用於體質虛弱者

焦熘黃魚：黃魚 500 克，麵粉 50 克，澱粉、蔥絲、薑絲、鹽、醋、料酒、醬油、植物油各適量。黃魚收拾乾淨，加鹽、料酒醃漬。取一個盆，放入澱粉、麵粉，加少量水調成厚糊，將魚全身沾滿麵糊，再入油鍋炸至魚外皮硬脆時撈出。另燒油，下入蔥絲、薑絲爆香，加入水、醬油、鹽燒沸，用太白粉勾芡，澆在魚上即可。

健脾開胃、安神止痢，適用於體弱女性

雪菜蒸黃魚：黃魚 1 條，雪菜 100 克，薑絲、鹽、料酒、蔥花各適量。黃魚洗淨，裝入盤中，雪菜洗淨切碎。將雪菜、鹽、料酒、蔥花、薑絲放在魚身上，入蒸鍋內蒸 8 分鐘即可。

預防癌症

綠豆芽黃魚絲：綠豆芽 250 克，黃魚肉 200 克，辣椒 1 個，雞蛋 1 顆（取清），蔥段、香油、鹽、胡椒粉、料酒、澱粉、太白粉、白糖各適量。綠豆芽摘去頭尾，洗淨；辣椒洗淨切絲；黃魚肉洗淨切絲，加鹽、料酒、澱粉、雞蛋清拌勻。蔥段入油鍋爆香，加黃魚絲、綠豆芽、辣椒絲炒熟，加香油、鹽、胡椒粉、白糖調味，用太白粉勾芡即可。

黃魚魚肚湯：大黃魚 250 克，黃魚肚 150 克，植物油、鹽、料酒、胡椒粉各適量。大黃魚洗淨，斜刀切片。鍋中放油燒熱後，下入黃魚肚炸約 2 分鐘，撈出，切塊備用。鍋中再放油燒熱後，下入黃魚片略爆片刻，加入料酒和鹽，再把黃魚肚倒入。燒沸後撒上胡椒粉即成。

鰱魚

釋名 又叫白鰱、水鰱、跳鰱、鰱子，是著名的四大家魚之一。

性味歸經 性溫，味甘，入脾、胃經。

主治 具有溫中補氣、暖胃、澤肌膚的功效，適用於脾胃虛寒體質、便溏、皮膚乾燥者，也可用於脾胃氣虛所致的乳少等症。

《本草綱目》記載：鰱魚溫中益氣，多食會令人中焦生熱。

人群宜忌

✔**愛美人士**：鰱魚能改善皮膚粗糙、乾燥等狀況。

✘皮膚病患者：鰱魚為發物。

搭配宜忌

✔**冬瓜子與鰱魚**：二者同食有通乳的作用。

✔**豆腐與鰱魚頭**：二者同食能補腦。

營養師提醒

鰱魚能提供豐富的膠原蛋白，既能健身，又能美容，是女性滋養肌膚的理想食品。鰱魚適用於燒、燉、清蒸、油炸等烹調方法，尤以清蒸、油炸最能體現出鰱魚清淡、鮮香的特點。魚肝有毒，要清洗乾淨。

營養成分	/ 100克
熱量（Cal）	104
蛋白質（g）	17.8
脂肪（g）	3.6
碳水化合物（g）	——
膳食纖維（g）	——
膽固醇（mg）	99
維生素A（μg）	20
維生素B1（mg）	0.03
維生素B2（mg）	0.07
維生素C（mg）	——
維生素E（mg）	1.23
鈣（mg）	53
磷（mg）	190
鉀（mg）	277
鈉（mg）	57.5
鎂（mg）	23
鐵（mg）	1.4
鋅（mg）	1.17
硒（μg）	15.68

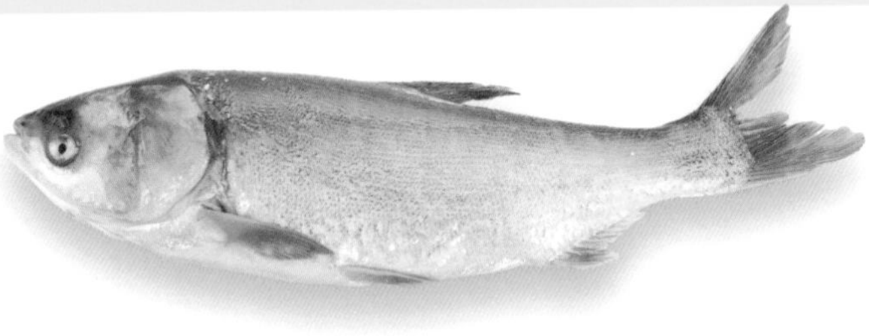

鰱魚洗淨後，在魚腹中倒些黃酒，能夠去除腥味。

小偏方大功效

1 **產後乳少**：鰱魚1條；絲瓜適量，洗淨切條，共煮，加少量調味品，魚熟後飲湯，分數次食魚肉。

2 **咳嗽**：鰱魚肉切成條，加薑、醋、鹽等煮食。

3 **經痛**：鰱魚1條，小茴香適量。煮湯，在月經來臨前食用。

4 **補脾溫中**：鰱魚1條，生薑（或乾薑）6克。加適量鹽，蒸熟食。

5 **消腫利水**：鰱魚頭半個，天麻5克。煮濃湯飲服。

養生藥膳

美容養顏、低脂減肥

蔥油鮮鰱魚：鰱魚1條，鹽、料酒、醬油、花椒、薑片、蔥段、乾辣椒絲、香菜葉、植物油各適量。將鰱魚去內臟洗淨，在魚身上雕人字花刀。鍋中倒入適量水燒沸，加入鹽、醬油、料酒、花椒、薑片、蔥段煮一會兒，放入鰱魚用小火煮10~15分鐘，取出裝入盤中撒入鹽、乾辣椒絲待用；鍋中放油燒至八分熱，放入蔥段、薑片炸出香味時，揀出蔥薑，將油澆在魚身上，撒上香菜葉即可。

健腦益智

海帶魚片粥：鰱魚150克，海帶50克，油菜1棵，白米100克，鹽適量。海帶洗淨，以清水浸泡開後，撈起擰乾，切小段；鰱魚洗淨切片，油菜洗淨切長段。鍋中倒入適量水燒沸，放入白米煮成粥；將海帶、魚片放入，煮至魚片熟透，放入油菜，加鹽調味即成。

魚頭豆腐湯：鰱魚頭1個，豆腐1塊，薑片、枸杞子、料酒、鹽各適量。魚頭一切為二，去鰓、洗淨，用加了料酒、鹽的沸水汆2分鐘，撈出；豆腐切塊。將魚頭、豆腐放入湯鍋內，並加入足量的清水，大火燒沸。放入薑片、料酒、枸杞子，用小火燉1小時30分鐘，起鍋前加入鹽調味。

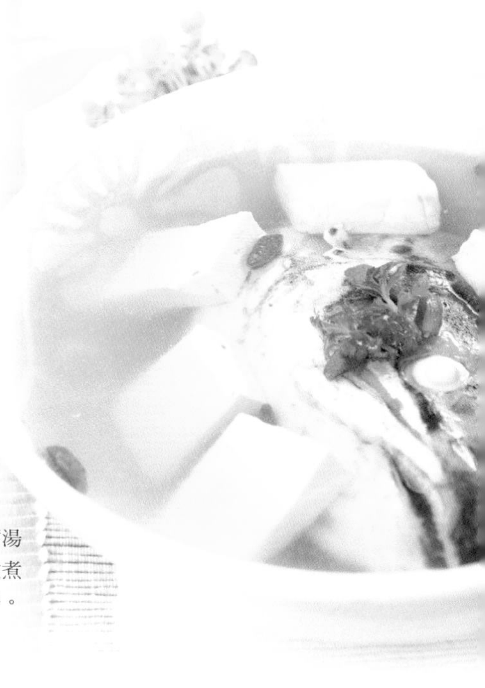

魚頭豆腐湯用砂鍋燉煮味道最好。

鱔魚

釋名 又名長魚、黃鱔，像蛇，但沒有鱗，黃色，有黑色斑紋，體表有黏液。

性味歸經 性溫，味甘，入肝、脾、腎經。

主治 補中益血、治虛損，可治療虛勞咳嗽、濕熱身癢、腸風痔漏、耳聾等症。

《本草綱目》記載：鱔魚可補中益血，補虛損，止血，除腹中冷氣腸鳴及濕痺氣，治各種痔、瘺、瘡瘍。

營養成分	/ 100 克
熱量（Cal）	89
蛋白質（g）	18
脂肪（g）	1.4
碳水化合物（g）	1.2
膳食纖維（g）	——
膽固醇（mg）	126
維生素 A（μg）	50
維生素 B1（mg）	0.06
維生素 B2（mg）	0.98
維生素 C（mg）	——
維生素 E（mg）	1.34
鈣（mg）	42
磷（mg）	206
鉀（mg）	263
鈉（mg）	70.2
鎂（mg）	18
鐵（mg）	2.5
鋅（mg）	1.97
硒（μg）	34.56

人群宜忌

✔**學生**：有健腦益智的功效。

✔**糖尿病患者**：常食鱔魚能調節血糖平衡。

✘**皮膚瘙癢患者**：鱔魚是發物。

搭配宜忌

✔**蓮藕與鱔魚**：糖尿病患者經常食用可使血糖下降。

✔**青椒與鱔魚**：同食可保持酸鹼平衡，能滋養身體。

營養師提醒

鱔魚中含有豐富的 DHA 和卵磷脂，經常攝取，記憶力可以提高 20%。故食用鱔魚肉有補腦健身的功效。

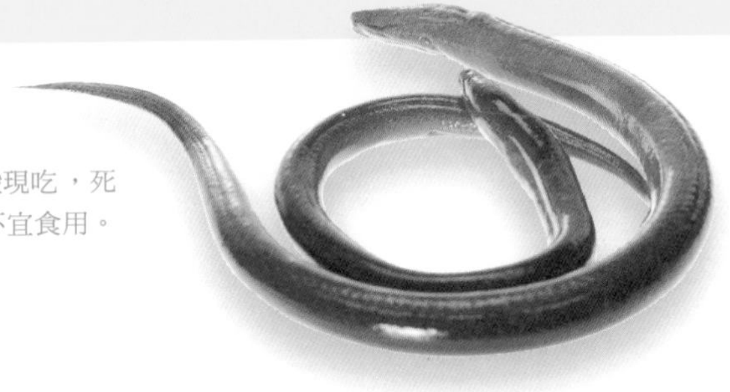

鱔魚最好現殺現吃，死鱔魚有毒，不宜食用。

本草附方

內痔出血：煮食鱔魚可以治癒。

小偏方大功效

1 **鼻出血及各種外傷出血**：鱔血焙乾研末，吹入鼻中或敷於傷口，能很快止血。

2 **疏筋利節**：鱔魚片 300 克，天麻 5 克，蔥薑片 8 克。燉煮濃湯飲服。

3 **止咳補虛**：鱔魚 250 克，冬蟲夏草 6 克。燉湯服食，連服 7 日。

4 **補益氣血**：鱔魚 500 克，黃耆 30 克，生薑 1 片，大棗 5 個。煮湯服食。

養生藥膳

降糖降脂，可調理糖尿病、血脂異常

薏仁鱔魚粥：鱔魚 100 克，大麥 80 克，薏仁 60 克，白米 40 克，茯苓 30 克，薑 5 克。薏仁洗淨，以溫水浸泡 2 小時；大麥、茯苓、白米洗淨，薑洗淨切片；鱔魚宰殺，去內臟洗淨切塊。鍋中放油燒熱後，鱔魚煎香鏟起。全部材料放入砂鍋內，加清水適量，大火燒沸後，小火煮至大麥熟爛，調味即成。

益腎氣、利尿解毒，適合高血壓以及腎病患者食用

鱔絲油菜粥：鱔魚 200 克，白米、油菜各 100 克，植物油、蔥、薑、香菜、料酒、鹽、醋、胡椒粉各適量。油菜洗淨切碎，蔥、薑洗淨拍鬆，泡成蔥薑汁；香菜洗淨切段；白米淘洗乾淨，用冷水浸泡 30 分鐘，撈起瀝乾；鱔魚去內臟、剔骨，切成絲，漂去血水，瀝掉水分，加料酒、鹽、蔥薑汁、醋拌勻。白米放入鍋中，加入適量冷水，用大火燒沸，再用小火煮至米爛粥成。放入鱔魚絲與油菜末，燒沸後加鹽、香菜、植物油調好味，撒上胡椒粉即可。

黑豆燉鱔魚：黑豆 30 克，鱔魚 100 克，薑片、蔥花、料酒、鹽、香油各適量。鱔魚洗淨切段。鍋中放油燒熱後，下黑豆炒至熟脆；放入鱔魚、薑片、料酒、鹽、蔥花、香油及適量的清水。大火燒沸後改用小火燉至魚肉熟爛即成。

薏仁鱔魚粥能和中補虛、降糖降脂，糖尿病患者可常食。

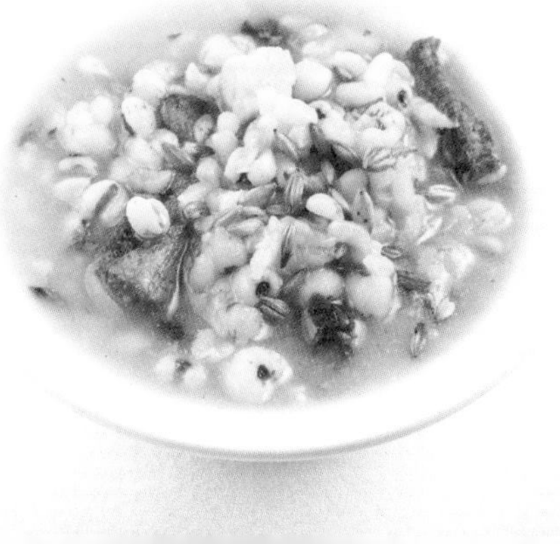

泥鰍

釋名	亦稱鰼，又叫鰍魚。
性味歸經	性平，味甘，入肝、腎經。
主治	補中益氣，利尿除濕，用於急、慢性傳染性肝炎，水腫，皮膚瘙癢，痔瘡下墜的輔助食療。

《本草綱目》記載：泥鰍可暖中益氣，醒酒，解消渴。《四川中藥志》記載：泥鰍可利小便，治皮膚瘙癢、疥瘡發癢。

人群宜忌

✔**男性**：成年男子常食能養腎生精、滋補強身。

✔**心血管患者**：泥鰍能抗血管衰老。

✔**身體虛弱、營養不良者**：泥鰍有助於生長發育。

搭配宜忌

✔**豆腐與泥鰍**：二者營養互補，能提高進補功效。

✔**黑木耳與泥鰍**：有補氣養血、健體強身的功效。

✘蟹與泥鰍泥鰍：性溫補，蟹性冷利，二者不宜同吃。

營養成分	/ 100 克
熱量（Cal）	96
蛋白質（g）	17.9
脂肪（g）	2
碳水化合物（g）	1.7
膳食纖維（g）	——
膽固醇（mg）	136
維生素 A（μg）	14
維生素 B1（mg）	0.1
維生素 B2（mg）	0.33
維生素 C（mg）	——
維生素 E（mg）	0.79
鈣（mg）	299
磷（mg）	302
鉀（mg）	282
鈉（mg）	74.8
鎂（mg）	28
鐵（mg）	2.9
鋅（mg）	2.76
硒（μg）	35.3

營養師提醒

泥鰍肉質細嫩，味道鮮美，是一種高蛋白、低脂肪食品，有「水中人參」的美譽。泥鰍膽固醇比較高，若與富含維生素 C 的果蔬搭配，則可將多餘的膽固醇排出體外。

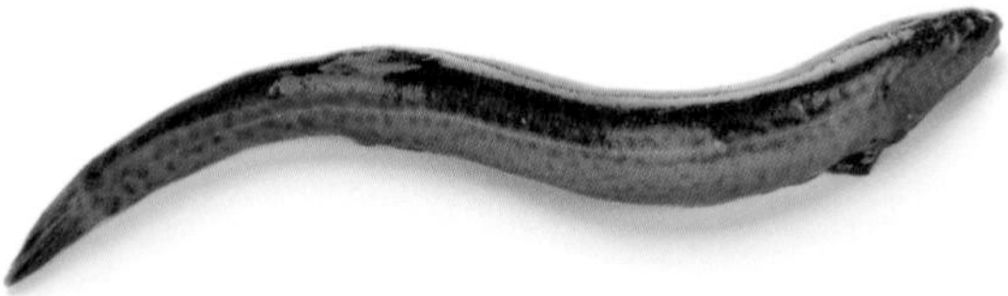

新鮮的泥鰍眼睛凸起、兩腮呈鮮紅色，表皮上有透明黏液。

小偏方大功效

1 **營養不良水腫**：泥鰍 100 克，去腸雜，蒜頭 2 個，煮湯服用，每日 2 次。

2 **丹毒、腮腺炎**：活泥鰍數十條，先養於清水中，待吐淨泥污後，水中加入適量白糖，攪拌 10 分鐘左右，取黏液塗抹患處。

3 **小兒盜汗**：泥鰍 200 克，用溫水洗去黏液，去頭尾、內臟，用茶油煎至黃色，加水適量煮湯，加鹽適量，喝湯吃肉。每日 1 次，年齡小者分多次服食。

4 **補腎壯陽**：泥鰍 400 克，去腸雜，鮮蝦 250 克，燉熟服用。

5 **補鈣強骨**：泥鰍、豆腐各適量，燉熟食用。

6 **補益脾胃**：泥鰍 200 克，用花生油煎至透黃後，加入適量水煮熟，調味食用。

養生藥膳

補中益氣、強身健體

泥鰍蝦肉湯：泥鰍 100 克，蝦肉 50 克，薑片、植物油、鹽各適量。泥鰍放清水中，待排盡腸內污物洗淨備用。鍋中放油燒熱後，放入薑片，入泥鰍煎至金黃，然後加水約 3 碗，放入蝦肉，共煮至滾沸，放入鹽調味即成。

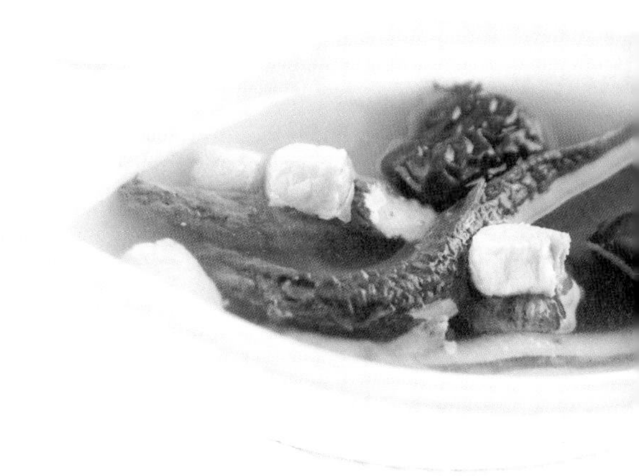

黃耆泥鰍湯能潤肺健脾，暖腰補腎，適合在冬季食用。

適用於老年冠心病患者伴隨肝腎功能不全者

黨參泥鰍湯：泥鰍 100 克，黨參 20 克，植物油、蔥花、薑末、鹽各適量。將泥鰍洗淨，去頭、尾、內臟，加少許鹽及薑末醃漬 15 分鐘。鍋中放油燒至七分熟，下泥鰍炒至半熟，與黨參、清湯燉至熟爛，加薑末、鹽等佐料，起鍋前撒上蔥花，喝湯吃泥鰍。

黃耆泥鰍湯：泥鰍 200 克，熟豬瘦肉片 100 克，大棗 10 個，黃耆 15 克，薑片、鹽各適量。泥鰍用滾水汆一下，去內臟，洗淨控干水分；將泥鰍用油煎至兩面微黃色，鏟起裝盤中。在湯煲內燒滾適量清水，放入泥鰍、瘦肉和黃耆、大棗，燒沸後用小火繼續煲約 3 小時，加入薑片、鹽即可。

魷魚

釋名	也稱柔魚、槍烏賊。
性味歸經	性平，味鹹，入肝、腎經。
主治	滋陰養胃，補虛潤膚。

《本草綱目》引宋代蘇頌《圖經本草》：一種柔魚，與烏賊相似，但無骨耳。

人群宜忌

✔**女性**：常食魷魚可潤澤肌膚，延緩肌膚衰老。

✔**兒童**：魷魚能促進骨骼發育和造血，可防治小兒貧血症。

✘皮膚病患者：魷魚是發物。

搭配宜忌

✔**黃瓜與魷魚**：黃瓜中的膳食纖維與魷魚中的牛磺酸有助於降低膽固醇，強化心臟和肝臟功能。

✔**辣椒與魷魚**：二者同食可均衡營養、幫助消化。

✘茶與魷魚：二者同食影響人體內蛋白質的吸收。

營養師提醒

魷魚中含有豐富的鈣、磷、鐵元素，對骨骼發育和造血十分有益，可預防貧血。它還有調節血壓、保護神經纖維、活化細胞的作用，經常食用能延緩身體衰老。

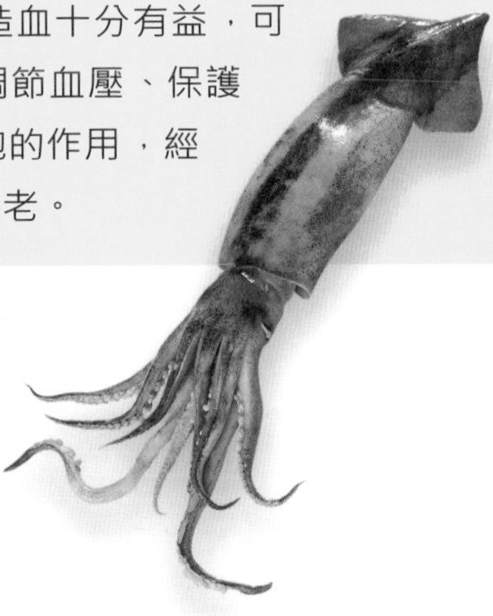

魷魚不能生吃。

營養成分	/ 100 克
熱量（Cal）	75
蛋白質（g）	17
脂肪（g）	0.8
碳水化合物（g）	——
膳食纖維（g）	——
膽固醇（mg）	——
維生素 A（μg）	16
維生素 B1（mg）	——
維生素 B2（mg）	0.03
維生素 C（mg）	——
維生素 E（mg）	0.94
鈣（mg）	43
磷（mg）	60
鉀（mg）	16
鈉（mg）	134.7
鎂（mg）	61
鐵（mg）	0.5
鋅（mg）	1.36
硒（μg）	13.65

小偏方大功效

1 **貧血**：魷魚 1 條汆水，薑絲、辣椒丁、鹽、植物油各適量，炒食。

2 **骨質疏鬆**：泡發魷魚 200 克，蔥花、蒜片、鹽、植物油各適量，炒食。

3 **強身健體**：魷魚 1 條汆水，小白菜 2 棵，枸杞子 2 克，煮湯食用。

4 **補虛益氣**：魷魚 1 條汆水，人參片 3 克，枸杞子 2 克，煮湯食用。

5 **止咳化痰**：魷魚 1 條，雞肉 50 克，一起切碎，擠成丸子，加甘草、麻黃、杏仁各 2 克，煮湯羹飲服。

養生藥膳

滋陰養胃、補虛澤膚

胡蘿蔔炒魷魚：鮮魷魚 150 克，胡蘿蔔、黃瓜各 50 克，蔥段、鹽、太白粉、豆豉醬各適量。鮮魷魚洗淨切上花刀，加鹽、澱粉攪拌上漿；黃瓜切月牙片，胡蘿蔔切片。鍋中放油燒至四分熱，放入魷魚滑油；另起鍋，加油煸炒黃瓜片、胡蘿蔔片、蔥段，調入豆豉醬，加鹽，用太白粉勾芡，放魷魚調拌均勻出鍋。

清涼降火

蘆筍魷魚湯：蘆筍、豬瘦肉、魷魚板（魷魚板是一種魷魚加工製品，將整個魷魚翅剖開後烤製而成）各 200 克，薑絲、鹽、胡椒粉、料酒各適量。蘆筍用清水沖洗淨切段；豬瘦肉洗淨切塊；魷魚板切花刀，起鍋，放入沸水中汆一下，撈出瀝水。鍋中放油燒熱後，下入薑絲、豬瘦肉塊翻炒，烹入料酒，倒入適量清水燒沸，下入其他原料、調料煮至入味即可。

強身健體，補腎益精

韭菜炒魷魚：鮮魷魚 1 條，韭菜 100 克，植物油、醬油、鹽各適量。鮮魷魚剖開，處理乾淨，切成粗條，放入沸水中，汆一下撈出；韭菜洗淨，切段。鍋中放油燒熱後，放入汆好的鮮魷魚，然後放入韭菜翻炒，加適量鹽、醬油，炒勻即可。

製作韭菜炒魷魚時需要大火迅速翻炒，否則食材容易變老，影響口感。

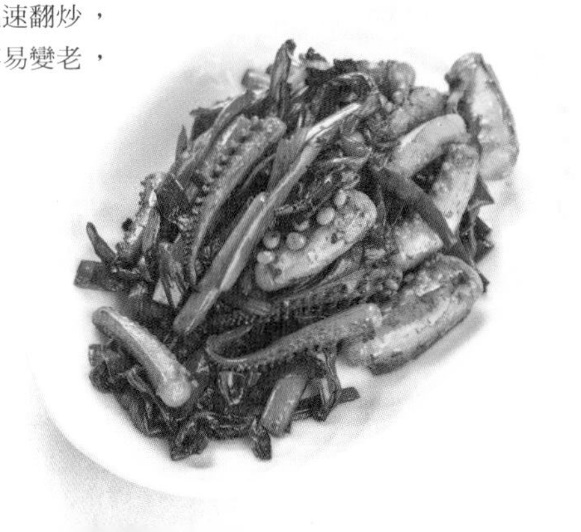

海參

釋　　名	又稱刺參、海瓜、大海之珍。
性味歸經	性溫，味鹹，入心、腎經。
主　　治	有補腎益精、養血潤燥、止血的功效，用於陽痿、腸燥便祕、肺虛咳嗽咯血、腸風便血等症的輔助食療。

《本草綱目拾遺》記載：海參可生百脈血，治休息痢；《藥性考》記載：海參可降火滋腎，通腸潤燥，除勞怯症。

營養成分	/ 100 克
熱量（Cal）	78
蛋白質（g）	16.5
脂肪（g）	0.2
碳水化合物（g）	2.5
膳食纖維（g）	——
膽固醇（mg）	51
維生素 A（μg）	——
維生素 B1（mg）	0.03
維生素 B2（mg）	0.04
維生素 C（mg）	——
維生素 E（mg）	3.14
鈣（mg）	285
磷（mg）	28
鉀（mg）	43
鈉（mg）	502.9
鎂（mg）	149
鐵（mg）	13.2
鋅（mg）	0.63
硒（μg）	63.93

人群宜忌

✔**老人**：常食能延緩肌肉衰老，增強身體免疫力。

✔**癌症患者**：海參有抗癌和抗菌的作用。

✔**男性**：海參對陽痿、遺精有很好的療效。

搭配宜忌

✔**羊肉與海參**：兩者都屬溫補食材，可補血補身。

✔**黑木耳與海參**：兩者都富含膠質，有助排便。

✘**柿子與海參**：可能會出現腹痛、噁心及嘔吐現象。

營養師提醒

目前市場上的海參，多半是先製成乾貨，待煮食前再進行發製。質量好的海參甚至可漲至 8 倍大。若要直接選購發製好的海參，則煮食前最好用水反復沖泡洗淨，以免吃下殘留的化學成分而有害健康。

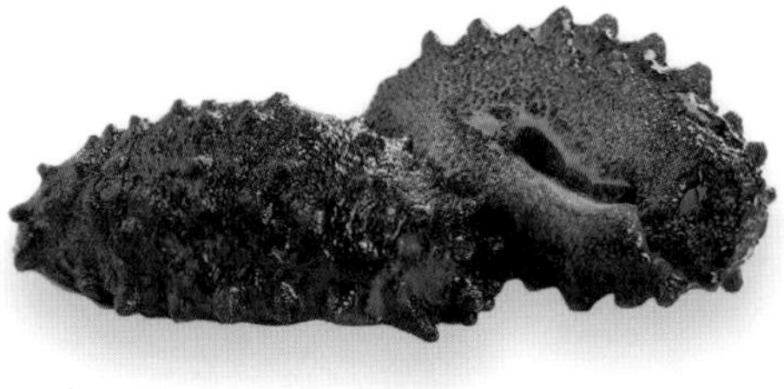

研究表明，海參能提高記憶力、延緩性腺衰老。

小偏方大功效

1 **產後血虛**：泡發海參200克切成條，煮熟食用。

2 **陽痿**：海參泡發後，剖洗乾淨，切細煮爛，與白米同煮粥，調味後食用。

3 **瘡口不癒**：泡發海參200克，用沸水汆過；甲魚1隻入鍋燉煮，當鍋中湯色變白時，放入海參，煮熟飲用。

4 **補虛益氣**：泡發海參200克切條，牛蛙100克切塊，兩者均汆水，再一起燉熟食用。

5 **通乳**：泡發海參100克，煮熟豬蹄1隻，薑片8克，燉熟食用，連服數日。

養生藥膳

清熱潤燥、止渴生津

銀芽海參：綠豆芽200克，泡發海參100克，鹽、料酒、薑塊、蔥段、辣椒油、醬油、醋、鮮湯、香油各適量。將泡發海參洗淨，切絲；鍋內加鮮湯、薑塊、蔥段、料酒燒沸，放入海參絲汆片刻撈出，瀝乾水分待用。綠豆芽去兩頭洗淨，放入沸水鍋內汆至八分熟，撈出加少許鹽拌勻，擠去多餘水分。將海參絲、綠豆芽放入盆內，加鹽、辣椒油、醬油、醋、香油拌勻，裝盤即可。

滋補肝腎、補益氣血，適用於陽痿、精血虧損、小便頻數等症

海參龍陽粥：桂圓肉20克，海參30克，白米100克，冰糖適量。白米淘淨備用；海參洗淨，用清水浸泡漲發12小時切薄片；桂圓肉洗淨，冰糖打碎。將白米放入鍋裡，加清水800毫升，放入海參、桂圓肉、冰糖，煮熟成粥，粥稠時出鍋裝碗即成。

海參豆腐煲：海參2隻，肉末30克，豆腐1塊，蔥段、薑片、鹽、醬油、料酒各適量。剖開海參腹部，洗淨體內腔腸，加料酒和薑片去腥，撈起沖涼，切寸段；肉末加鹽、醬油、料酒做成丸子；豆腐切塊。將海參放進鍋內，加適量清水，放入蔥段、薑片、鹽、醬油、料酒燒沸，再加入丸子和豆腐，與海參一起煮，入味即成。

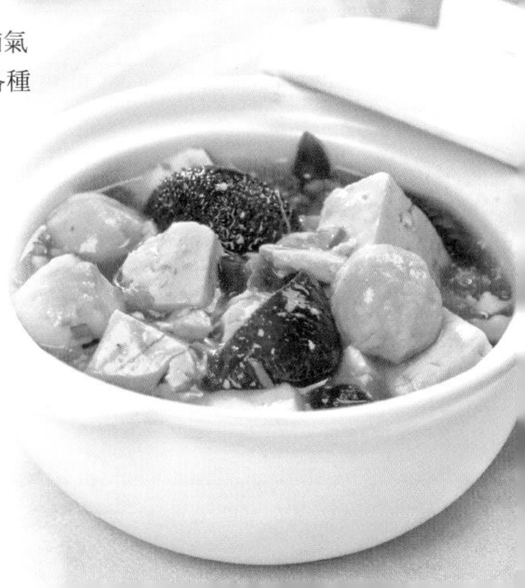

海參豆腐煲補氣益血，適合各種人群食用。

蝦

釋　名 蝦種類很多，包括青蝦、河蝦、小龍蝦、對蝦、龍蝦等。

性味歸經 性溫，味甘、鹹，入脾、腎經。

主　治 有開胃化痰、補氣壯陽、益氣通乳等功效，輔助治療腎虛陽痿、腰酸膝軟、筋骨疼痛、中風引起的半身不遂等病症。

《本草綱目》記載：蝦作湯可治療包塊，托痘瘡，下乳汁；點成汁，治風痰；搗成膏，敷蟲疽有效。

人群宜忌

✔**女性**：常食蝦可養血脈、潤肌膚、養顏美容。
✔**男性**：蝦為補腎壯陽的佳品。
✔**兒童**：蝦皮和蝦肉中含有豐富的鈣、磷、鐵，可促進骨骼、牙齒生長發育，預防缺鐵性貧血。

搭配宜忌

✔**番茄與蝦**：二者同食可提高心臟與肝臟的功能。
✔**木瓜與蝦**：二者同食可幫助蛋白質分解吸收。
✘**柿子與蝦**：二者同食影響營養吸收，且會刺激腸胃。

營養成分	/ 100 克
熱量（Cal）	79
蛋白質（g）	16.8
脂肪（g）	0.6
碳水化合物（g）	1.5
膳食纖維（g）	——
膽固醇（mg）	117
維生素 A（μg）	——
維生素 B1（mg）	0.01
維生素 B2（mg）	0.05
維生素 C（mg）	——
維生素 E（mg）	2.79
鈣（mg）	146
磷（mg）	196
鉀（mg）	228
鈉（mg）	302.2
鎂（mg）	46
鐵（mg）	3
鋅（mg）	1.44
硒（μg）	56.41

營養師提醒

蝦營養極為豐富，所含蛋白質是魚、蛋、奶的幾倍到幾十倍，還含有豐富的鉀、碘、鎂、磷等礦物質及維生素 A、胺茶鹼等成分。其中鎂對心臟活動具有重要的調節作用，能很好地保護心血管系統，它可減少血液中膽固醇含量，防止動脈硬化。

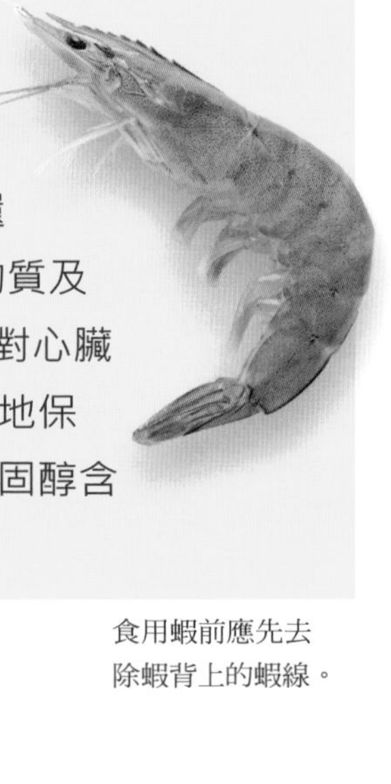

食用蝦前應先去除蝦背上的蝦線。

小偏方大功效

1 **虛脫腹痛**：蝦肉 200 克切片，蔥段適量，炒熟食用。

2 **產後乳汁不下**：蝦肉 200 克切片，放入小米粥中，煮熟食用。

3 **補虛益腎**：蝦肉 200 克，人參 5 克。煮熟食用。

4 **補氣壯陽**：蝦肉 200 克，嫩韭菜 50 克。炒熟食用。

養生藥膳

清熱利尿、減肥，適用於暑熱煩悶、水腫、肺熱咳嗽等症

蝦仁冬瓜湯：蝦 100 克，冬瓜 300 克，香油、鹽各適量。蝦去殼，去蝦線，洗淨，瀝乾水分，放入碗內；冬瓜洗淨去皮、瓤，切成小塊。將蝦仁放入鍋中，加適量清水煮至軟爛時加冬瓜，同煮至冬瓜熟，加鹽調味後盛入湯碗，淋入香油即可。

益氣強身，全面補充營養

香煎大蝦：大蝦 2 隻，雞蛋 1 顆，麵粉適量，鹽、胡椒粉、料酒、花椒鹽、植物油各適量。將大蝦剪去蝦槍、蝦鬚及頭、尾，去殼後挑除蝦線，洗淨瀝乾，再從背部片開，斬斷蝦筋、拍平，然後用鹽、胡椒粉、料酒醃至入味。雞蛋磕入碗中攪勻，將大蝦沾勻乾麵粉，掛勻雞蛋液，下油煎至兩面金黃色，出鍋裝盤，放花椒鹽上桌即可。

清火祛毒、開胃健脾

蔬果蝦蓉飯：大蝦 5 隻，番茄、芹菜各 100 克，香菇、胡蘿蔔各 80 克。番茄放入沸水中汆一下，去皮，切塊；香菇洗淨，去蒂切塊；胡蘿蔔、芹菜分別洗淨，切粒；大蝦去蝦線，煮熟去皮，取蝦仁剁成蓉。把所有材料放入鍋內，加少量水煮熟，最後再加入蝦蓉一起煮熟，把此湯料淋在米飯上拌勻即可。

蝦仁豆腐：蝦仁 100 克，豆腐 1 塊，料酒、蔥花、醬油、鹽及澱粉各適量。將蝦仁洗淨，用料酒、蔥花、醬油及澱粉等調汁浸泡；豆腐洗淨，切丁。鍋中放油燒熱後，先用大火快炒蝦仁，再將豆腐放入翻炒，出鍋前放鹽即成。

蝦仁豆腐中用日本豆腐，口感會更滑嫩。

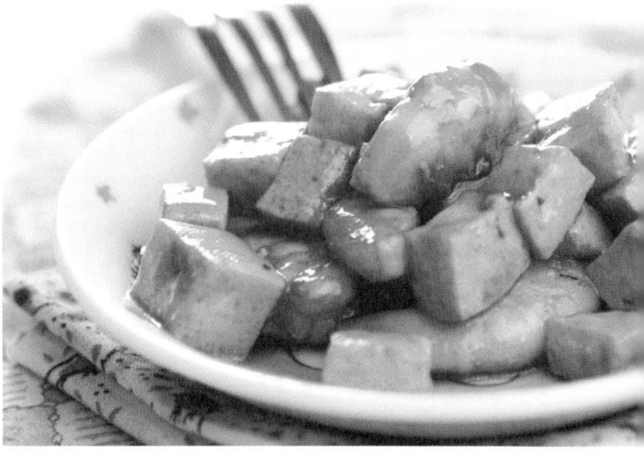

螃蟹

釋名	常見的螃蟹有大閘蟹（俗稱河蟹）、毛蟹、青蟹、梭子蟹等。
性味歸經	性寒，味鹹，入肝、胃經。
主治	有補腎強胃、滋陰健脾、化痰等功效，輔助治療腎虛腰背疼痛、脾虛食少、身體虛弱、神經衰弱等病症。

《本草綱目》記載：螃蟹可治胸中邪氣，熱結作痛，口眼歪斜，面部水腫。

營養成分	/ 100 克
熱量（Cal）	103
蛋白質（g）	17.5
脂肪（g）	2.6
碳水化合物（g）	2.3
膳食纖維（g）	——
膽固醇（mg）	267
維生素 A（μg）	389
維生素 B1（mg）	0.06
維生素 B2（mg）	0.28
維生素 C（mg）	——
維生素 E（mg）	6.09
鈣（mg）	126
磷（mg）	182
鉀（mg）	181
鈉（mg）	193.5
鎂（mg）	23
鐵（mg）	2.9
鋅（mg）	3.68
硒（μg）	56.72

人群宜忌

✔**老人**：螃蟹對老人腰腿酸痛和風濕性關節炎有一定的食療作用。

✔**水腫患者**：螃蟹有養精益氣、消水腫的作用。

✘**孕婦**：蟹爪有明顯的墮胎作用。

搭配宜忌

✔**青椒與螃蟹**：同食可使營養均衡，並且有益消化。

✔**蘆筍與螃蟹**：二者同食有強化骨骼的功效。

✘**茶葉與螃蟹**：二者同食易產生凝結作用，使腸道蠕動變慢，甚至造成便祕。

營養師提醒

螃蟹含有豐富的蛋白質、微量元素等營養成分，對身體有很好的滋補作用。食用螃蟹時，可佐以米醋、薑絲，這樣既可祛除寒氣、增強食慾，又能促進胃液分泌，有助於消化。

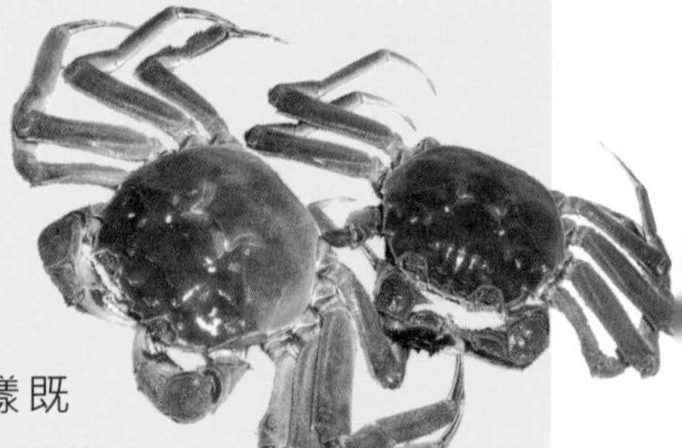

螃蟹體內有寄生蟲，不能生吃。

本草附方

1 **治中鱔魚毒**：食蟹即解。

2 **治濕熱黃疸**：蟹燒存性，研末，酒糊丸如梧桐子大小。每服 50 丸，溫沸水飲下，一日 2 次。

小偏方大功效

1 **陰虛火旺**：螃蟹 3 隻，洗淨，入油鍋炸熟。連服數日。

2 **心火旺盛**：螃蟹 2 隻蒸熟，取肉入湯鍋，加黃連、薑末各適量，煮湯飲用。

3 **胃熱嘔吐**：螃蟹 4 隻蒸熟，取肉，加萵苣葉、薑末、白醋拌食。

4 **耳目腫痛**：螃蟹 4 隻蒸熟，取肉入湯鍋，加芡米 50 克，煮湯飲用。

養生藥膳

補骨添髓、通經活絡

螃蟹燉南瓜：螃蟹 1 隻，南瓜 250 克，蔥花、薑末、鹽、胡椒粉、料酒、植物油各適量。將螃蟹洗淨，用刀切成兩半；南瓜洗淨，去皮及瓤，切塊備用。鍋中放油燒熱後，先用蔥花、薑末熗鍋，再烹入料酒，添清水燒沸，然後放入螃蟹、南瓜，加入鹽、胡椒粉調好口味，撇淨浮沫，用中火燉至南瓜軟爛入味即可。

滋陰清熱、活血化瘀

蔥薑炒蟹：螃蟹 2 隻，蔥段、薑片、鹽、胡椒粉、香油、麵粉、植物油各適量。螃蟹洗淨，剁成大塊，沾勻麵粉，下入熱油中炸成金黃色，撈出瀝油備用。鍋中留少許底油，先下入蔥、薑炒香，再放入螃蟹，然後添入適量清水，加入鹽、胡椒粉調味，用大火燒至收汁，再淋入香油即可。

螃蟹蘑菇湯：螃蟹 1 隻，香菇 5 朵，麵粉、蔥花、薑片、料酒、白糖、植物油各適量。螃蟹洗淨，掀去蟹蓋，切成 4 塊，切口處沾上麵粉，放油鍋裡稍稍煎一下；香菇洗淨，切塊。砂鍋裡倒少量清水，放入螃蟹、香菇、蔥花、薑片、料酒，大火燒沸後改小火燉 30 分鐘，最後放鹽、白糖即可。

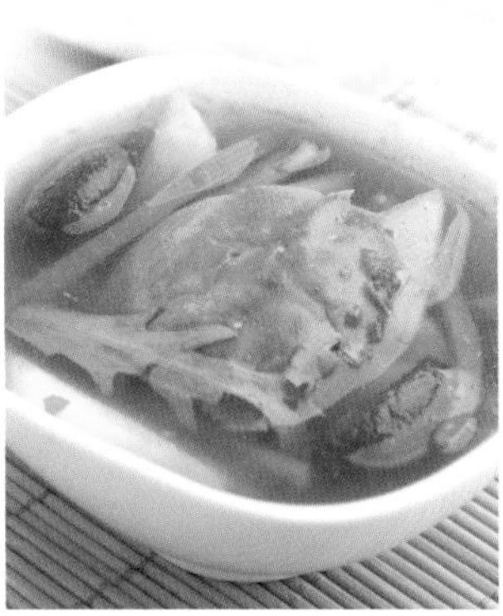

螃蟹蘑菇湯滋陰清熱，是秋冬季節餐桌上頗受歡迎的暖胃湯。

蛤蜊

釋　名　蛤類中之利於人者，因此得名。

性味歸經　性寒，味鹹，入肝、腎經。

主　治　具有滋陰潤燥、利尿消腫、軟堅散結的功效，輔助治療陰虛所致的口渴、乾咳、心煩、手足心熱等症。

《本草綱目》記載：蛤蜊可滋潤五臟，止消渴，能開胃。

人群宜忌

✔**高膽固醇患者**：蛤蜊肉能降低膽固醇。

✘脾胃虛寒者：蛤蜊性寒涼，不宜多食。

搭配宜忌

✔**菠菜與蛤蜊**：二者均富含鐵，能改善貧血、促進發育。

✔**胡蘿蔔與蛤蜊**：二者同食可以保護眼睛、增進視力。

營養師提醒

蛤蜊不僅味道鮮美，而且營養成分也比較全面。它含有蛋白質、脂肪、碳水化合物、鐵、鈣、磷、碘、維生素、胺基酸和牛磺酸等多種成分，是一種低熱能、高蛋白的理想食品。烹飪蛤蜊時，要確保完全熟透後再食用。

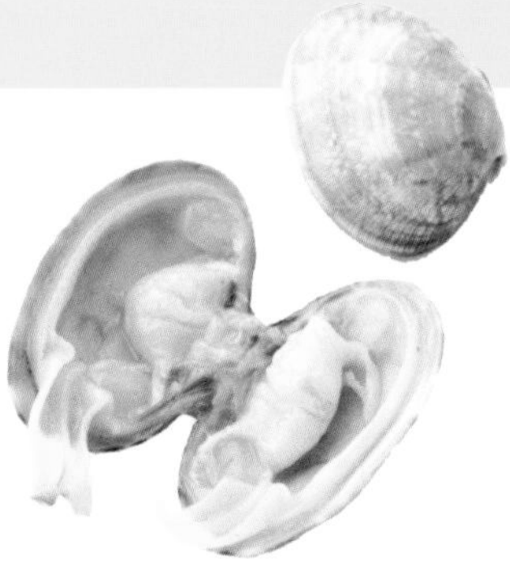

蛤蜊在食用前可放在鹽水中浸泡吐沙，但時間不宜過長。

營養成分	/ 100 克
熱量（Cal）	62
蛋白質（g）	10.1
脂肪（g）	1.1
碳水化合物（g）	2.8
膳食纖維（g）	——
膽固醇（mg）	156
維生素 A（μg）	21
維生素 B1（mg）	0.01
維生素 B2（mg）	0.13
維生素 C（mg）	——
維生素 E（mg）	2.41
鈣（mg）	133
磷（mg）	128
鉀（mg）	140
鈉（mg）	425.7
鎂（mg）	78
鐵（mg）	10.9
鋅（mg）	2.38
硒（μg）	54.31

小偏方大功效

1 **淋巴結腫大**：蛤蜊肉 200 克。加水適量，以小火煮熟，稍加鹽調味。飲湯吃肉。

2 **燙傷**：蛤蜊粉，用茶油調敷患處。

3 **滋養肺腎**：蛤蜊肉 100 克，麥門冬 15 克，地骨皮 12 克，小麥 30 克。加水煎湯飲。

4 **清熱止咳**：蛤蜊肉 100 克，百合、玉竹、山藥各 30 克。同煮湯食用。

5 **軟堅散結**：蛤蜊肉 100 克，韭菜（韭黃更佳）適量。炒熟食用。

養生藥膳

潤五臟、止消渴

蛤蜊豆腐湯：蛤蜊 250 克，豆腐 100 克，蔥花、薑片、鹽、胡椒粉各適量。在清水中滴入少許的香油，將蛤蜊放入，讓蛤蜊徹底吐淨泥沙，沖洗乾淨備用；豆腐切小丁。鍋中放水、鹽和薑片燒沸，把蛤蜊和豆腐丁一起放入，轉中火繼續煮，蛤蜊張開殼，豆腐熟透後即可關火。出鍋時撒上蔥花、胡椒粉即可。

潤肺利咽、清熱解毒、護膚美容

蛤蜊燉蛋：蛤蜊 250 克，雞蛋 3 個，蔥花、鹽各適量。蛤蜊洗淨，下入沸水鍋中煮至殼開，取出洗淨泥沙。雞蛋打入碗中，加入調味料攪散。將蛤蜊肉放入雞蛋中，入蒸鍋蒸 10 分鐘即可。

益心健脾、滋補氣血

桂圓肉蓮子蛤肉湯：蛤蜊肉、蓮子各 15 克，桂圓肉 10 克，鹽適量。桂圓肉洗淨；蓮子去心洗淨，清水浸泡 1 小時；蛤蜊肉洗淨。把桂圓肉、蓮子、蛤蜊肉全部放入鍋內，加清水適量，大火燒沸後，改用小火慢煲 2 小時用鹽調味即可。

蘆筍蛤蜊飯：白米 200 克，蘆筍 6 支，蛤蜊 250 克，海苔絲、薑絲、辣椒、料酒、醋、白糖、鹽、香油各適量。將蘆筍洗淨，切小段；蛤蜊洗淨；白米洗淨，再加入料酒、醋、白糖、鹽、香油、薑絲、辣椒拌勻，放入鍋中煮熟成飯，然後放入蘆筍段，再煮一會。將蛤蜊煮熟，與海苔絲加入蘆筍飯中拌勻，即可食用。

蛤蜊豆腐湯中加一點鹹火腿丁，能提味增鮮。

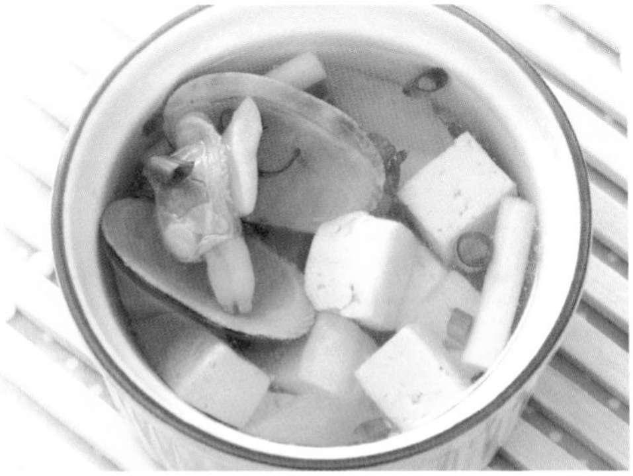

PART 7 飲品篇

人體的2／3由水組成，水是人體不可缺少的物質。牛奶、蜂蜜、各種花茶等不僅能提供水分，還能補充一些人體所需的營養物質。

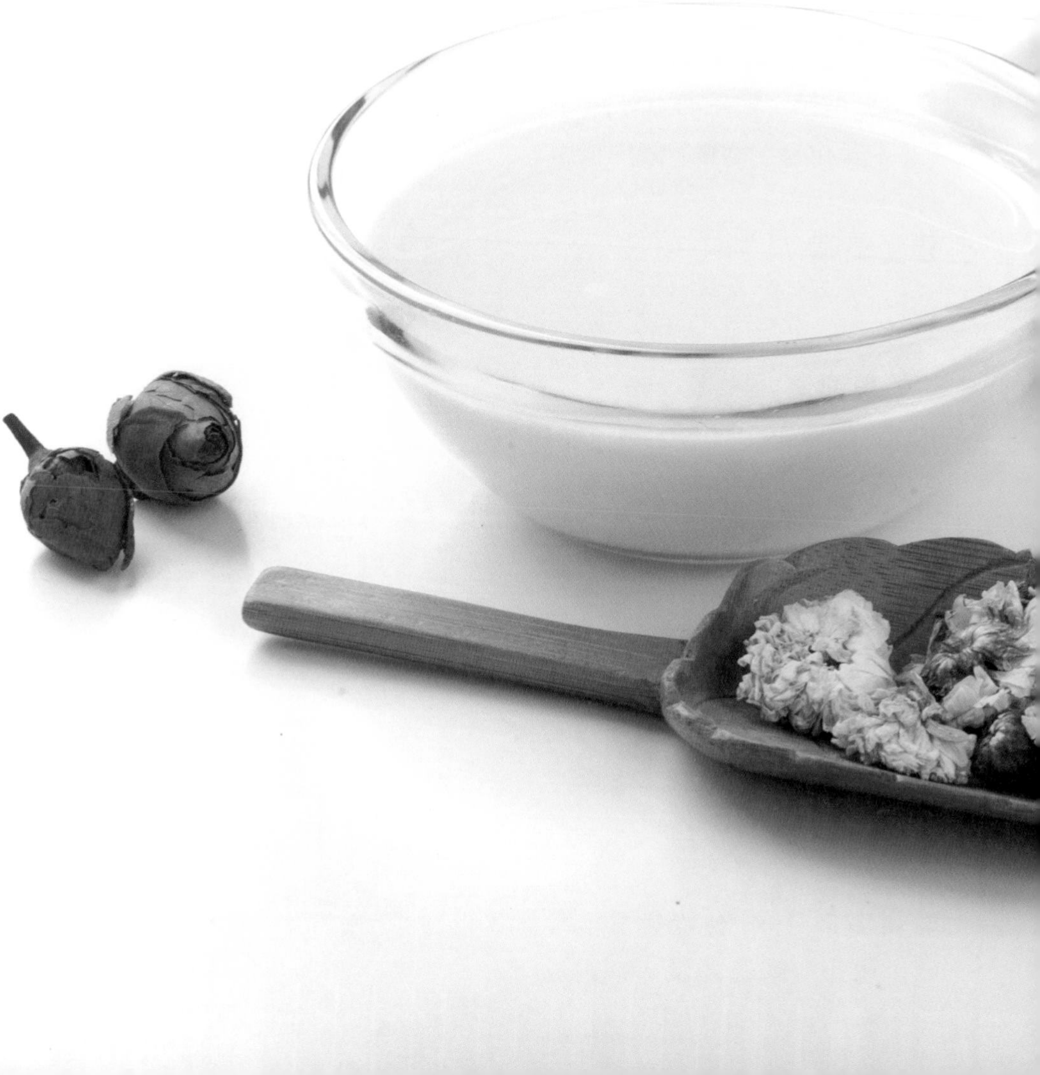

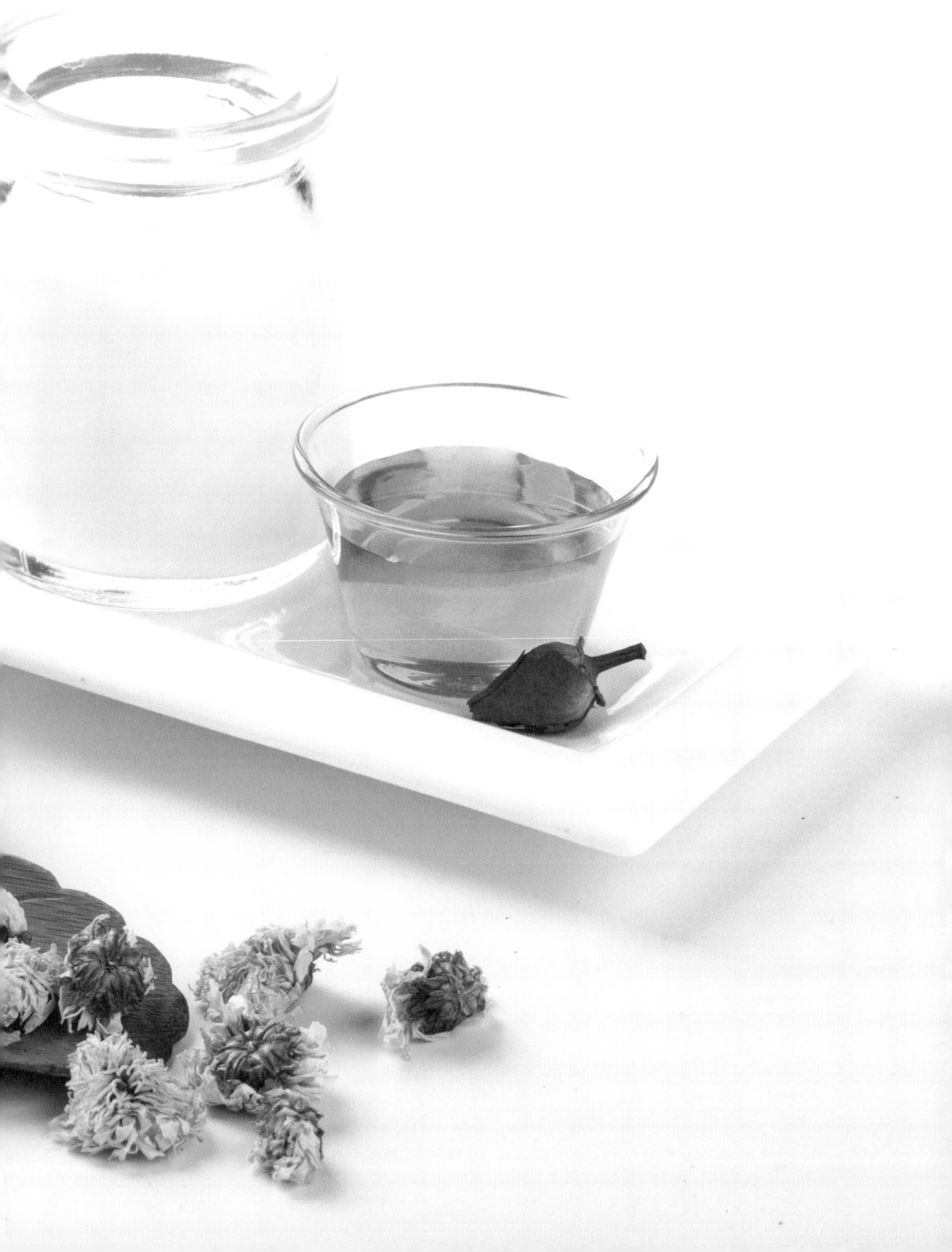

牛奶

釋名 從雌性奶牛身上所擠出來的奶。

性味歸經 性微寒，味甘，入脾、肺、胃經。

主治 補氣血、益肺胃、生津潤腸，用於久病體虛、氣血不足、營養不良、噎膈反胃、胃及十二指腸潰瘍、糖尿病、便祕。

《本草綱目》記載：牛奶可養心肺，解熱毒，潤皮膚。冷補，下熱氣。

人群宜忌

✔**愛美人士：**牛奶有美容養顏作用，可使皮膚保持光滑滋潤。

✔**幼兒：**牛奶中的磷能促進幼兒大腦發育。

搭配宜忌

✔**白米與牛奶：**二者同食可補虛損、潤五臟，對老年人尤其有益。

✔**李子與牛奶：**二者榨汁同飲可治食慾不振。

✔**木瓜與牛奶：**二者同食有明目清熱、清腸熱、通便的功效。

營養成分	/ 100 克
熱量（Cal）	54
蛋白質（g）	3
脂肪（g）	3.2
碳水化合物（g）	3.4
膳食纖維（g）	——
膽固醇（mg）	15
維生素 A（μg）	24
維生素 B1（mg）	0.03
維生素 B2（mg）	0.14
維生素 C（mg）	1
維生素 E（mg）	0.21
鈣（mg）	104
磷（mg）	73
鉀（mg）	109
鈉（mg）	37.2
鎂（mg）	11
鐵（mg）	0.3
鋅（mg）	0.42
硒（μg）	1.94

營養師提醒

牛奶營養豐富，容易消化吸收，物美價廉，食用方便，人稱「白色血液」，是最理想的天然食品。

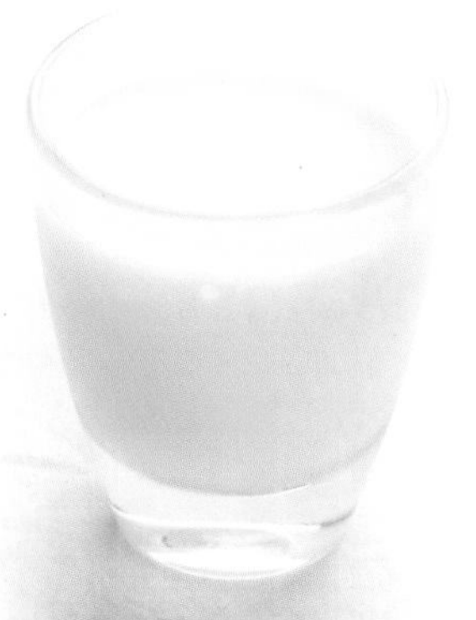

空腹不宜喝牛奶，應與麵包、饅頭等同食。

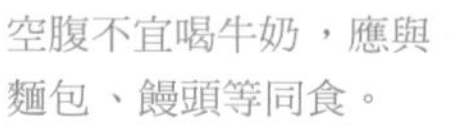

小偏方大功效

1 **便祕**：牛奶250毫升，蜂蜜適量。混合燒沸，每日早晨空腹服1次。

2 **產後虛弱**：牛奶燒沸，當茶飲用，渴即飲之。

3 **胃痛、胃潰瘍**：牛奶、羊奶各125毫升。混合燒沸，每日早晨空腹服1次。

4 **反胃嘔吐**：牛奶200毫升，薑汁、白糖各適量。蒸服。

5 **潤五臟，補虛損**：白米100克煮粥，加入牛奶250毫升，白糖調味食用。

養生藥膳

鎮靜安神

香濃牛奶炒飯：米飯100克，洋蔥、香腸、青豆、胡蘿蔔、玉米粒各80克，牛奶、鹽、植物油各適量。洋蔥、香腸、胡蘿蔔分別切成小丁備用。鍋中放油燒熱後，放入洋蔥翻炒，再加入香腸丁、胡蘿蔔丁、青豆、玉米粒，炒出香味後放入米飯炒散，加入牛奶慢慢炒乾，再加鹽調味即可出鍋。

促進睡眠

牛奶草莓汁：草莓8個，牛奶250毫升。將草莓洗淨，去蒂，切成小塊。把鮮牛奶倒進果汁機中，再將草莓塊放入，一起榨成汁即可。

鎮靜安神、健腦益智

牛奶燉花生：花生100克，枸杞子20克，白木耳30克，牛奶1500毫升，冰糖適量。將白木耳、枸杞子、花生分別洗淨，花生放入溫水中浸泡。鍋中放入牛奶，加入白木耳、枸杞子、花生、冰糖，煮至花生爛熟時即成。

牛奶山藥燕麥粥：鮮牛奶500毫升，山藥小半根，燕麥片100克，枸杞子5克，冰糖適量。山藥去皮，洗淨，切小塊。鮮牛奶倒入鍋中，放入枸杞子，將燕麥片與山藥一起入鍋，邊煮邊攪拌，煮至麥片、山藥熟爛即可。

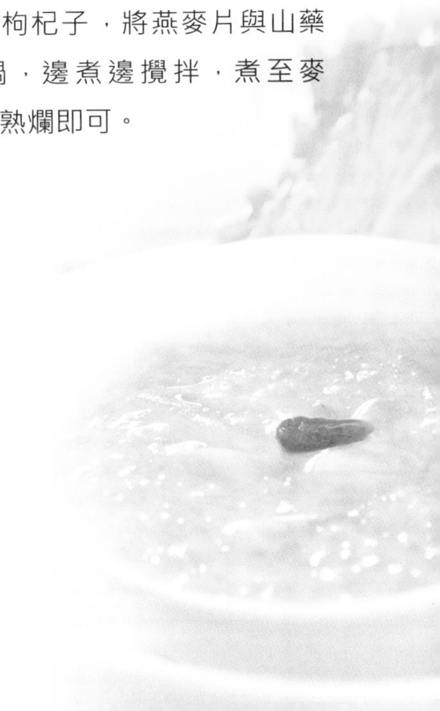

牛奶山藥燕麥粥集合多種食材的營養，香滑可口，適合長期食用。

豆漿

釋名 黃豆用水泡後磨碎、過濾、燒沸而成。

性味歸經 性涼，味苦、辛，入脾、胃、大腸經。

主治 有健脾養胃、補虛潤燥、清肺化痰、通淋利尿、潤膚美容的功效，常用作痰火咳喘、便祕等患者的食療用品。

《延年祕錄》記載豆漿長肌膚，益顏色，填骨髓，加氣力，補虛能食。

人群宜忌

✔**老人：**多喝鮮豆漿可預防老年癡呆症，防治氣喘病。

✔**更年期女性：**豆漿可調節內分泌系統，減輕並改善更年期症狀，延緩衰老。

✘胃病患者：豆製品會刺激胃酸分泌過多，引起胃腸脹氣。

✘痛風患者：豆漿的嘌呤含量高。

搭配宜忌

✔**白米與豆漿：**二者同食可軟化血管，並能降血壓、滋補身體。

✘紅糖與豆漿：紅糖裡的有機酸和豆漿中的蛋白質結合會產生變性沉澱物。

營養成分	/ 100克
熱量（Cal）	16
蛋白質（g）	1.8
脂肪（g）	0.7
碳水化合物（g）	1.1
膳食纖維（g）	1.1
膽固醇（mg）	——
維生素A（μg）	15
維生素B1（mg）	0.02
維生素B2（mg）	0.02
維生素C（mg）	——
維生素E（mg）	0.8
鈣（mg）	10
磷（mg）	30
鉀（mg）	48
鈉（mg）	3
鎂（mg）	9
鐵（mg）	0.5
鋅（mg）	0.24
硒（μg）	0.14

營養師提醒

豆漿含有豐富的植物蛋白、磷脂、維生素B1、維生素B2、菸酸和鐵、鈣等礦物質，並含有豐富的黃酮類物質。它是防治高血脂症、高血壓、動脈硬化等疾病的理想食品。

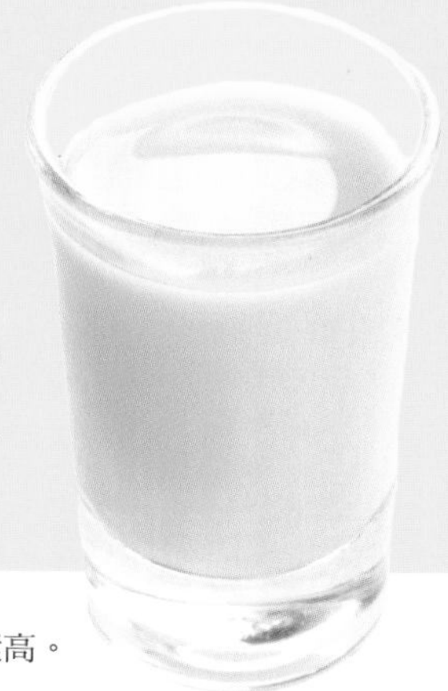

豆漿的蛋白質含量比牛奶還高。

小偏方大功效

1 **哮喘**：豆漿 200 克。燒沸，加入適量麥芽糖調味，至溫時飲用。

2 **便祕**：豆漿 500 克，白米 100 克。同煮成粥，加入冰糖適量調味即可食用。

3 **調經止帶**：白果（去心、皮）10 粒。打碎，豆漿燉熟服用。

4 **潤肺止咳**：生雞蛋 1 顆打散，衝入滾沸的豆漿，加入適量白糖調味飲服。

5 **補虛潤燥**：豆漿 200 克，韭菜汁 100 克。調勻，空腹服下。

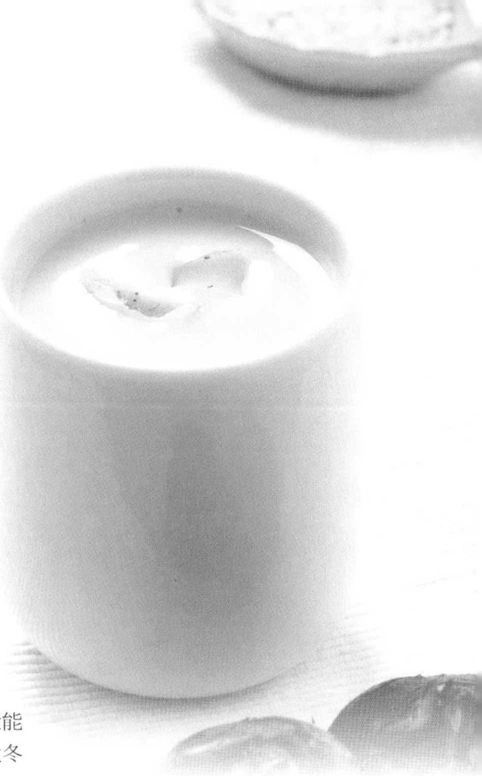

荸薺豆漿能夠緩解秋冬抑鬱症狀。

養生藥膳

補中益氣、和五臟，適合高血壓患者食用

豆漿粥：豆漿 1,000 克，白米 80 克。白米洗淨，浸泡 30 分鐘。將豆漿、白米一起放到砂鍋裡，加適量清水，先用大火燒沸，再轉小火熬煮成稀粥。

潤肺養胃、清熱生津、止咳化痰

荸薺豆漿：荸薺 100 克，豆漿、白糖各適量。荸薺洗淨，去皮，榨取汁液。將豆漿放入鍋中，小火燒沸，加入荸薺汁液，燒沸，調入白糖，攪勻即可。

滋陰、潤燥、補虛

豆漿萵苣湯：萵苣 100 克，豆漿 200 克，薑片、蔥段、鹽、植物油各適量。將萵苣莖洗淨去皮，切成條，萵苣葉切段。鍋中放油燒至六分熱，放薑片、蔥段稍煸，炒出香味，放入萵苣條、鹽，大火炒至八分熟，揀去薑片、蔥段，放入萵苣葉，並倒入豆漿，放入鹽，煮熟即可。

大棗豆漿粥：豆漿 200 克，大棗 6 個，白米 100 克，冰糖適量。大棗洗淨去核。把豆漿倒入鍋內，加入大棗燒沸，再加入白米煮 20 分鐘，加入適量冰糖調味即可。

蜂蜜

釋名	又稱蜂糖。
性味歸經	性平，味甘，入肺、脾、大腸經。
主治	有補中緩急、潤肺止咳、潤腸通便、解毒的功效。

《本草綱目》記載：蜂蜜可益氣補中、止痛解毒，除眾病，和百藥；久服能強志氣、輕身、不飢不老、延年益壽。

營養成分	/ 100 克
熱量（Cal）	320
蛋白質（g）	0.4
脂肪（g）	1.9
碳水化合物（g）	75.6
膳食纖維（g）	——
膽固醇（mg）	——
維生素 A（μg）	——
維生素 B1（mg）	——
維生素 B2（mg）	0.05
維生素 C（mg）	3
維生素 E（mg）	——
鈣（mg）	4
磷（mg）	3
鉀（mg）	28
鈉（mg）	0.3
鎂（mg）	2
鐵（mg）	1
鋅（mg）	0.37
硒（μg）	0.15

人群宜忌

✔**女性：**新鮮蜂蜜塗抹於皮膚上，可使皮膚細膩、光滑、富有彈性。

✔**失眠者：**每日睡覺前口服 1 湯匙蜂蜜（加進一杯溫開水內），有助睡眠。

✘肥胖者、糖尿病患者：蜂蜜中糖分過高，熱量也高。

搭配宜忌

✔**紫菜與蜂蜜：**二者同食有益肺及支氣管的健康。

✔**牛奶與蜂蜜：**同食可有效改善貧血，增強免疫力。

營養師提醒

蜂蜜味道甜，是一種天然食品，所含的單醣，可以被人體直接吸收，非常適合婦女、兒童及老年人食用。嬰兒不可食用蜂蜜，以免因腸胃稚嫩而蜂蜜中毒。蜂蜜應以溫水沖飲，沸水沖容易破壞蜂蜜中的營養成分。

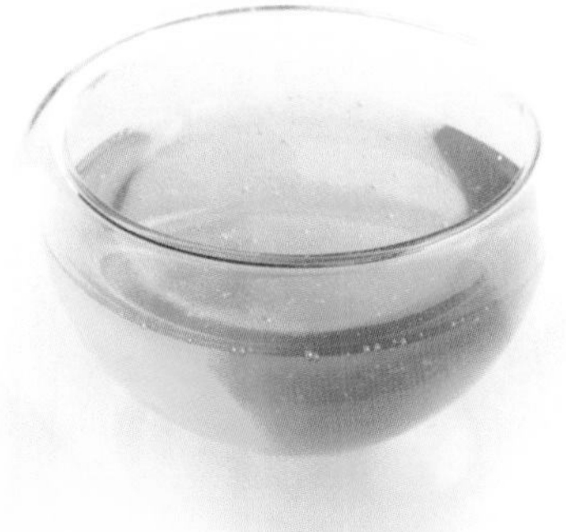

蜂蜜應放在玻璃容器中保存，不能放在金屬容器中。

本草附方

1 **產後口渴**：蜂蜜適量，溫水調服即可。

2 **口中生瘡**：蜂蜜浸大青葉含咽。

3 **燙傷**：用蜂蜜塗擦。

小偏方大功效

1 **胃、十二指腸潰瘍**：每日用新鮮蜂蜜 100 克，分早、中、晚飯前冷沸水服，服至第十日後，每日增至 150 克。療程一般為 1 個月。

2 **凍瘡**：先用溫沸水洗滌患部，然後塗蜂蜜包紮，隔日換藥 1 次。

3 **潤肺止咳**：梨 1 個，切薄片拌蜂蜜吃，每日數次。

4 **美容護膚**：蜂蜜、牛奶各 50 毫升，黑芝麻 25 克。黑芝麻搗爛，與蜂蜜、牛奶調和，早晨空腹溫沸水沖服。

養生藥膳

預防流感

蜜糖銀花露：金銀花、蜂蜜各 30 克。金銀花加水 500 毫升，煎汁去渣，冷卻後加入蜂蜜調勻，每日飲數次。

潤肺止咳、清熱解毒

蜜百合：百合 50 克，蜂蜜 25 克。將百合洗淨，加入蜂蜜攪拌均勻，放入容器中，隔水蒸熟即可。

日常保健

蜜汁雞翅：雞翅中 8 隻，料酒、蜂蜜各 150 克，醬油、白糖各 15 克，鹽、蒜末各適量。雞翅中加醬油、白糖、鹽、料酒醃約 20 分鐘，取出用部分蜂蜜抹勻。鍋中放油燒熱後，放入蒜末炒香，倒入雞翅中翻炒，再加入剩餘蜂蜜、料酒和適量熱水，加蓋煮約 10 分鐘，掀蓋將雞翅中攪勻，再煮至熟即可。

大棗桂圓蜜：大棗 50 克，桂圓、蜂蜜各適量。將大棗、桂圓用溫水浸泡後，用小火煮熟，熬至黏稠，再加入些蜂蜜，調勻即成。

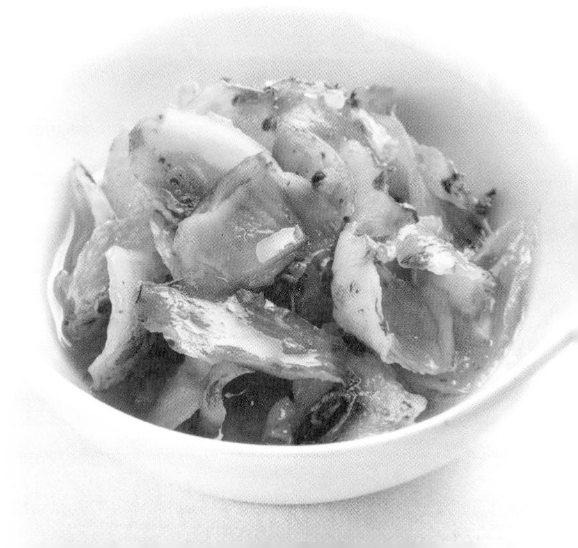

蜜百合有滋陰潤肺的功效，能預防流感、緩解慢性咳嗽。

菊花

釋名 又名九花、女華、日精、節華、金蕊、週盈等。

性味歸經 性微寒，味辛、甘、苦，入肺、肝經。

主治 散風清熱，平肝明目，用於風熱感冒、頭痛眩暈、目赤腫痛、眼目昏花等症。

《本草綱目》記載：菊花可治腰痛無常，除胸中煩熱，安腸胃，利五脈，調四肢。

營養成分	/ 100 克
熱量（Cal）	241
蛋白質（g）	6
脂肪（g）	3.3
碳水化合物（g）	63
不溶性纖維（g）	15.9
膽固醇（mg）	——
維生素 A（μg）	——
維生素 B1（mg）	0.09
維生素 B2（mg）	0.51
維生素 C（mg）	1
維生素 E（mg）	1.61
鈣（mg）	234
磷（mg）	88
鉀（mg）	132
鈉（mg）	20.5
鎂（mg）	256
鐵（mg）	78
鋅（mg）	2.42
硒（μg）	11.8

人群宜忌

✔**電腦上班族**：菊花對保養眼睛有好處。

✘脾胃虛弱者：菊花性涼。

搭配宜忌

✔**菊花與金銀花、枸杞子**：三者泡水具有散風熱、平肝明目的功效。

✘芹菜與菊花：可能會引起嘔吐。

營養師提醒

菊花中的營養物質可抗病原體、增強毛細血管抵抗力，其中的類黃酮物質經證明在抗氧化、防衰老等方面卓有成效。泡飲菊花茶時，最好用透明的玻璃杯，每次放上 4、5 粒，再用沸水沖泡即可，待水七、八分熱時，可看到茶水漸漸變成微黃色。

本草附方

風熱頭痛：菊花、石膏、川芎各 3 錢研為末，每次服 1 錢半，用茶調下。

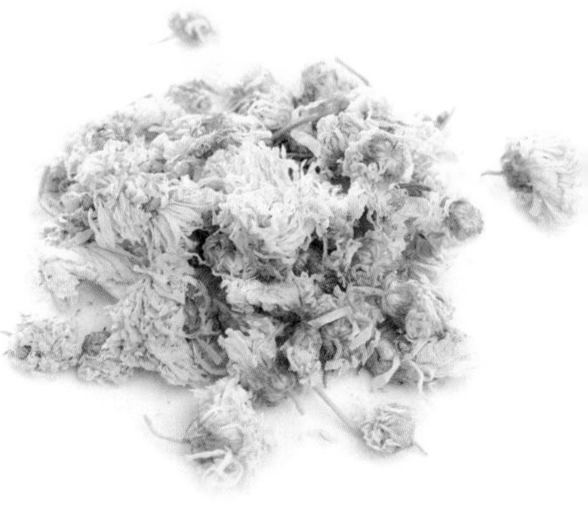

用菊花茶水塗抹眼睛周圍，能夠消除眼睛水腫。

小偏方大功效

1 **高血壓**：菊花 30 克，加清水 300 毫升煎或泡茶服。

2 **尋常疣**：將菊花 30 克放入 30℃白酒（100 毫升）中浸 3 日後去渣，浸出液可加適量沸水、白糖燉服，每日 1 次，連服 3 日為一個療程。

3 **化瘀消脂**：菊花、山楂、金銀花各 10 克。沸水沖泡代茶飲用。

4 **清心健腦**：菊花 50 克，加水 20 毫升，稍煮後保溫 30 分鐘，過濾後加入適量蜂蜜，攪勻之後飲用。

5 **防秋燥**：菊花 10 克，桑葉、枇杷葉各 5 克。研成粗末，用沸水沖泡代茶飲。

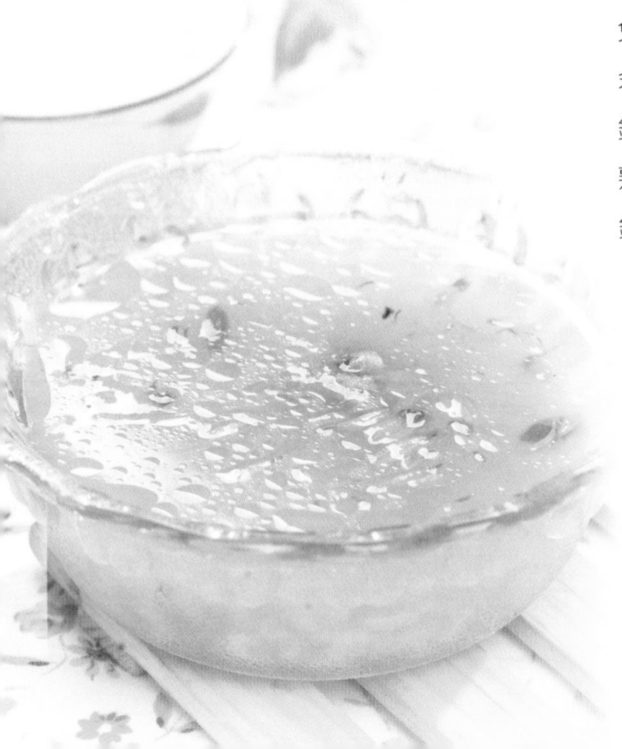

養生藥膳

疏散風熱，適宜目赤咽腫者食用

菊花粥：白米 100 克，菊花 10 克，白糖適量。菊花用沸水沖泡待用。白米洗淨，加適量清水，再倒入泡好的茶湯熬煮成粥，出鍋前加白糖攪勻即可。

清熱解毒、涼血

菊花胡蘿蔔湯：菊花 6 克，胡蘿蔔 100 克，蔥花、鹽、香油各適量。胡蘿蔔洗淨切成片，放入盤中待用。鍋中倒入清水，放入菊花、鹽、胡蘿蔔煮熟，淋上香油，出鍋後盛入湯盆即可。

菊花兔肉湯：兔肉 250 克，菊花 30 克，鹽、薑片各適量。菊花洗淨，兔肉洗淨，切塊，去油脂，用沸水汆去血水。把兔肉與薑片一起放入鍋內，加清水適量，小火煮至兔肉熟爛，然後加入菊花，再煮 30 分鐘，加鹽調味即可。

製作菊花粥時，選用黃菊花能疏散風熱，選用白菊花能清肝、平肝。

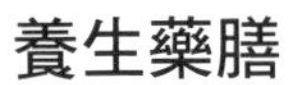

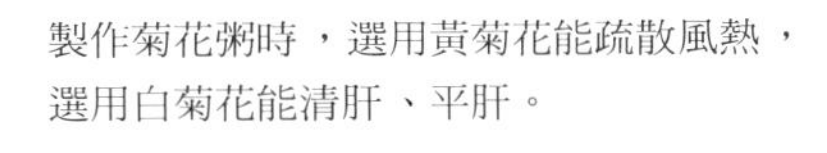

月季花

《本草綱目》記載：月季可活血，消腫，敷毒。

營養成分	/ 100 克
熱量（Cal）	358
蛋白質（g）	0.3
脂肪（g）	17.2
碳水化合物（g）	67.4
不溶性纖維（g）	16.7
膽固醇（mg）	——
維生素 A（μg）	——
維生素 B1（mg）	——
維生素 B2（mg）	0.07
維生素 C（mg）	——
維生素 E（mg）	4.27
鈣（mg）	137
磷（mg）	10
鉀（mg）	47
鈉（mg）	122.1
鎂（mg）	——
鐵（mg）	0.2
鋅（mg）	1.01
硒（μg）	12.6

釋　名　又稱月月紅、勝春、瘦客、鬥雪紅。

性味歸經　性溫，味甘，入肝經。

主　治　有活血調經、消腫的功效，常被用於治療月經失調、經痛、癰疽腫痛等病症。

人群宜忌

✔**月經失調患者**：月季花有行血活血的功效。

✘孕婦：月季花有活血作用，可能誘發流產。

搭配宜忌

✔**紅糖與月季花**：二者同食能活血調經。

✔**大蝦與月季花**：二者同食能補腎壯陽，適合體倦、腰膝酸軟、丹毒、血瘀腫毒等病症。

✔**蠶豆與月季花**：二者同食有健脾利濕、消腫解毒的功效。

營養師提醒

月季花有三大功效——活血、消腫、散毒，常用於女性月經失調、經痛等。近代藥理研究顯示，月季花有鎮痛作用，可改善微循環，增加血流量和結締組織的代謝，降低血小板凝集，所以月季花用來調理血液濃稠也有一定的療效。

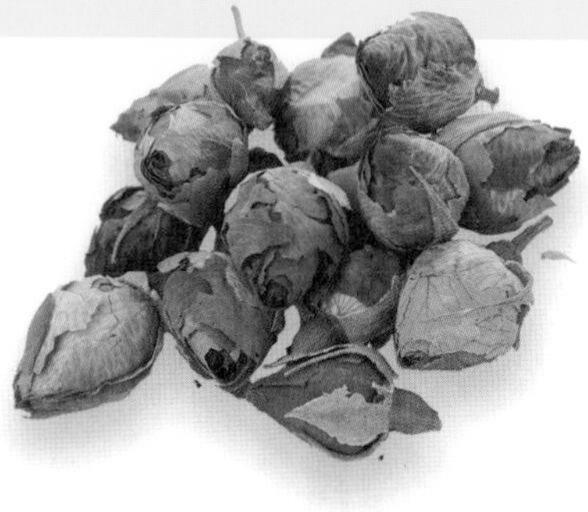

月季花以紫紅色半開放花蕾、不散瓣、氣味清香者為佳。

小偏方大功效

1 **產後子宮脫垂：**取月季花與適量紅酒燉服。

2 **肺虛咳嗽咯血：**月季花和冰糖燉服。

3 **筋骨疼痛及輕微跌打損傷：**取月季花，焙乾，研末，每次3克與黃酒調服。

4 **活血調經：**月季花15克。沸水泡服，連服數次。

養生藥膳

潤肺止咳

月季花梨湯：月季花3朵，貝母5克，梨2個，白木耳50克，冰糖100克。月季花洗淨，貝母用醋浸，梨切片，白木耳泡軟時去掉硬根。鍋內加水，放入梨、白木耳、貝母、冰糖，煮30分鐘，加入月季花稍煮片刻，隨意飲用。

活血、消腫

月季花粥：月季花9克，白米30克，桂圓肉、蜂蜜各15克。白米淘洗乾淨，用冷水浸泡30分鐘，撈出，瀝乾水分；桂圓肉切成末。鍋中加適量冷水，將白米、桂圓肉末放入，用大火燒沸，然後改用小火熬煮成粥，放入蜂蜜、月季花，攪拌均勻即可。

月季竹笙湯：月季花6克，竹笙80克，薑片、蔥花、鹽各適量。竹笙洗淨沙子備用。鍋內倒入適量水，放入薑片、蔥花，大火燒沸後，放入竹笙小火燉30分鐘，放入鹽、月季花稍燉即可。

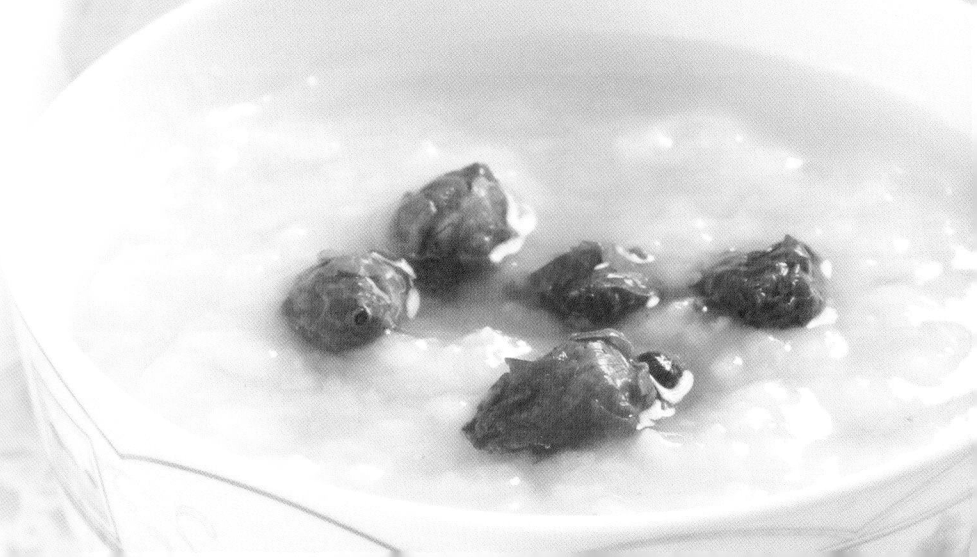

月季花粥能活血調經、化瘀止痛，美容養顏。

PART 8 調料篇

開門七件事，「柴米油鹽醬醋茶」，調味品占據著日常生活的重要位置。雖然，調味品是廚房中最熟悉的面孔，但它的營養保健價值卻往往被人們忽視。其實，調味品除了可以增進食慾、促進消化外，還具有很好的防病治病功效。古人云「民以食爲天，食以味爲先」，現代人對「食」的要求是「不僅要食得美味，更要食得健康」，這給調味品提供了大顯身手的舞台。

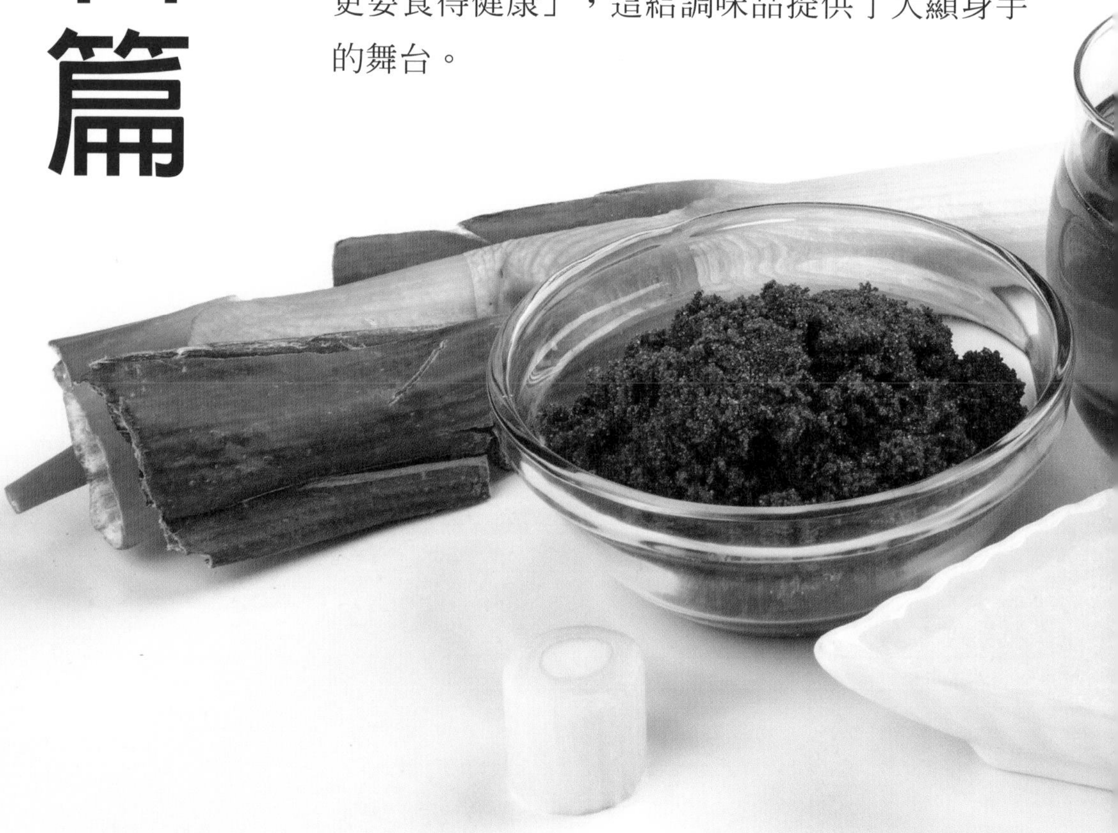

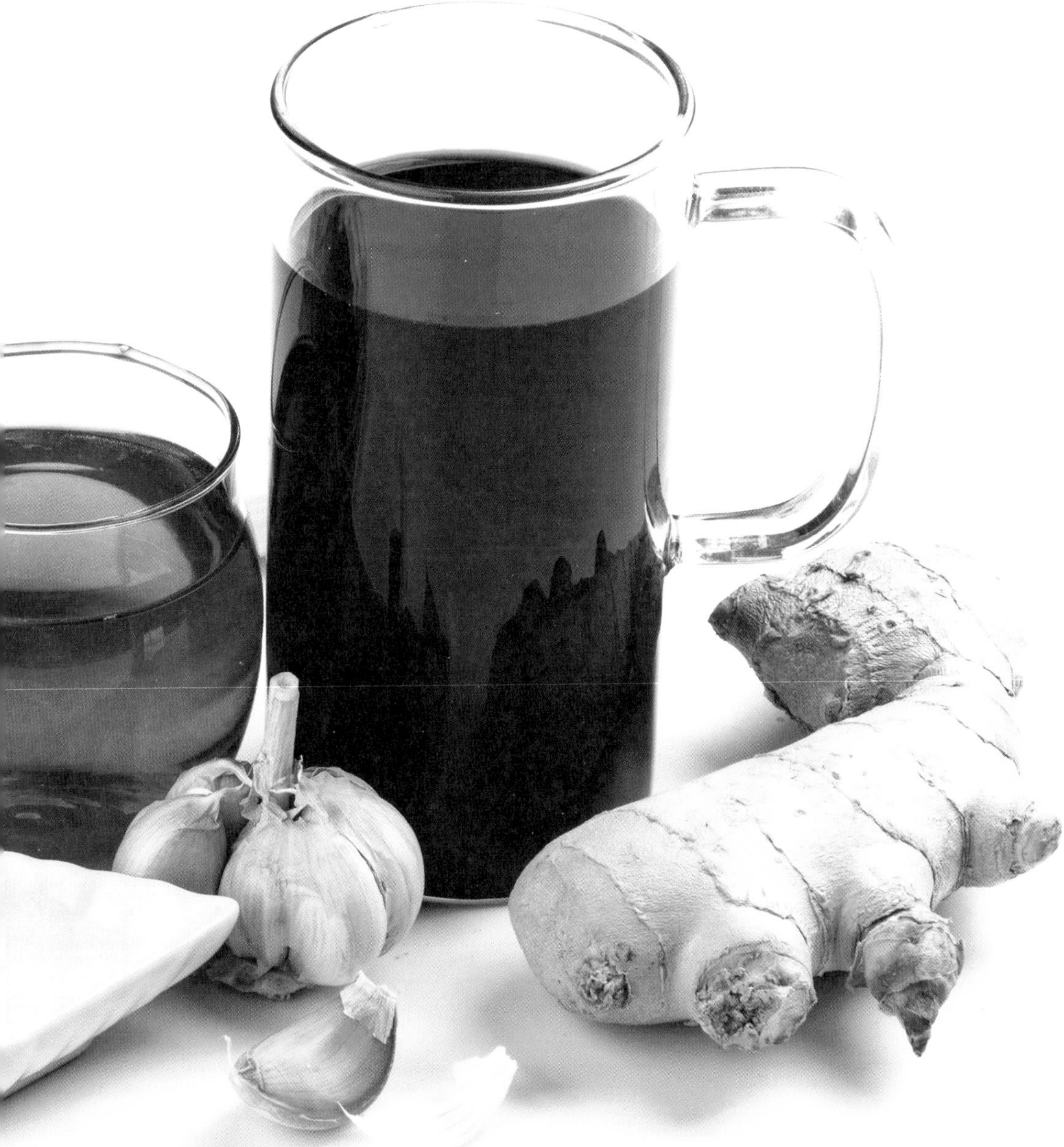

蔥

釋名	又稱菜伯、和事草。
性味歸經	性溫，味辛，入肺、胃經。
主治	用於風寒感冒、惡寒發熱、陰寒內盛的腹痛、二便不通、痢疾等症。

《本草綱目》記載：蔥可治傷寒，通關節，止鼻孔流血，利大小便。

人群宜忌

✔**食慾不振者**：蔥能夠健脾開胃，增進食慾。

✔**癌症患者**：有抗癌作用，蔥所含的蒜辣素可以抑制癌細胞的生長。

✘腋臭患者：蔥對汗腺刺激作用較強，夏季應慎食。

搭配宜忌

✔**豬肉與蔥**：二者同食能夠恢復體力、活化大腦。

✘蜂蜜與蔥：二者同食會產生對人體不利的有毒物質，刺激胃腸道，使人腹瀉。

營養成分	/ 100 克
熱量（Cal）	33
蛋白質（g）	1.7
脂肪（g）	0.3
碳水化合物（g）	6.5
不溶性纖維（g）	1.3
膽固醇（mg）	——
維生素 A（μg）	10
維生素 B1（mg）	0.03
維生素 B2（mg）	0.05
維生素 C（mg）	17
維生素 E（mg）	0.3
鈣（mg）	29
磷（mg）	38
鉀（mg）	144
鈉（mg）	4.8
鎂（mg）	19
鐵（mg）	0.7
鋅（mg）	0.4
硒（μg）	0.67

營養師提醒

蔥含有相當多的維生素 C，有舒張小血管、促進血液循環的作用，有助於防止血壓升高所致的頭暈，能使大腦保持靈活並預防老年癡呆。蔥葉部分比蔥白部分更有營養。

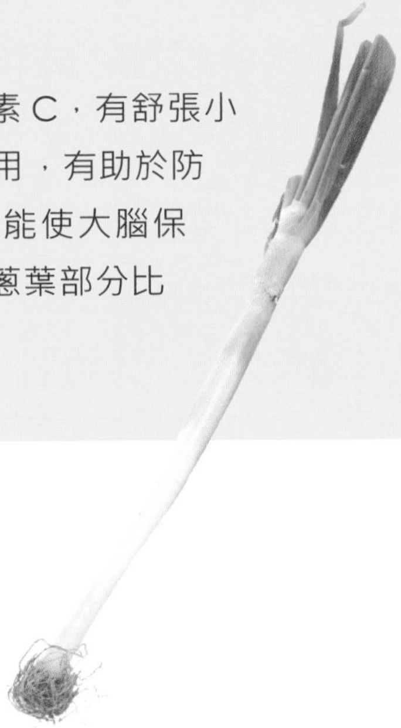

「冬儲大蔥怕動不怕凍」，蔥很耐寒，但不宜經常挪動，否則容易腐爛。

本草附方

1 **治頭昏腦漲疼痛難忍**：用蔥插入患者的鼻和耳內，能通氣，使人清爽。

2 **治因傷寒頭痛欲裂者**：用連須的蔥半斤，薑 2 兩，與水煮，溫熱時服下。

3 **治早期乳腺炎**：用蔥汁 1 升，立即服下，炎症即可消失。

小偏方大功效

1 **產後小便難**：取蔥適量，切碎並炒熱，然後迅速外敷小腹。

2 **急性乳腺炎**：取蔥 15 克，用清水洗淨，切細後加入適量熱水浸泡，先熏後洗患側乳房，每日 3~5 次，2 日為一個療程。

3 **發散風寒**：蔥 30 克，薑 3 片，黃酒 30 毫升。將蔥、薑與清水 500 毫升同煎，燒沸再入黃酒 1~2 沸即可。

養生藥膳

補益脾胃、散寒通陽，可治胸中煩悶、失眠多夢、健忘等症

蔥棗湯：蔥 100 克，大棗 20 個。將大棗洗淨，用水泡發，入鍋內，加清水適量，用小火燒沸，約 20 分鐘後，再加入洗淨的蔥白，繼續用小火煎 10 分鐘即成。服用時吃棗喝湯，每日 2 次。

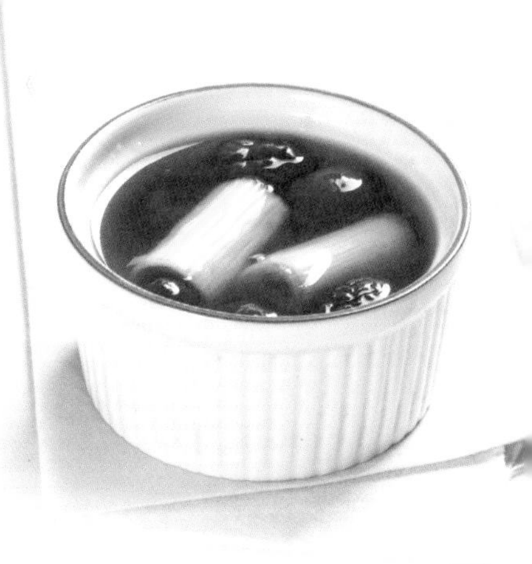

蔥棗湯有發汗解表、安神養心的功效。

滋肺補腎、益精壯陽

蔥燒海參：蔥 120 克，泡發海參 200 克，高湯 250 毫升，油菜心 2 棵，植物油、料酒、醬油、鹽、太白粉各適量。先將海參洗淨，用沸水汆一下；用植物油把蔥段炸黃，製成蔥油；另起鍋下海參，加入高湯和醬油、鹽、料酒等調料，待海參熟爛後加入油菜心，收汁。太白粉勾芡後澆於海參、菜心上，淋上蔥油即成。

蔥爆酸甜牛肉：牛里脊肉 500 克，蔥 350 克，料酒、醬油、薑絲、醋、白糖、植物油等各適量。將牛里脊肉洗淨，切成大薄片；蔥去根和黃葉，洗淨，切成斜片。將牛里脊片放碗中，加料酒、醬油、白糖、薑絲抓勻，鍋中放油燒至八分熱，下牛里脊片、蔥片，迅速 攪炒至肉片斷血色，滴入醋再炒片刻，起鍋裝盤即成。

薑

釋名 又稱百辣雲。

性味歸經 性溫，味辛，入脾、胃、肺經。

主治 具有發汗解表、溫中止嘔、溫肺止咳、解毒的功效，主治外感風寒、胃寒嘔吐、風寒咳嗽、腹痛腹瀉、中魚蟹毒等病症。

《本草綱目》記載：薑可除風邪寒熱，傷寒頭痛鼻塞，欬逆氣喘，止嘔吐，去痰下氣，去水腫氣脹，治時令外感咳嗽。

人群宜忌

✔**暈車暈船者**：薑有「嘔家聖藥」之譽，對噁心、嘔吐有很好的治療效果。

✘**痔瘡患者**：薑有刺激性，能生熱，會加重病情。

搭配宜忌

✔**醋與薑**：二者同食能減緩噁心症狀，並且幫助消化。

✔**皮蛋與薑**：二者同食有抗衰老的作用。

✘**酒與薑**：兩者都屬於溫熱、辛辣、具刺激性的食材，同食易造成火氣大、體內燥熱。

營養成分	/ 100 克
熱量（Cal）	41
蛋白質（g）	1.3
脂肪（g）	0.6
碳水化合物（g）	10.3
膳食纖維（g）	2.7
膽固醇（mg）	——
維生素 A（μg）	28
維生素 B1（mg）	0.02
維生素 B2（mg）	0.03
維生素 C（mg）	4
維生素 E（mg）	——
鈣（mg）	27
磷（mg）	25
鉀（mg）	295
鈉（mg）	14.9
鎂（mg）	44
鐵（mg）	1.4
鋅（mg）	0.34
硒（μg）	0.56

營養師提醒

食用薑可加速血液循環，刺激唾液分泌，進而達到增強食慾、幫助消化的作用。但保存不良而腐爛變質的薑或凍薑中，會產生一種叫黃樟素的致癌物質，吃了會誘發肝癌和食道癌等，因此爛薑不可食用。

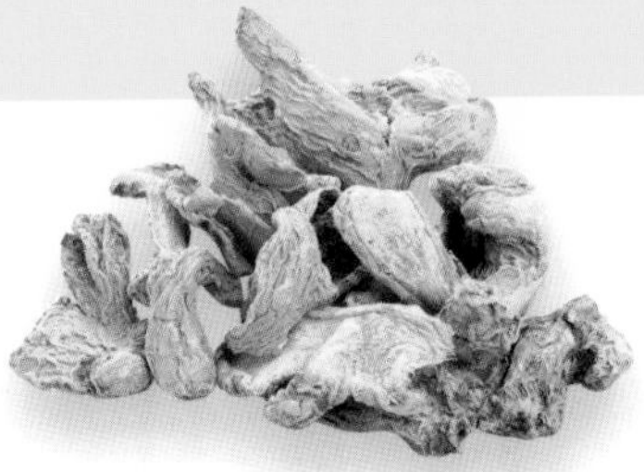

爛薑、凍薑不要吃，變質的薑會產生致癌物質。

本草附方

1 **治咳嗽吐痰**：初起時燒薑一塊含咽。

2 **跌打損傷**：用薑汁和酒調麵粉敷貼。

3 **腋下狐臭**：用薑汁塗搽，可斷根。

4 **兩耳凍瘡**：用薑汁熬膏塗搽。

小偏方大功效

1 **嘔吐**：將薑片敷於內關穴，並以傷濕止痛膏固定。

2 **胃、十二指腸潰瘍**：薑 50 克，洗淨切碎，加清水 300 毫升，煎 30 分鐘，每日 3 次，分 2 日服完。

3 **白斑**：取薑 1 塊，切去 1 片，在患處揩擦，薑汁擦乾後，再切去 1 片，連續擦至皮膚局部覺熱為度，每日 3~4 次，至皮色正常為止。一般須連續治療 3 個月，中途勿斷。

4 **急性扭傷**：取薑適量，搗爛去汁，加入鹽少許拌勻，外敷患處，可用繃帶固定，每日 1 次。

5 **化痰止咳**：薑 30 克，紅糖 30 克。加水煎成濃湯，趁溫熱徐徐飲。

6 **開胃和中**：薑 30 克，切成細絲，加醋、鹽適量拌食。

養生藥膳

祛寒止吐

花生薑湯：花生、大棗各 20 克，生薑 15 克，紅糖適量。生薑洗淨，切成厚片，花生和大棗洗淨。先將花生和生薑加水一起下鍋大火煲 15 分鐘，再放入大棗，中火煲 20 分鐘。待花生煮熟時，加入適量紅糖，再用小火煲 5 分鐘即可。

檸檬薑汁：薑 1 片，檸檬半個，蜂蜜適量。檸檬榨汁備用。把薑、檸檬汁和一勺蜂蜜混合在一起，然後倒入沸水沖調後服用。

花生薑湯有暖身驅寒之功效，手腳冰冷的人可以常吃。

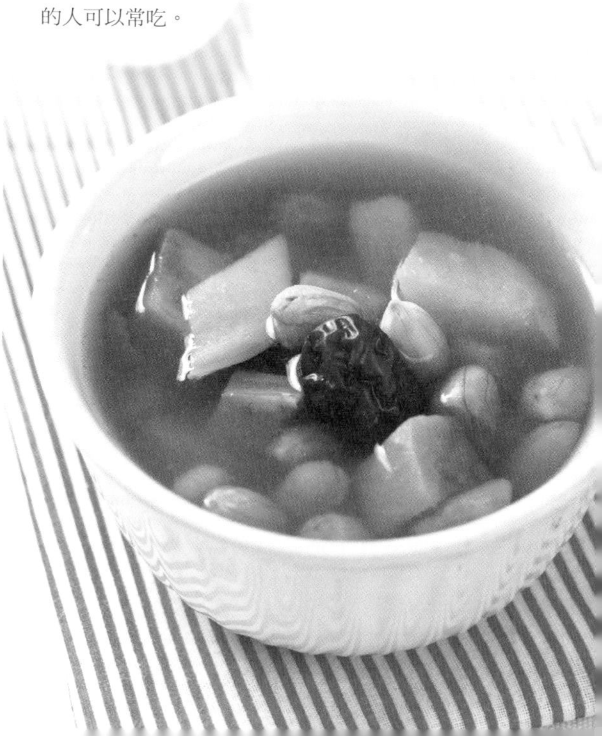

蒜

釋　　名　又稱大蒜。

性味歸經　性溫，味辛，入脾、胃、肺經。

主　　治　有溫中健胃、消食理氣、解毒殺蟲的功效，用於消化不良、食物中毒、嘔吐腹瀉、腸胃不和、痢疾、感冒等症。

《本草綱目》記載：蒜可益脾腎，止霍亂吐瀉，解腹中為安，消積食，溫中調胃，除邪袪毒氣，下氣，治各種蟲毒。

人群宜忌

✔**糖尿病患者：**蒜中硒含量較多，能促進胰島素合成。

✘肝病患者：蒜的揮發性成分可引起貧血，貧血能引起胃腸道缺血和消化酶分泌下降，不利於肝炎的治療。

✘胃潰瘍患者：蒜對胃黏膜的刺激性很大。

搭配宜忌

✔**花椰菜與蒜：**二者同食可降血壓、抗癌。

✔**黃瓜與蒜：**二者同食能瘦身、養顏及抗衰老。

營養成分	/ 100 克
熱量（Cal）	128
蛋白質（g）	4.5
脂肪（g）	0.2
碳水化合物（g）	27.6
膳食纖維（g）	1.1
膽固醇（mg）	——
維生素 A（μg）	5
維生素 B1（mg）	0.04
維生素 B2（mg）	0.06
維生素 C（mg）	7
維生素 E（mg）	1.07
鈣（mg）	39
磷（mg）	117
鉀（mg）	302
鈉（mg）	19.6
鎂（mg）	21
鐵（mg）	1.2
鋅（mg）	0.88
硒（μg）	3.09

營養師提醒

蒜中的蒜素可殺菌，蒜素加上維生素 B1，可促進腸道蠕動，幫助排便，並增加維生素 B1 的吸收利用率，同時可消除疲勞。

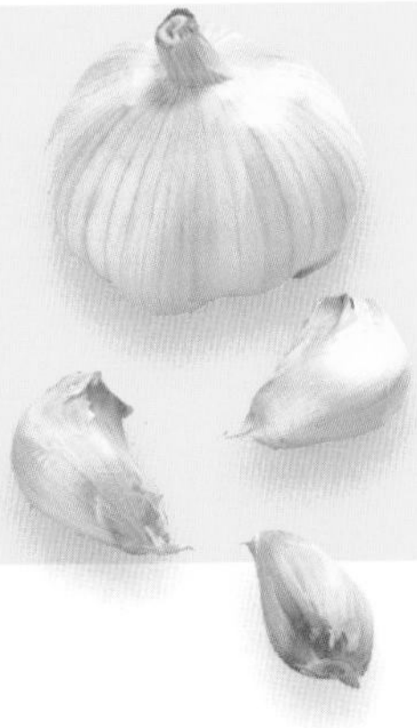

大蒜有百益，但有損於目，因此食用大蒜要適量。

本草附方

1 **水腫：**蒜、田螺、車前子各等分，熬膏，攤貼臍中，使水從小便排出。數日即癒。

2 **瀉痢：**用蒜搗貼兩足心，也可貼臍中。

3 **牙痛**：用獨蒜煨熟，切小塊，熨痛處。

4 **食蟹中毒**：用蒜煮汁飲下。

小偏方大功效

1 **感冒咳嗽**：蒜 30 克，去皮搗爛，用沸水浸泡 4~5 小時，或加水 1 碗燒沸，濾取其汁，加白糖適量，分 2 次服用。

2 **腹脹**：醋浸蒜、醃製蒜或煮蒜，任選 1 種。每次 10 克，嚼服，溫水送下。

3 **止咳化痰**：蒜 60 克，搗爛如泥後放入 90 克紅糖。加適量清水熬成膏，每日早晚各服 1 湯匙。

4 **提高免疫力**：蒜 30 克，白米 100 克，加水煮成稀粥。用香油、鹽調味。

養生藥膳

防癌抗老、殺菌止痛

金蒜莧菜湯：蒜 8 瓣，莧菜 500 克，枸杞子、鹽各適量。莧菜洗淨，切段；蒜洗淨，去皮，備用。鍋中放油燒熱後，放入蒜，以小火煎黃；在煎蒜的鍋中加入清水，燒沸後加入莧菜；待湯再次燒沸，撒上枸杞子，加鹽調味即成。

通便、解毒

蒜蓉空心菜：蒜 5 瓣，空心菜 350 克，蔥末、鹽、香油各適量。空心菜洗淨切長段，蒜剁成蒜末。鍋中放油燒至六分熱，放入蔥末和一小半蒜末熗鍋，加入空心菜炒至八分熟；加入鹽、香油翻炒至入味，出鍋前加入剩下的蒜末炒勻即可。

蒜蓉茄子：紫皮長茄子 400 克，蒜 25 克，鹽、醬油、白糖、香油、花椒、植物油各適量。蒜切碎剁成蒜蓉；茄子洗淨，切條，放入熱油中炸軟撈出。用油爆香花椒後，撈出花椒，放入一半蒜蓉炒勻，放入茄子、醬油、白糖和鹽，燒至入味，放入香油、剩下的蒜末即可。

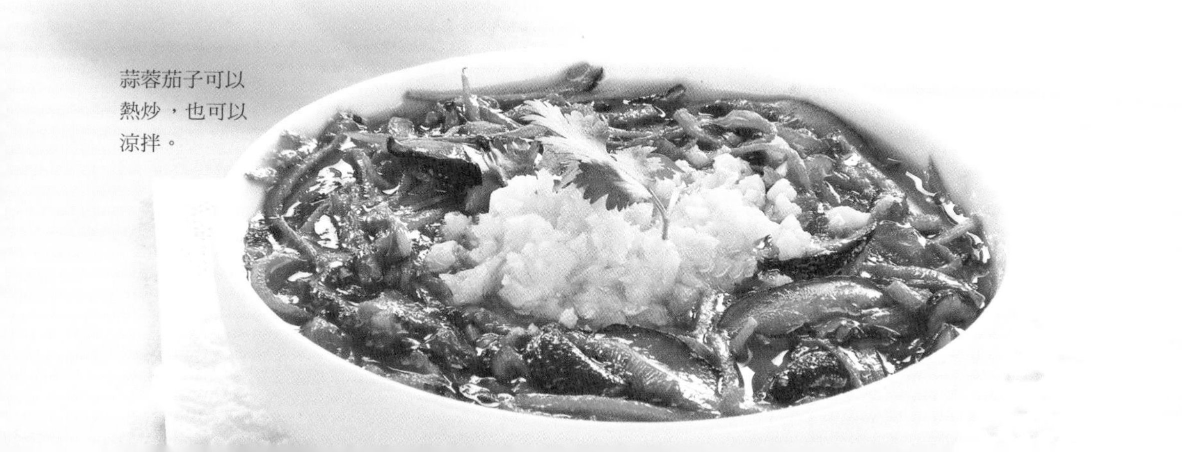

蒜蓉茄子可以熱炒，也可以涼拌。

白糖

釋名 甘蔗汁煎後晒製而成，因它凝結成一團像石頭，卻很輕，故又稱石蜜。

性味歸經 性平，味甘，入脾經。

主治 有潤肺生津、補中緩急的功效，多用於肺熱咳嗽、口乾渴、脾虛腹痛，或飲酒過度、胃氣不和等。

《本草綱目》記載：白糖可治心肺燥熱，治嗽消痰，解酒和中，助脾氣，緩肝氣。

人群宜忌

✔**肺虛咳嗽者**：白糖能潤肺生津，補中緩急。

✔**低血糖患者**：白糖可以改善葡萄糖供給不足的狀況。

✘**糖尿病患者**：忌食。

搭配宜忌

✔**豬肉和白糖**：豬肉能補充白糖中缺乏的維生素 B1，使營養更加均衡。

營養師提醒

適當食用白糖有助於提高身體對鈣的吸收，但過多又會妨礙鈣的吸收。吃白糖後應及時漱口或刷牙，以防齲齒。白糖很容易生蟎，存放過久的白糖不要生吃，應煮開後食用。

營養成分	/ 100 克
熱量（Cal）	398
蛋白質（g）	——
脂肪（g）	——
碳水化合物（g）	99.9
膳食纖維（g）	——
膽固醇（mg）	——
維生素 A（μg）	——
維生素 B1（mg）	——
維生素 B2（mg）	——
維生素 C（mg）	——
維生素 E（mg）	——
鈣（mg）	20
磷（mg）	8
鉀（mg）	5
鈉（mg）	0.4
鎂（mg）	3
鐵（mg）	0.6
鋅（mg）	0.06
硒（μg）	——

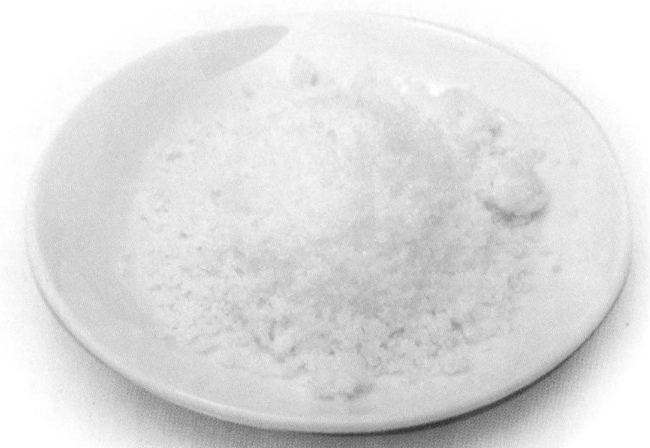

優質的白糖色澤潔白明亮、有光澤。

小偏方大功效

1 **腹瀉**：每次用麥麵粉 15 克炒焦，加適量白糖用沸水調勻，飯前服，一日 2 次，2~3 天即有特效。

2 **生津止渴**：烏梅 30 克，煎湯取汁，依個人口味加入白糖，代茶飲。

3 **健脾和胃**：雞蛋 2 顆，打在碗內，加適量番茄汁和白糖用等量沸水沖成半熟食用。

4 **美容嫩膚**：每日用白糖加水洗臉，長期堅持，能使皮膚光滑白嫩。

養生藥膳

益氣養血、潤腸通便，適於婦女產後津虧便祕者

杏仁白糖粥：白糖 30 克，杏仁 10 克，白米 100 克。將杏仁洗淨，去皮，用乾淨紗布包裹。注意杏仁必須按規定量配製，不要多放。將白米淘洗乾淨，放入鍋內，加入杏仁及清水 500 毫升同煮，待米開花、粥汁濃稠時，即可取出杏仁，以白糖調味，離火，待稍涼後即可食用。

補氣益血，清熱利水

陳皮白糖海帶粥：白糖 10 克，泡發海帶、白米各 100 克，陳皮 5 克。將泡發海帶切成碎末，陳皮用清水浸透，清洗乾淨，待用。白米淘洗乾淨，直接放入鍋內，加清水適量，置於火上，煮開後加入陳皮、海帶，並不時地攪動，用小火煮到粥成，再加白糖調味即可。

寧心安神，適宜神經衰弱者食用

糖醋排骨：豬排骨 450 克，鹽、花椒、薑、蔥、醋、白糖、植物油各適量。豬排骨斬塊，汆水撈出裝入蒸盆中，加鹽、花椒、薑、蔥、水，入籠蒸至肉離骨時取出。鍋中放油燒熱後，放入排骨炸呈金黃色撈出；鍋中再放油燒熱後，炒糖汁，下排骨，微火至湯汁將乾時，加醋即成。

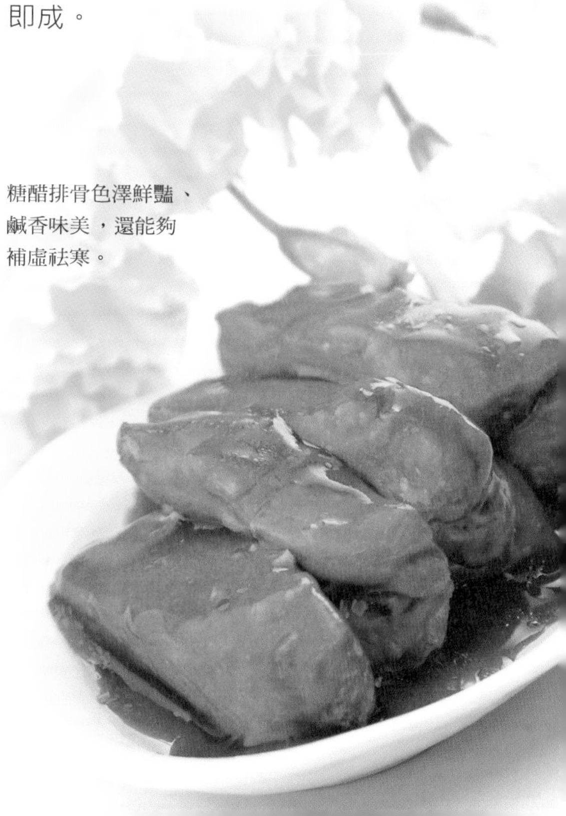

糖醋排骨色澤鮮豔、鹹香味美，還能夠補虛祛寒。

紅糖

釋名 又稱黑糖。

性味歸經 性溫，味甘，入脾、肺經。

主治 有益氣養血、健脾暖胃、祛風散寒、活血化瘀之效。

《本草綱目》記載：紅糖有化瘀生津、散寒活血、暖胃健脾、緩解疼痛的功效。

人群宜忌

✔**身體虛弱者**：紅糖可改善缺鐵性貧血並能祛寒止痛。

✔**孕產**：婦紅糖對孕期、產期及哺乳期婦女都有益。

✘糖尿病患者：忌食。

搭配宜忌

✔**紅豆與紅糖**：能有效改善貧血，補充鐵。

✔**桂圓與紅糖**：可以減緩月經來潮時的不適感。

✘**咖啡與紅糖**：**咖啡因會破壞紅糖的營養素。**

營養師提醒

紅糖中的糖分含量高，水分和雜質也多，若受潮易引起細菌迅速生長繁殖，使紅糖甜度降低並帶有酸味，從而變質不能食用。紅糖營養雖優於其他醣類，但多吃易造成肥胖，且食用過量會影響正餐食慾，成長中的兒童更應限量食用。

營養成分	/ 100克
熱量（Cal）	388
蛋白質（g）	0.7
脂肪（g）	——
碳水化合物（g）	96.6
膳食纖維（g）	——
膽固醇（mg）	——
維生素 A（μg）	——
維生素 B1（mg）	0.01
維生素 B2（mg）	——
維生素 C（mg）	——
維生素 E（mg）	——
鈣（mg）	157
磷（mg）	11
鉀（mg）	240
鈉（mg）	18.3
鎂（mg）	54
鐵（mg）	2.2
鋅（mg）	0.35
硒（μg）	4.2

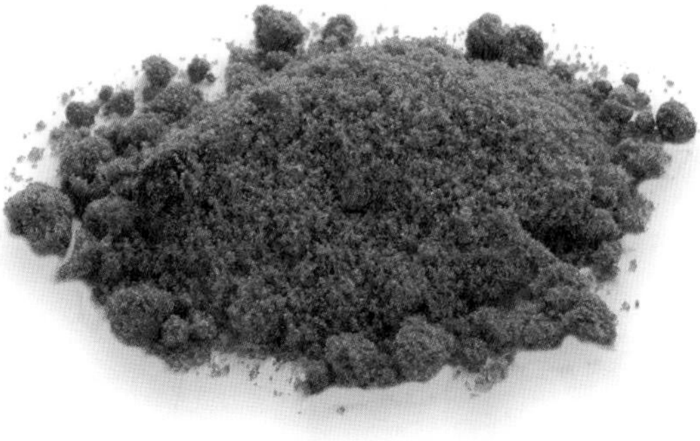

紅糖可加速皮膚細胞的代謝，為細胞提供能量。

小偏方大功效

1 **腹痛、腹瀉**：紅糖 10 克，黃酒適量。一起燒沸，待糖溶化後趁熱服。

2 **醉酒**：紅糖 30 克，茶葉適量。泡服。

3 **咳嗽**：紅糖 10 克，生薑 2 片，清水半碗。蒸熟後去渣飲用。

4 **補脾緩急、活血**：紅糖 120 克，烏梅 12 克。加水煎濃湯，時時飲用。

5 **溫肺止咳**：生薑 250 克，榨汁，紅糖 150 克。小火同煎至糖完全溶化。每次 2 匙，溫沸水送下。

6 **活血調經**：紅糖 40 克，山楂肉 50 克。山楂水煎去渣，衝入紅糖，熱飲。

養生藥膳

健脾暖胃、祛風散寒

荔枝蓮藕羹：紅糖 20 克，荔枝 100 克，蓮藕粉適量。將新鮮荔枝去皮、核，果肉切成小塊。鍋中放入清水，加入荔枝果肉以大火煮，煮滾後加入紅糖，以蓮藕粉勾芡，即可食用。

補氣養血、潤膚養顏

紅糖阿膠湯：雞蛋 50 克，阿膠、麥冬各 10 克，大棗 6 個，紅糖 15 克。大棗、麥冬分別洗淨，放入鍋內，加清水適量，用大火燒沸；磕入雞蛋同煮，轉用小火煲約 1 小時；阿膠搗碎，放入碗內，用燒沸的大棗、麥冬、雞蛋湯溶化，加入紅糖調勻即成。

活血化瘀

高粱紅糖紅豆粥：高粱米 200 克，紅豆 100 克，紅糖適量。將高粱米、紅豆分別洗淨，紅豆放入沸水鍋中煮至五分熟備用。鍋中放入高粱米、紅豆及適量清水，大火燒沸，改用小火慢慢熬成粥，加入紅糖攪勻即可。

紅糖大棗粥：白米、糯米、紅糖各 50 克，大棗 30 克，薑 10 克。白米、糯米分別洗淨，薑洗淨切末，大棗泡開洗淨。鍋內倒入水，放入白米、糯米燒沸，再放入薑末、大棗、紅糖，轉小火熬至黏稠即可。

紅糖大棗粥能為女性提供充足能量，補血養身。

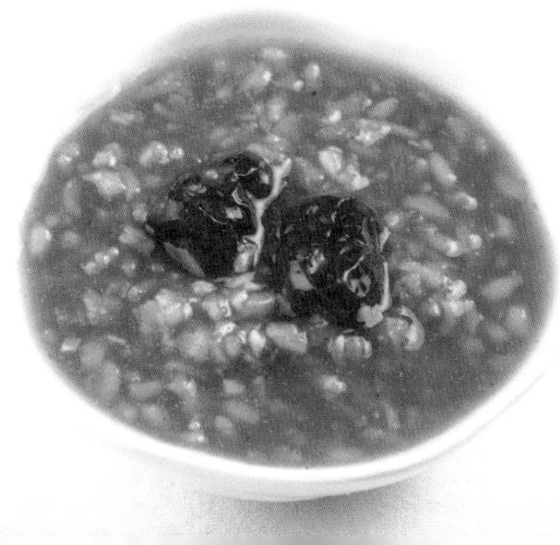

醋

釋　　名　又名酢、苦酒。

性味歸經　性平，味酸、苦，入肝、胃經。

主　　治　有消食殺毒、除飢止痛、抑菌殺菌的功效，用於油膩食積、消化不良、腹瀉、吐血、便血、咽喉腫痛等症。

《本草綱目》記載：醋可消癰腫，散水氣，殺邪毒，理諸藥。

人群宜忌

✘骨質疏鬆患者：醋能軟化骨骼，會加重骨質疏鬆症。
✘胃潰瘍患者：增加胃酸，導致胃病加重。

搭配宜忌

✔**骨頭湯與醋**：醋能幫助人體吸收骨頭湯中的鈣。
✔**芝麻與醋**：醋有助於吸收芝麻中的鐵和鈣。
✘酒與醋：二者同食會增加胃的負擔。

營養師提醒

醋中的有機酸可以給身體提供能量，還能抑制會造成疲勞的乳酸生成，以達到消除疲勞的作用，同時還能促進食慾、幫助腸胃蠕動，並有降血壓、促進血液循環及活化新陳代謝的作用。

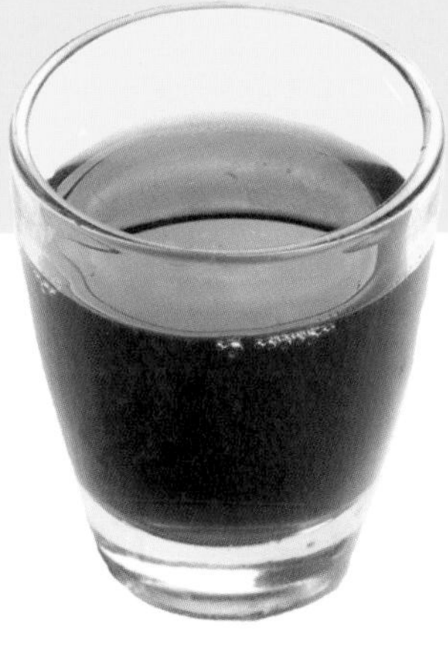

開封後的醋不宜放在陽光下或高溫處保存，也不能放在冰箱裡。

營養成分	/ 100 克
熱量（Cal）	30
蛋白質（g）	2.1
脂肪（g）	0.3
碳水化合物（g）	——
膳食纖維（g）	——
膽固醇（mg）	——
維生素 A（μg）	——
維生素 B1（mg）	——
維生素 B2（mg）	——
維生素 C（mg）	——
維生素 E（mg）	——
鈣（mg）	17
磷（mg）	96
鉀（mg）	351
鈉（mg）	262.1
鎂（mg）	13
鐵（mg）	6
鋅（mg）	——
硒（μg）	2.43

本草附方

1 **霍亂吐利**：將鹽、醋煎服。

2 **腳轉筋**：將舊棉泡醋中，蒸熱裹痛處，棉冷即換。直至痛止。

3 **灼傷**：用醋淋洗，並以醋泥塗傷處。

小偏方大功效

1 **扁平疣**：取醋 200 毫升，加熱濃縮至 100 毫升，冷卻後，每日早晚外擦各 1 次，至痊癒。

2 **石灰燒傷**：以 5%醋溶液浸洗石灰燒傷患部，能獲良好的效果。浸洗後患處的灼熱刺痛及顏面潮紅等症狀能立即解除；如形成腐蝕性潰瘍者，亦可自行結痂癒合。

3 **蟲咬性皮炎**：取醋適量，淋洗患處 5~15 分鐘，每日數次，一般用藥 2~3 日則見效。

4 **美容潤膚**：醋與甘油以 5：1 的比例，混合塗抹面部，每日堅持。

5 **促進消化**：用醋 50 毫升沖淡服下。

養生藥膳

增強免疫力、消除疲勞

醋熘洋蔥絲：芹菜 30 克，洋蔥 2 個，醋 3 大匙，蒜末、辣椒絲、白糖、香油各適量。芹菜洗淨，切段，汆後撈出，瀝乾；洋蔥去皮，洗淨，切絲，備用。取一容器，將調味料調勻，加入所有材料攪拌均勻。封保鮮膜，放入冰箱冷藏約 1 小時入味，食用時取出即可。

消食殺毒、抑菌殺菌

糖醋紅蒜：成蒜（即醃過的蒜）1,000 克，白糖、醋各適量。將成蒜在清水中浸泡半天，撈出瀝乾水分，放進壇中，再將白糖、醋拌勻倒入蒜中，每日翻動 1 次，連續 3 天，封壇 2 個月後即可食用。

糖醋白菜：白菜 500 克，白糖 30 克，醋 20 毫升，鹽適量。將白菜洗淨切塊，放入盆內，拌入鹽漬約 30 分鐘，瀝乾水分。鍋中放油燒熱後，加入白糖、醋和少許清水燒沸成糖醋汁，晾涼後，均勻地潑在白菜上，用蓋蓋嚴，燜約 1 天後即成。

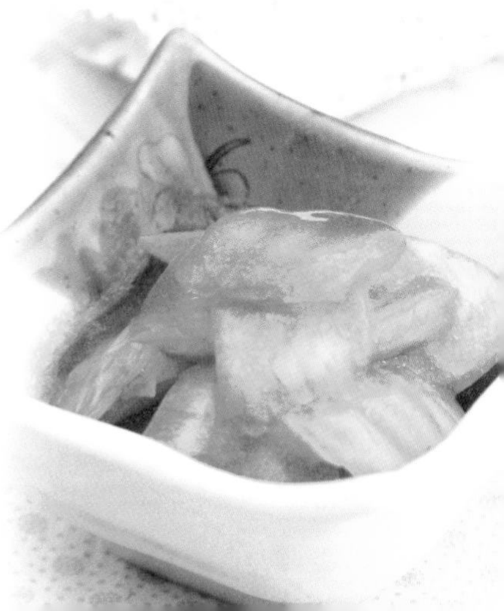

糖醋白菜酸甜爽口，常食能夠軟化血管，預防便祕。

醬油

釋名	又名苦酒，用豆、麥、麩皮釀造的液體調味品。
性味歸經	性寒，味鹹，入胃、脾、腎經。
主治	有解熱除煩、解毒的功效，可用於治療暑熱煩滿、食物中毒、湯火灼傷、蟲獸咬傷等。

《本草綱目》記載：醬油可除熱止煩，殺百藥及火毒。

人群宜忌

✔**一般人群**：醬油可使菜餚增味、生鮮、添香、潤色。

✘胃病患者：醬油是酸性物質，多食易使胃酸過多。

搭配宜忌

✔**蜂蜜與醬油**：二者調和外用，能消腫止痛。

✘涼菜與醬油：拌涼菜時最好選擇專用醬油，普通醬油含有菌群，未經加熱不宜直接食用。

營養師提醒

醬油裡面含有各種有益身體的酶及酵母菌、乳酸菌等，具有促進消化、吸收的作用。食用醬油，最好選用「釀造」醬油，而不要吃「配製」醬油。

營養成分	/ 100 克
熱量（Cal）	63
蛋白質（g）	5.6
脂肪（g）	0.1
碳水化合物（g）	10.1
膳食纖維（g）	0.2
膽固醇（mg）	——
維生素 A（μg）	——
維生素 B1（mg）	0.05
維生素 B2（mg）	0.13
維生素 C（mg）	——
維生素 E（mg）	——
鈣（mg）	66
磷（mg）	204
鉀（mg）	337
鈉（mg）	5757
鎂（mg）	156
鐵（mg）	8.6
鋅（mg）	1.17
硒（μg）	1.39

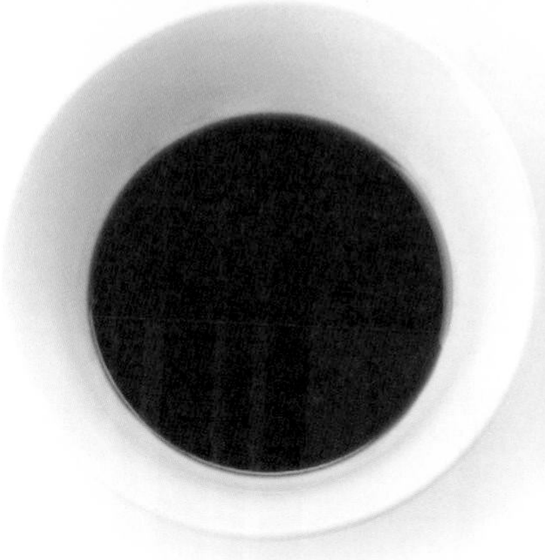

醬油一般有老抽和生抽兩種：生抽較鹹，用於提鮮；老抽較淡，用於提色。

小偏方大功效

1 **傷風感冒**：醬油15克，蔥白適量。水煎服。

2 **蟲、蜂蜇傷**：用適量醬油浸泡，能減輕疼痛。

3 **燒、燙傷**：用適量醬油塗抹。

4 **清熱解暑**：豆腐200克，芝麻2克，醬油20克，蔥花、蒜末、白糖各適量。豆腐控干水後切塊。平底鍋上抹上油，把豆腐塊煎成黃色。在另一小鍋裡倒進適量清水、醬油和白糖，邊燒邊放進煎好的豆腐塊，燒到快沒有湯的時候，放進蔥花、蒜末，小火熬到沒有湯為止即可。

養生藥膳

補腎固精、健腦、增強記憶力及延緩衰老

醬汁核桃仁：核桃仁150克，花生油100克，香油、料酒各10克，麵醬、白糖、鹽、醬油、薑末各適量。先將核桃仁用沸水浸泡約15分鐘，然後剝掉核桃仁皮。花生油入鍋燒熱，核桃仁放入油鍋炸至金黃色，撈出瀝乾。把鍋燒熱，放入香油，再放入白糖，待其炒化之後，倒入麵醬、醬油、鹽、薑末、料酒，將炸好的核桃仁倒入鍋內翻炒幾下即可。

開胃、增加食慾

胡蘿蔔滷肉：豬五花肉塊250克，胡蘿蔔塊150克，蔥段、薑片、醬油、料酒、白糖、鹽、花椒、茴香、植物油各適量。將豬肉用醬油上色，再放入熱油中炸透，撈出備用。鍋中留少許底油燒熱，先下入蔥段、薑片、花椒、茴香炒香，再烹入料酒，加入醬油、白糖、鹽，添入少許清水，然後放入豬肉、胡蘿蔔塊，大火燒沸後轉小火燉至熟爛，出鍋裝盤即可。

醬香辣子雞：雞塊1,000克，醬油、干紅辣椒、花椒、薑片、鹽各適量。鍋中放油燒熱後，放入乾紅辣椒、花椒、薑片煸炒，炒出香味後，放入雞塊，小火翻炒至金黃，再放入醬油炒至熟。最後放入鹽調味後起鍋。

醬汁核桃仁味道鮮美，是佐粥、下酒的好菜。

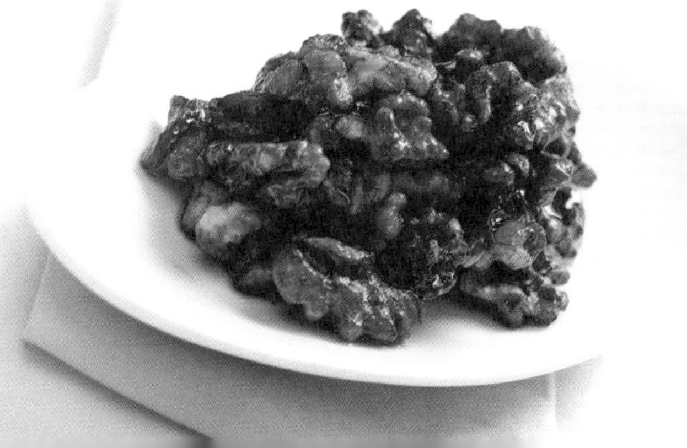

附錄一：各類人群健康膳食宜忌提示

人群	推薦膳食	不宜食物
老年人	**蛋白質和鈣**：大豆、豆漿、豆腐、魚、蝦、牛奶、雞蛋、花生、核桃、杏仁、腰果等 **膳食纖維**：糙米、玉米、小米、大麥、紅豆、豌豆、竹筍、牛蒡、海帶等 **含鉀蔬果**：香蕉、草莓、柑橘、葡萄、柚子、西瓜、菠菜、山藥、毛豆、莧菜、蔥等	白酒、白糖、肥肉、咖哩、芥末、辣椒、鹽、糕點、果汁、黃油、奶油、牛髓、巧克力、糖果、鹹菜、香煙、蟹黃、鴨蛋、羊髓、魚卵、蔗糖、豬肝、豬腰、豬油
更年期女性	**維生素B群**：酵母、全麥、燕麥、麥麩、玉米、牛奶、花生及各種蔬菜 **維生素C和維生素E**：植物油、菠菜、萵苣、金針、高麗菜、甘藷、山藥及堅果等	動物脂肪、咖哩、胡椒、芥末、鹽、酒、咖啡、辣椒、蜜餞、濃茶、碳酸飲料、醣類、鹹菜、鹹魚、香煙
孕婦	**高鈣高蛋白質食物**：牛奶、豬肉、牛肉、雞肉及各種蛋類、魚類、豆類及其製品等 **鐵和葉酸**：蛋黃、瘦肉、動物肝臟、稻米胚芽、菠菜、油菜、蘑菇、蘆筍及新鮮水果等 **維生素和礦物質**：深綠色及深黃色蔬菜，番茄、蘋果、香蕉等富含維生素C的水果等	臭豆腐、肥肉、咖哩、芥末、酒、咖啡、辣椒、榴蓮、濃茶、糯米、生雞蛋、鹹菜、鹹魚、香煙、洋蔥
哺乳媽媽	**充足的蛋白質和鈣**：乳及其製品、魚、蝦皮、牛肉、豬瘦肉、雞肉、蛋類、豆類及其製品等 **足夠的湯水**：雞湯、魚湯、排骨湯、豬蹄湯，各式粥類，其他流質、半流質食物 **維生素和礦物質**：新鮮蔬菜，水果和海產品 **一日多餐**：以4~5餐為宜，保證充足的奶水	茶、酒、咖啡、碳酸飲料、大蒜、果醬、胡椒、花椒、茴香、韭菜、辣椒、麥芽、蜜餞、糖果、鹹菜、香煙
嬰幼兒	**嬰兒階段**：以母乳或配方奶為主，保證足夠的熱量、蛋白質、脂肪及各種維生素和鐵、鈣等 **幼兒階段**：配方奶、乳製品、豆腐、雞蛋、肉類、魚類，每日至少100克新鮮蔬果	茶、蜂蜜、冷飲、涼拌菜、動物腦、肥肉、肝、薑、辣椒、腰子、蒜、蝦、鹹菜、豬油

人群	推薦膳食	不宜食物
學齡兒童	**蛋白質和鈣**：米飯、麵條、燕麥、馬鈴薯，肉類、動物肝臟、魚類、蛋類、奶製品等 **各種維生素**：新鮮蔬果，如柑橘、香蕉、木瓜、番茄、花椰菜、胡蘿蔔、香菇、黑木耳等 **充足的水分**：白開水最佳，可適量飲用蔬果汁	避免以漢堡、可樂、炸薯條等高熱量食物作為正餐
青春期	**優質蛋白質和鈣**：豬肉、羊肉、雞肉、豬蹄、豬皮、牡蠣、海參、紫菜、豆蛋奶及動物肝臟等 **維生素和礦物質**：各類新鮮蔬菜和水果均可	動物脂肪、罐頭、果凍、酒、蜜餞、濃茶、巧克力、人參、糖、鹹菜、鹹魚、香煙、醃肉、炸薯條
考試族	**早餐必須吃**：以蛋白質和醣類為主，如包子、牛奶、雞蛋三明治、火腿麵包等 **深綠、深黃色蔬菜**：如菠菜、黑木耳、豌豆苗、紅薯、胡蘿蔔、青椒、南瓜等 **適量吃魚**：魚類和海產品中的 DHA 和 EPA 可活化腦細胞，提高記憶力	咖啡、濃茶、功能飲料、油炸食品及各種快餐
電腦族	**健腦食品**：雜糧，紅糖、堅果、芝麻、瘦肉、雞蛋，魚類等 **護眼食品**：動物肝臟、魚肝油、蛋黃、胡蘿蔔、菠菜、番茄、韭菜、杏、紅薯等 **高鈣食品**：牛奶、蝦米、黑芝麻、黃豆、紫菜等 **防輻射食品**：綠茶、海帶、豬血、綠豆、黑木耳、深綠色蔬菜等	泡麵、快餐、高糖高脂類食品
手機族	**吃銀杏防耳鳴**：食用銀杏可促進血液循環，緩解因長時間接聽電話而產生的頭痛、耳鳴現象 **鋅元素**：瘦肉、豆類、黑木耳、蘑菇、白蘿蔔、番茄、大蒜、牡蠣等 **維生素不可少**：洋蔥、牛奶等尤其好	肥肉、奶油、油炸食品等
經常熬夜者	**補充能量**：穀類主食，蔬菜、水果及富含蛋白質的食品，如肉類、蛋類、牛奶等 **維生素B群**：全麥、燕麥、麥麩、花生、油菜、菠菜、蒜苗、白菜、菠菜等 **維生素A**：動物肝臟、胡蘿蔔、莧菜、菠菜、韭菜、甜椒、紅薯、橘子等 **偏涼性食品**：薏仁、小米、黃瓜、蘋果、葡萄、綠茶等	肥肉、過多的鹽、咖啡、辣椒、蔥、濃茶、生蒜、生薑、泡麵、甜食

人群	推薦膳食	不宜食物
經常在外就餐者	**均衡飲食**：提供熱量的米飯、麵食，提供蛋白質的豆、蛋、奶、魚、肉，提供維生素、礦物質和膳食纖維的蔬菜水果等 **多吃青菜和豆製品**：盡量選擇一份魚或肉類為主菜，配有 2~4 份青菜和豆製品 **搭配蔬果沙拉**：在快餐店進餐，可搭配一份蔬果沙拉，以保證攝入足夠的膳食纖維和礦物質	漢堡、炸雞、薯條等搭配上可樂、汽水、味道過重的滷汁、過多的沙拉醬
辦公室久坐族	**健腦食品**：魚類、豆製品及各式蔬菜和水果 **降脂食品**：豆類，穀類，高麗菜、韭菜、櫻桃、草莓、萵苣、芹菜等 **預防靜脈曲張**：糙米、紅豆、綠豆、木瓜、芒果、檸檬、番石榴、杏仁、核桃、腰果等	白酒、白糖、肥肉、鹹菜、香煙、羊髓、豬油，大量咖啡
體力勞動者	**熱量較高的食品**：水餃、包子、肉捲等粗細糧搭配、花樣翻新的主食 **較多的蛋白質**：豆腐及豆製品，每日 1 顆雞蛋，適量肉類、魚類、牛奶、豆漿等 **維生素 B1 和維生素 C**：深色蔬菜、瘦肉、動物肝臟，乳製品及五穀雜糧等 **多喝水，適量補充鉀和鈉**：以溫水為宜，可適當飲用一些運動飲料，但每日不超過 300 毫升	避免在天冷時吃涼飯菜，避免大口喝冰水
經常開車者	**鹼性食品**：常吃蔬菜、水果、豆製品、海藻類食品，以達到身體的酸鹼平衡 **優質蛋白質**：蛋類、豆類、魚類及新鮮蔬果，預防神經衰弱和心血管疾病 **維生素 A**：胡蘿蔔、番茄、橘子等，維持駕車必需的好視力 **健腦食品**：蝦、瘦肉、核桃、蓮子、芝麻、桂圓、骨頭湯、動物腦等	出發前，最好避免食用牛奶、麵包、萵苣、白糖、大棗等具有催眠作用的食物
嗜煙嗜酒者	**補充硒元素**：動物肝、蝦、豆類、蘑菇、香菇、小米、白木耳、大蒜、金針、海藻等 **常喝茶**：茶葉中的茶多酚、咖啡鹼、維生素 C 等可減少吸煙、飲酒對身體的傷害 **鹼性食品**：果蔬、豆類及蘿蔔等鹼性食物，可降低人體對尼古丁、酒精的吸收率 **低膽固醇高膳食纖維食物**：牛肉、魚類、豆製品，肉桂、枇杷、杏仁、芹菜等	肥肉、咖哩、胡椒、糖、甜點、油條、炸花生、炸雞等油膩、辛辣和高熱量食品

附錄二：60 種常見病症飲食調養

病症		推薦食譜	不宜食物
1	高血壓	❶菠菜 200 克，用水汆熟，擠出水分，加香油拌著吃，常食可平穩血壓 ❷鮮茼蒿一把，洗淨切碎榨汁，每次 1 小杯，溫開水沖服，每日 2 次	動物內臟、肥肉、蝦、蛋黃、胡椒、辣椒、人參、鹹菜、香煙、白酒、鹽等
2	糖尿病	❶用南瓜煮湯服食，每日早晚各 1 次，每次 500 克，連服 1 個月，效果良好 ❷山藥、冬瓜以 1:2 的重量比例，用水煎服，每日 1 次，當茶飲，可降糖 ❸取番石榴 100 克，搗爛取汁，每日 3 次，飯前飲用，對降低血糖有益	動物內臟、肥肉、鴨蛋、糖、糕點、黃油、蜜餞、冰淇淋、梨、桃子、哈密瓜、葡萄、山楂、蜜棗、柿餅、桂圓、柿子、汽水、果汁、白酒等
3	高血脂症	❶將南瓜塊和柳丁塊放入水中小火煮 5 分鐘，再倒入適量純牛奶，煮開即可 ❷山竹 2 個，番茄、蘋果各 1 個，萵苣 1 棵，混合拼盤，淋上脫脂優酪乳即可	動物內臟、肥肉、蝦、鴨蛋、蟹黃、糖、糕點、巧克力、鹹菜、香煙、白酒等
4	冠心病	❶桃子、杏仁、大棗各 2 個，黑芝麻 30 克，一起生食 ❷燕麥片 50 克放入鍋內，加清水待水開時，攪拌，煮至熟軟。每日早餐服用	貝類、蛋黃、魚卵、肥肉及動物腦、骨髓、內臟、脂肪、酒精、巧克力、糖、香煙等
5	動脈硬化	❶柿子搗爛煮滾，加入新鮮牛奶，一起燒沸，經常服用 ❷核桃仁、白米和適量貢菊花小火煮成粥，經常食用	動物內臟、脂肪、肥肉、蛋黃、膨化食品、糖、甜食、酒、飲料、香煙及油炸食品等
6	痛風	❶魚腥草 200 克，大火煮滾，小火再煮 20 分鐘，加薄荷 10 克，關火燜 10 分鐘，濾渣飲用 ❷蓮藕 600 克切片，玉米鬚 25 克裝入布袋，一起大火煮滾，小火續煮 45 分鐘，濾渣代茶飲	動物內臟、鵝肉、鴿肉、鯡魚、鳳尾魚、鮭魚、沙丁魚、魚卵、菌菇、豆類及酒等
7	咳嗽	❶白菜適量，以清水滾煮，加適量冰糖煮食，適合有熱咳、多痰症狀的人 ❷將梨搗汁，加薑汁、白蜜；或將梨熬膏加薑汁、白蜜食用	螃蟹、桂皮、胡椒、柿子、李子、石榴、桃、香蕉、櫻桃等

	病症	推薦食譜	不宜食物
8	感冒	❶白菜根 120 克，生薑、蔥各 10 克，加水煮湯，稍加調味即可食用 ❷蔥白、香菜各 15 克，蘿蔔 500 克，用水煎服。每日 1 次	海水魚、蝦、螃蟹、鴨肉、羊肉、糯米、辣椒、石榴、烏梅、甜點、阿膠、桂圓、枸杞子等
9	慢性支氣管炎	❶將帶皮的柳丁洗淨，切成 4 份，放入鍋內，加水放入適量的冰糖，用小火熬湯，每日 3 次 ❷甘蔗汁 200 毫升，山藥 6 克。一起蒸熟，每日 2 劑	海水魚、蝦、螃蟹、肥肉、紅薯、馬鈴薯、韭菜、辣椒、胡椒、茴香、芥末、碳酸飲料、未加工的黃豆製品及油炸食品等
10	支氣管哮喘	❶白蘿蔔汁 200 毫升，生薑汁 3 毫升，蜂蜜 30 毫升。拌勻，燒沸飲用 ❷桃仁、杏仁、白胡椒、糯米一起研末，用雞蛋清調勻，內服	動物內臟、海水魚、蝦、辣椒、芝麻、香煙、豆類、碳酸飲料及奶製品等
11	頭痛	❶草魚 500 克，青蔥 50 克，香菜 125 克。一起煮熟食用，可治風虛頭痛 ❷草魚頭 1 隻，柴胡 2 克，加香菇、冬筍、蔥薑末各少量，燉濃湯飲服	啤酒、葡萄酒、香檳、白酒、咖啡、茶、可樂、脫脂牛奶、全脂牛奶、奶酪、優酪乳、羊奶、辛辣刺激性調料等
12	鼻炎	❶菊花 10 克，薄荷、蔥白各 3 克，用沸水沖泡，取汁加蜂蜜調勻，代茶頻飲 ❷生薑、大棗各 9 克，紅糖 70 克，加水煎湯取汁，代茶飲用，每日 1 劑	山楂、楊梅、話梅、橘子、青蘋果、羊肉、肥肉、動物油、魚卵、白蘿蔔、辣椒、大蒜、洋蔥、醋及白酒等
13	胃炎	❶玉米粒、白扁豆各 60 克，木瓜 15 克。共用水煎，飲汁 ❷山藥、牛奶、麵粉各適量，煮粥服用 ❸牛奶 250 克，煮開後打入鵪鶉蛋 1 顆，煮成荷包蛋食用	螃蟹、蛤蜊、雞蛋、鴨蛋、肥肉、柿子、鳳梨、苦瓜、洋蔥、竹筍、辣椒、栗子、桂圓、奇異果、生冷瓜果、咖啡及薯類等
14	腹瀉	❶番石榴 2 個搗爛，以水煎服，每日喝 3 次 ❷小麥麵 30 克炒黑，小米糠 30 克炒黃，用紅糖水沖服，每日 3 次	火腿、香腸、雞蛋、韭菜、芹菜、萵苣、絲瓜、四季豆、茄子、辣椒、玉米、芋頭及鳳梨、梨等
15	便祕	❶菠菜用沸水汆一下，撈出後以麻油拌食，可治療便祕 ❷馬鈴薯 1 個洗淨，擠汁，加入適量白糖，每日早飯前和午飯前服用，連服 2 週	糯米、麵包、麵條、高粱、牛奶、牛肉、羊肉、胡椒、酒、咖啡、濃茶、辣椒、荔枝、柿子、蓮子、栗子、咖哩、糖等
16	痔瘡	❶豬瘦肉 100 克，煮 30 分鐘，加入蔥、薑各 100 克，槐花 50 克，再燉 30 分鐘食用 ❷黑木耳 50 克，溫水泡開洗淨，飯前 1 小時吃下，每日 3 次，連吃 10 日可癒	辣椒、胡椒、花椒、大蒜、芥末、咖哩、肥肉、羊肉、熏肉、芒果、榴蓮及白酒等

	病症	推薦食譜	不宜食物
17	肥胖症	❶海帶粉 2 克，話梅 1 粒。開水浸泡飲用，每日 2 次 ❷燕麥片 50 克放入鍋內，加清水待水開時攪拌，煮至熟軟。每日早餐服用	油炸食品、糖果、糕點、巧克力、奶油餅乾、花生、杏仁、腰果、葵花子及各種含酒精飲料等
18	消化不良	❶奇異果果肉 60 克，加水 1,000 毫升煎煮至 1 小碗，每日 1 劑 ❷小米研成細粉，加水和成 10~15 克的小丸，以水煮熟，加鹽，空腹連湯服用	糯米、海鮮、肥肉、紅薯、蠶豆、青豆、芹菜、韭菜、芋頭及飲料等
19	口腔潰瘍	❶乾紫菜 30 克，加適量水做成 2 碗湯，趁熱喝下，每日 2 次 ❷西瓜皮晒乾，炒焦，加適量冰片，研末，用蜂蜜調勻，塗於患處，並飲西瓜汁	豬排、牛排、花生、杏仁、葵花子、炒黃豆、冰淇淋、冰鎮飲料、辣椒、白酒、醋、韭菜、生薑、蔥、大蒜等辛辣調料
20	慢性肝炎	❶胡蘿蔔 60 克，香菜 30 克，加水煎湯。每日 2 次 ❷鮮香菇、豬瘦肉各 100 克，香菇撕片，瘦肉切片，共煮，加鹽調味即可	動物內臟、肥肉、蝦、鹹魚、鹹菜、咖哩、胡椒、芥末、蔥、辣椒、蜜餞、糖果、香煙、酒及罐頭等
21	骨折	❶蟹 250 克洗淨搗爛，與黃酒加熱沖服，敷於患處 ❷韭菜 60 克，蔥白 30 克，蚯蚓 20 克。共搗爛，用白酒調敷骨折處	咖啡、濃茶、白酒、大量食用白糖、辛辣食品及盲目補鈣等
22	骨質增生	❶雞爪 250 克，桑枝 15 克。同煲湯 1 小時左右即可，吃雞爪喝湯 ❷紅花 50 克，浸泡在 500 毫升米醋中，1 週後用來擦塗患部	動物內臟、動物油、肥肉、奶油、油炸食品、菠菜、蘆筍、腰果、杏仁、橘子、柳丁、柚子、金橘、白酒、咖啡、濃茶等
23	骨質疏鬆	❶腰果 5 個，沸水泡 15 分鐘，與半個木瓜、1 根香蕉和豆漿 200 毫升一起打成汁，趁鮮飲用 ❷黑木耳菜洗淨，用沸水汆一下，加入適量芝麻醬、鹽等調味食用	茶、咖啡、辣椒、煙、肥肉、油炸食品等
24	失眠	❶核桃仁 10 個，花生 30 個，百合 15 克。煮熟後加蜂蜜適量食之 ❷豬心、茯神、桂圓、陳皮，一起煮湯後食用	酒、咖啡、濃茶、辣椒、年糕、巧克力、香煙、蒜、洋蔥、玉米、豆類及油炸食品等
25	脫髮	❶尖辣椒切碎，在燒酒中浸泡 10 日，塗擦脫髮部位 ❷菠菜 50 克，黑芝麻 20 克，一起炒熟食用，每日 1 次	動物內臟、動物油、肥肉、羊肉、牛肉、蛋黃、魚卵、蟹黃、油炸食品、巧克力、冰淇淋、糖果、白酒、辛辣調料等

病症	推薦食譜	不宜食物
26 痤瘡	❶黑豆 100 克，雞爪 250 克。大火燒沸，小火煮至肉熟豆爛，調味即可 ❷苦瓜 500 克與青椒 100 克切片同炒，加鹽、料酒調味即可	肥肉、羊肉、蛋黃、蟹黃、海水魚、蝦、蟹、海參、海帶、紫菜、辣椒、韭菜、薑、蒜、洋蔥、花椒、胡椒、芥末、茴香等
27 蕁麻疹	❶小白菜 500 克，洗淨，每次抓 3 棵在患處搓揉。早晚各 1 次 ❷冬瓜皮適量，水煎濾渣，取汁，代茶頻飲 ❸鮮馬齒莧 30 克，每日煎湯取汁內服，渣外敷	海鮮食品、羊肉、牛肉、蘑菇、黃瓜、玉米、醋、酒、花生醬、牛奶、大麥、蕎麥、栗子、蠶豆、馬鈴薯及辛辣食物等
28 白斑	❶無花果葉適量，洗淨切細，用白酒浸泡7日，塗擦患處，每日 3 次 ❷杏仁連皮，每晨嚼幾粒擦患處，擦至發紅，臨睡時再如法擦 1 次	檸檬、柳丁、柚子、橘子、山楂、奇異果、草莓、楊梅、蔥、薑、蒜、辣椒、芥末、咖哩、白酒等
29 牛皮癬	❶鮮馬齒莧 500 克，洗淨搗爛，攤布上貼患處，每日 1 換 ❷雞蛋 2 個，陳醋 150 毫升，浸泡 7 日，取出去殼，搗爛擦患處，現用現配	海鮮食品、羊肉、牛肉、醋、白酒、濃茶、咖啡、辣椒、薑、蔥、蒜、洋蔥及辛辣調料等
30 甲狀腺功能亢進	甲魚殼 5 克，蓮子肉 20 克。煎湯 1 碗，1 次服下，每日 3 次，連用 10 日	海鮮食品、海帶、紫菜、香菜、馬鈴薯、包心菜、花生、辣椒、薑、蒜、花椒、芥末及酒類等
31 急性闌尾炎	❶芹菜、野菊花各 30 克，冬瓜、蓮藕各 20 克。水煎，每日分 2 次服 ❷桃仁 10 克（去皮尖），薏仁 30 克，白米 50 克，加水同煮粥至極爛服用	豆類、薯類、動物內臟、骨頭湯、甲魚、火腿、羊肉、帶魚、蝦、螃蟹、南瓜、辣椒、白蘿蔔、韭菜等
32 急性胰腺炎	❶新鮮馬鈴薯洗淨切碎，搗爛，用紗布包擠取汁，空腹服 2 匙 ❷白蘿蔔、荸薺各適量，混合榨汁後，空腹服 1~2 匙	油炸類食品、豬肉、豬油、白酒、咖啡、辣椒、洋蔥、薑、蒜、胡椒、花椒、醋、酸菜等
33 膽結石	❶玉米鬚 60 克，煎湯飲之，每日 1 劑，15 日為一個療程 ❷鮮金錢草 250 克，加水 800 毫升，煎至 200 毫升，每日 1 劑	動物肝臟、腦、腸、蛋黃、魚卵、魷魚、芹菜、玉米、豬排、牛排、炸雞、薯條、薯片、油條、冰淇淋及冰鎮飲料等
34 腦梗塞	❶豆角 400 克，香菇 75 克。用大火煨熟，佐餐食用 ❷新鮮葛根 30 克，與白米 100 克一起煮粥食用	動物內臟、油、肥肉、蛋黃、蟹黃、辣椒、酒、冷飲及油炸食品等

病症	推薦食譜	不宜食物
35 腦溢血	❶黑木耳 6 克，泡發後切碎，與蛋清拌勻，放鹽調味後蒸熟即可 ❷芹菜 100 克，大棗 10 個。一起煎水煎煮，煮熟即可食用	動物內臟、油、肥肉、魚卵、濃茶、咖啡、辣椒、蛋黃及油炸食品等
36 近視	❶杭白菊開水沖泡，蒸氣熏眼睛，每日飲用 2~3 杯 ❷桂圓肉、桂圓核（不必敲碎）、枸杞子各適量，加水煮成茶，每日飯後飲用	巧克力、冰淇淋、糖果、餅乾、蒜、蔥、薑、辣椒、芥末、花椒、胡椒、咖哩、小茴香、桂皮、白酒、濃茶、咖啡等
37 遠視	❶芹菜、鮮藕各 150 克，黃瓜 100 克，檸檬汁 5 毫升，一起榨汁，早晚各飲 1 次 ❷胡蘿蔔、蘋果各 50 克，豆漿 200 毫升，檸檬汁適量，榨汁飲用	白酒、辣椒、芥末、洋蔥、韭菜、蒜苗、薑、蒜、胡椒、花椒、桂皮、小茴香、帶魚、黃魚、鯧魚、蚌肉、蝦、螃蟹、羊肉、南瓜等
38 白內障	❶豌豆 20 克，烏梅 3 個，菠菜根 15 克。加水煎煮，去渣取汁，代茶飲 ❷枸杞子 20 克，桂圓肉 20 個。水煎煮服食，連續服用有效	動物內臟、蛋黃、魷魚、魚卵、蝦皮、火腿、香腸、鹹肉、鹹菜、鹹蛋、豆醬、奶油、白酒、辣椒、洋蔥、韭菜、薑、蒜等
39 夜盲症	❶菠菜切段，豬肝切片，燒熟食用 ❷羊肝 50 克切片，與枸杞子 10 克一起入鍋，加水煮 20 分鐘，吃肝喝湯	動物油、肥肉、奶油、咖啡、濃茶、可樂、白酒、黃酒、洋蔥及辛辣調料等
40 沙眼	❶桑葉 9 克。水煎，熏洗患眼。每日數次 ❷菊花 9 克，龍膽草 45 克。水煎服，每日 1 劑，分 2 次服	海鮮食品、羊肉、牛肉、鹿角膠、桂圓、紅參、核桃、榴蓮、白酒、洋蔥、薑、花椒、韭菜、蒜、辣椒等
41 陽痿	❶羊腎 120 克，韭菜 150 克。加水煎湯，去渣後飲用 ❷蝦 100 克，韭菜 200 克。加適量油、鹽炒熟食，每日 2 次，連續服用	海鮮食品、性寒涼食物、白蘿蔔、芥菜、辣椒、蔥、蒜、薑、胡椒、茴香、山楂、荸薺、炒花生、白酒等
42 早洩	❶韭菜 50 克，薑適量搗爛，與牛奶 200 克攪勻後，上火燒沸即可 ❷豬腰 1 副切片，與核桃仁 50 克燉湯後，加鹽後食用	芝麻、茭白筍、鵝肉、豬頭肉、公雞、蝦、酒、刺激性調料、性寒涼食物及辛辣調味品等
43 遺精	❶菟絲子 15 克，豬瘦肉 120 克，一起燉湯煮爛，食肉喝湯 ❷韭菜子 100 克，焙乾研末，以白酒 75 毫升沖服，每日 3 次分服	芝麻、大棗、桂圓、蝦、豬頭肉、羊肉、辛辣調味品、各種冷飲、豆類及豆製品、性寒涼食物及酒類等

	病症	推薦食譜	不宜食物
44	前列腺炎	❶奇異果 50 克，搗爛加溫開水 1 茶杯，調勻後飲服，經常飲用 ❷蔬菜與咖哩搭配食用，能治療和預防前列腺炎	蒜、胡椒、芥末、辣椒、蔥、薑、香煙、酒、咖啡等
45	更年期綜合症	❶蓮子 50 克，桂圓肉 30 克。每日煎 1 劑，食用時加糖少許 ❷鮮枸杞子 250 克，洗淨後用紗布包裹，榨取汁液。每次 20 毫升，每日 2 次	動物脂肪、咖哩、胡椒、芥末、辣椒、咖啡、蜜餞、濃茶、碳酸飲料、醣類、鹹菜、鹹魚、香煙、酒、鹽等
46	月經失調	❶大棗 20 個，益母草、紅糖各 10 克。水煎服，每日 2 次 ❷豆腐 500 克，羊肉 60 克，生薑 15 克。煮熟食用，每日 2 次	肥肉、鹹魚、辣椒、蔥、蒜、西瓜、哈密瓜、香瓜、香煙、冷飲、烈性酒、濃茶及咖啡等
47	經痛	❶韭菜 250 克，搗爛取汁。將適量紅糖燒沸，兌入韭菜汁中，飲服 ❷蛤蜊肉 200 克，加適量水，以小火煮熟，稍加鹽調味，飲湯吃肉	動物油、油炸食品、肥肉、魚卵、奶酪、綠豆、冬瓜、黃瓜、竹筍、蓮藕、海帶、茭白筍、絲瓜、楊梅、話梅、醋、橘子、杏、青蘋果及各種冷飲等
48	帶下病	❶白果、蓮肉、糯米各 25 克，研末，烏雞一隻，去內臟加藥末煮爛，空腹食用 ❷向日葵莖 30 克，加水煎湯後濾渣服用，每日 1 劑	筍乾、田螺、鹹菜、鹹魚、啤酒、汽水及各種冷飲等
49	盆腔炎	❶皂角刺 30 克，大棗 10 個。同煎 40 分鐘，棄渣取液 400 毫升，加白米 30 克煮成粥狀，分 2 次服 ❷鮮活蒲公英 250 克，搗爛如泥，外敷下腹部，每日 1~2 次	動物內臟、蛋黃、羊肉、牛肉、黃瓜、芹菜、桂圓、紅參、白酒、咖啡、濃茶、洋蔥、薑、蒜、油炸食品及辛辣調料等
50	乳腺增生	❶山楂、五味子各 15 克，麥芽 50 克。水煎服，每日 1 劑，日服 2 次 ❷黑芝麻 15 克，核桃仁 5 個，蜂蜜適量。沸水沖泡後食用	動物油、油炸食品、肥肉、巧克力、濃茶、咖啡、辣椒、香腸、辛辣調料及冷飲等
51	妊娠嘔吐	❶生薑、陳皮各 15 克。加水適量，煎 2 次，每日 1 劑，分 2 次服 ❷大梨 1 個去核，塞入丁香 15 粒，蒸熟去丁香，吃梨，每日 1 次，可連服數日	羊肉、肥肉、辣椒、胡椒、蔥、生雞蛋、咖哩、芥末、榴蓮、臭豆腐及烈酒等
52	妊娠水腫	❶紅豆 50 克，鯉魚 1 條，薑適量。煲湯 30 分鐘後，調味即可 ❷白米 30 克，大棗 7 個。共煮粥，粥成時加入茯苓粉 30 克，稍煮即可食用	糯米、鹹魚、鹹菜、紅薯、馬鈴薯、洋蔥及食用過多鹽等

病症		推薦食譜	不宜食物
53	妊娠高血壓	❶玉米鬚 25 克晾乾，加水 500 毫升，小火煮 10 分鐘，加冰糖，晾涼飲用 ❷白米、芹菜各 100 克，豬瘦肉、何首烏各 50 克。共煮粥，加鹽調味後食用	動物內臟、油、肥肉、鹹菜、鹹蛋、鹹醬、糖果、巧克力、蜜餞、果脯、辣椒、芥末、油炸食品及過於精細的主食等
54	產後少乳	❶鯉魚 500 克，豬蹄 1 隻。煮湯服食 ❷豌豆 100 克，紅糖適量。加水煮爛。空腹服用，每日 2 次 ❸鯽魚肉 200 克，花生 100 克。煮湯飲用	動物油、肥肉、蛋黃、奶酪、冬瓜、黃瓜、綠豆、番茄、芹菜、苦瓜、西瓜、油炸食品及各種冷飲等
55	產後出血	❶芹菜根 60 克煮水去渣，用湯煮雞蛋 2 個食用，每日 1 次 ❷大棗 6 個，生薑 10 克，阿膠 30 克，紅糖 15 克。水煎服，每日 2 次	白酒、辣椒、芥末、茴香、洋蔥、薑、蒜、蔥、韭菜、苦瓜、絲瓜、冬瓜、白蘿蔔及各種冷飲等
56	小兒遺尿	❶韭菜子 25 克，黑米 100 克。用水煎服，連服數日 ❷羊肉 250 克，黃耆 30 克，芡米 30 克。煮湯食用。每日 1 次，連服 5 天	豆漿、西瓜、梨、薏仁、玉米、紅豆、西瓜、鯉魚、鹹菜、豆醬、鹹肉、巧克力、糖果等
57	小兒濕疹	❶高麗菜燙熟，溫度適宜後，貼在寶寶濕疹處，每日貼 3~5 次，1~2 天見效 ❷炒淮米適量研細麵，加適量香油，調成糊狀，敷於患處，每日 1 次，3~5 次可癒	海鮮食品、牛肉、羊肉、芋頭、芡米、蔥、薑、蒜、白酒、濃茶、辣椒、芥末、薑、花椒等
58	小兒肺炎	❶柚子肉 5 瓣，碎白菜 60 克。加水適量後煎湯飲用。 ❷川貝 10 克，梨 2 個，豬肺 250 克。加水適量，煎湯飲用	魚類、雞蛋、皮蛋蛋黃、蟹黃、糖、胡椒、魚肝油及冷飲等
59	小兒腹瀉	❶薺菜 30 克切段，加水 200 毫升，用小火煎至 50 毫升，分次服用 ❷絲瓜葉 30 克，加水煎 15 分鐘，取汁與白米 30 克煮粥，調以白糖後食用	碳酸飲料、油炸食品、動物油、蛋黃、蟹黃、咖啡、茶等
60	百日咳	❶鮮絲瓜汁 30 毫升，加白糖 10 克調服。每日 1~2 次 ❷梨挖心，裝麻黃 1 克或川貝 3 克，橘仁 6 克，蓋好蒸熟吃	動物肝臟、油、羊肉、牛肉、蝦、蛋黃、蟹黃、鹹菜、鹹蛋、火腿、豆醬、花生、瓜子、杏仁、巧克力及冷飲等

李時珍教你不生病的智慧
— 本草綱目飲食調養全書

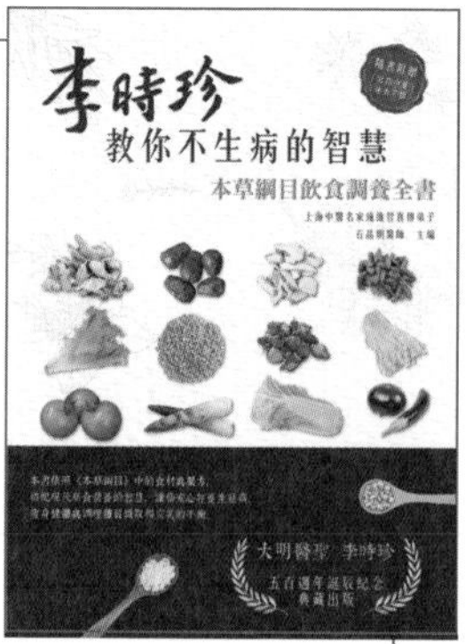

作　　者　石晶明
發 行 人　林敬彬
主　　編　楊安瑜
編　　輯　王艾維・盧琬萱
內頁編排　王艾維
封面設計　黃立彣
編輯協力　陳于雯・曾國堯

出　　版　大都會文化事業有限公司
發　　行　大都會文化事業有限公司
11051 台北市信義區基隆路一段 432 號 4 樓之 9
讀者服務專線：（02）27235216
讀者服務傳真：（02）27235220
電子郵件信箱：metro@ms21.hinet.net
網　　　址：www.metrobook.com.tw

郵政劃撥　14050529 大都會文化事業有限公司
出版日期　2018 年 7 月初版一刷
定　　價　450 元
I S B N　978-986-96672-0-3
書　　號　Health+122

國家圖書館出版品預行編目 (CIP) 資料

李時珍教你不生病的智慧 ： 本草綱目飲食調養全書 / 石晶明作 .
— 初版 . — 臺北市 ： 大都會文化，2018.07
304 面 ； 17×23 公分

ISBN 978-986-96672-0-3(平裝)
1. 本草綱目 2. 食療 3. 養生

414.121　　107010209

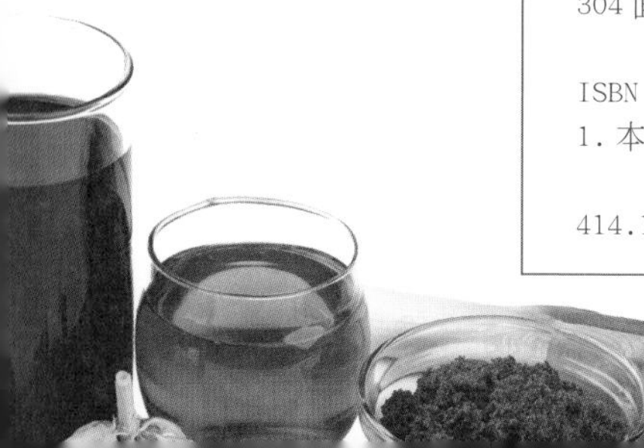

大都會文化　　讀者服務卡

書名：**李時珍教你不生病的智慧 — 本草綱目飲食調養全書**

謝謝您選擇了這本書！期待您的支持與建議，讓我們能有更多聯繫與互動的機會。

A. 您在何時購得本書：______年______月______日

B. 您在何處購得本書：____________書店，位於____________(市、縣)

C. 您從哪裡得知本書的消息：

1.□書店　2.□報章雜誌　3.□電台活動　4.□網路資訊

5.□書籤宣傳品等　6.□親友介紹　7.□書評　8.□其他

D. 您購買本書的動機：（可複選）

1.□對主題或內容感興趣　2.□工作需要　3.□生活需要

4.□自我進修　5.□內容為流行熱門話題　6.□其他

E. 您最喜歡本書的：（可複選）

1.□內容題材　2.□字體大小　3.□翻譯文筆　4.□封面　5.□編排方式　6.□其他

F. 您認為本書的封面：1.□非常出色　2.□普通　3.□毫不起眼　4.□其他

G. 您認為本書的編排：1.□非常出色　2.□普通　3.□毫不起眼　4.□其他

H. 您通常以哪些方式購書：(可複選)

1.□逛書店　2.□書展　3.□劃撥郵購　4.□團體訂購　5.□網路購書　6.□其他

I. 您希望我們出版哪類書籍：（可複選）

1.□旅遊　2.□流行文化　3.□生活休閒　4.□美容保養　5.□散文小品

6.□科學新知　7.□藝術音樂　8.□致富理財　9.□工商企管　10.□科幻推理

11.□史地類　12.□勵志傳記　13.□電影小說　14.□語言學習（_____語）

15.□幽默諧趣　16.□其他

J. 您對本書（系）的建議：

____

K. 您對本出版社的建議：

____

讀者小檔案

姓名：______________　性別：□男　□女　生日：____年____月____日

年齡：□20歲以下　□21～30歲　□31～40歲　□41～50歲　□51歲以上

職業：1.□學生 2.□軍公教 3.□大眾傳播 4.□服務業 5.□金融業 6.□製造業

7.□資訊業 8.□自由業 9.□家管 10.□退休 11.□其他

學歷：□國小或以下　□國中　□高中／高職　□大學／大專　□研究所以上

通訊地址：____

電話：（H）______________（O）______________　傳真：______________

行動電話：________________E-Mail：______________________________

◎謝謝您購買本書，歡迎您上大都會文化網站（www.metrobook.com.tw）登錄會員，或至Facebook（www.facebook.com/metrobook2）為我們按個讚，您將不定期收到最新的圖書訊息與電子報。

李時珍教你不生病的智慧

本草綱目飲食調養全書

北區郵政管理局
登記證北台字第9125號
免 貼 郵 票

大都會文化事業有限公司
讀 者 服 務 部 收

11051台北市基隆路一段432號4樓之9

寄回這張服務卡〔免貼郵票〕
您可以：
◎不定期收到最新出版訊息
◎參加各項回饋優惠活動

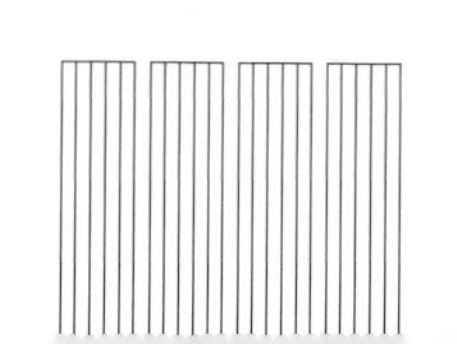

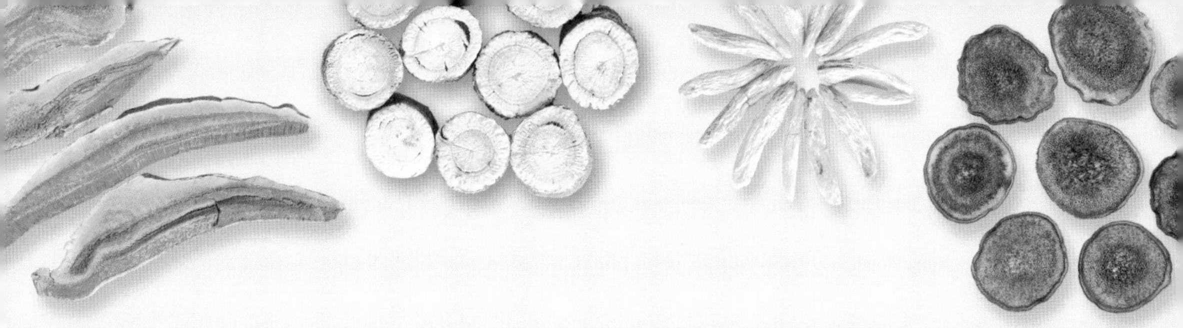

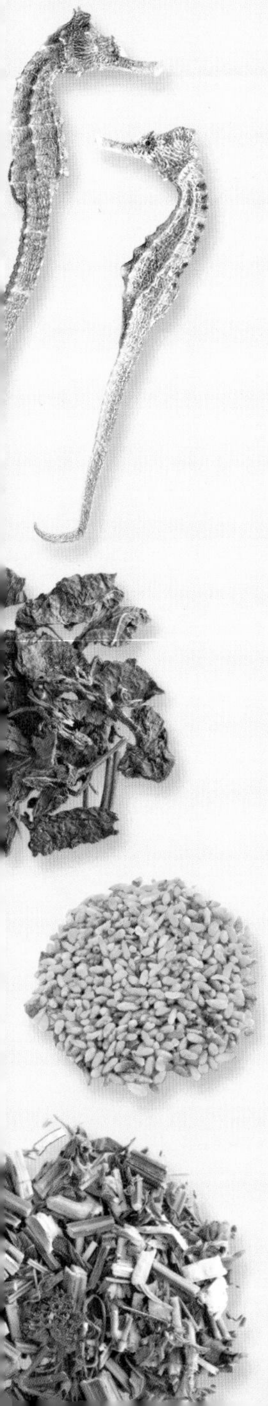

《李時珍教你不生病的智慧》 贈品

常用中藥速查手冊

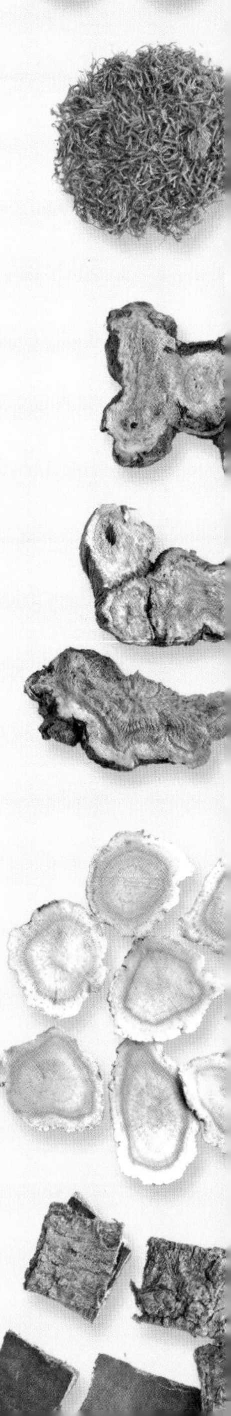

大都會文化　出品

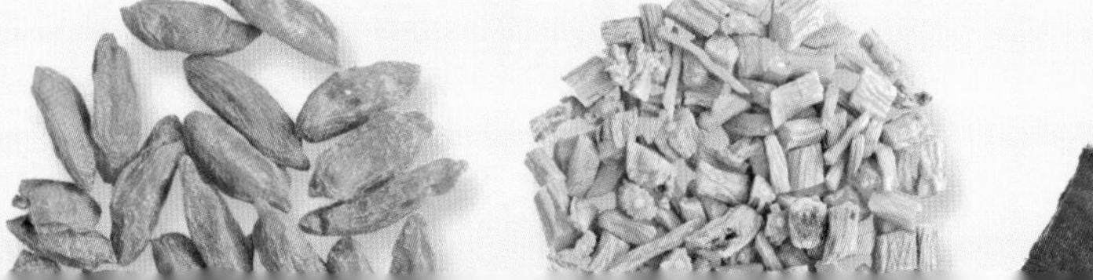

目　錄

◆「本草附方」中的「兩」、「錢」、「升」均為古時計量單位。如需使用，請遵醫囑。

本手冊內容為作者多年來研究的精華彙集，其內容普遍適用於一般社會大眾；但由於個人體質多少有些互異，若在參閱、採用本書的建議後仍未能獲得改善或仍有所疑慮，建議您還是向專科醫師諮詢，才能為您的健康做好最佳的把關。

何首烏

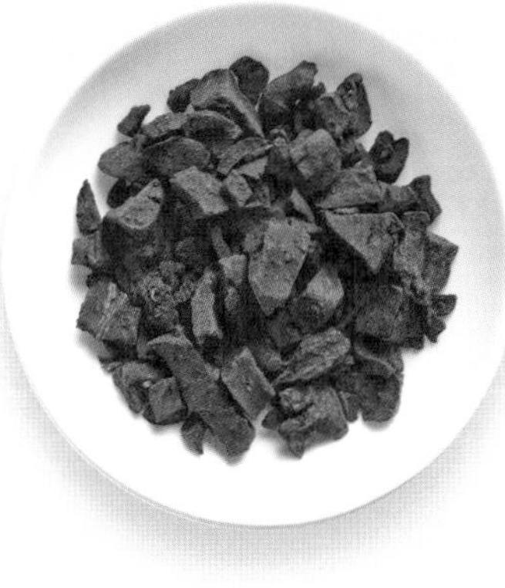

《本草綱目》記載：何首烏可消瘰腫，療頭面風瘡，治五痔，止心痛，益血氣，黑髭發，悅顏色，久服長筋骨、益精髓，延年不老，亦治婦人產後及帶下諸疾。

釋　　名　又名首烏、山首烏、赤首烏。傳說昔日何氏服用此草藥後白髮變黑，故稱何首烏。

性味歸經　性微溫，味甘、苦、澀，入肝、腎經。

主　　治　補肝益腎，養血祛風，治肝腎陰虧、發須早白、血虛頭暈、腰膝軟弱、遺精、崩帶、痔疾等。

本草附方

1 **治淋巴結核，破或不破，下至胸前**：何首烏洗淨，每日生嚼，並取葉搗爛塗，療效非常好。

2 **治破傷出血**：何首烏末，敷之，效果神奇。

小偏方大功效

1 **高血脂症**：何首烏 30 克，加清水 300 毫升煎 20 分鐘左右，取藥汁 150~200 毫升，每日 2 次溫服。

2 **便祕**：何首烏 20 克，黑芝麻適量，加入清水 300 毫升煎至 100 毫升，每日服 1 次，一般用藥 3~5 日便見效。

養生藥膳

補腎養血

何首烏海參湯：瘦肉 250 克，何首烏、桂圓肉各 20 克，海參 1 隻，大棗 5 個，鹽適量。海參用水浸軟，洗淨切片。將以上材料放入煲內，加水煮滾，再調用小火煲湯約 2 小時至熟，加鹽調味即可。

白芍

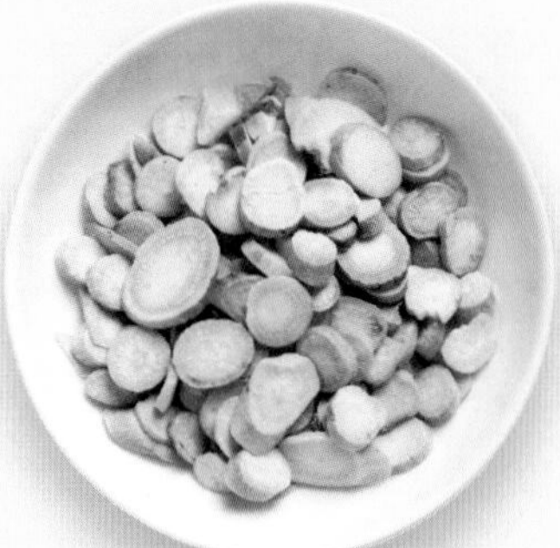

《本草綱目》記載：白芍可治腹痛，除血痺，破堅積，止痛，利小便，益氣。

釋　名　又稱白芍藥，是毛茛科多年生草本植物。

性味歸經　性微寒，味苦、酸，入肝、心、腎經。

主　治　有養血斂陰、柔肝止痛、平抑肝陽的功效，可用於月經失調、經行腹痛、崩漏、盜汗、脅肋脘腹疼痛或四肢拘攣作痛、頭暈頭痛等。

本草附方

1 **治泄痢腹痛**：黃芩、白芍各1兩，甘草5錢。搗為粗末，每服5錢。水煎。

2 **治腳氣腫痛**：白芍6兩，甘草1兩。搗為末，白米湯點服。

3 **治經痛**：白芍2兩，乾薑8錢。共研為細末，分成8包，月經來時，每日服1包，黃酒為引，連服3個星期。

小偏方大功效

1 **養血調肝**：白芍、金銀花各10克，柴胡、甘草各5克。水煎服。

2 **養血斂陰**：麻子仁20克，大黃12克，杏仁10克，白芍、枳實、厚朴各9克。以上藥材研為細末，煉蜜為丸，每次9克，每日1~2克，溫開水送服，亦可改為湯劑煎服。

養生藥膳

瀉肝補脾、止痛止瀉

白芍米粥：山藥120克，白米100克，炒白芍12克，陳皮、防風各6克，紅糖適量。將山藥研成粉末，放入炒白芍、陳皮、防風的煎液中加白米煮沸成粥，調入紅糖服食。

人參

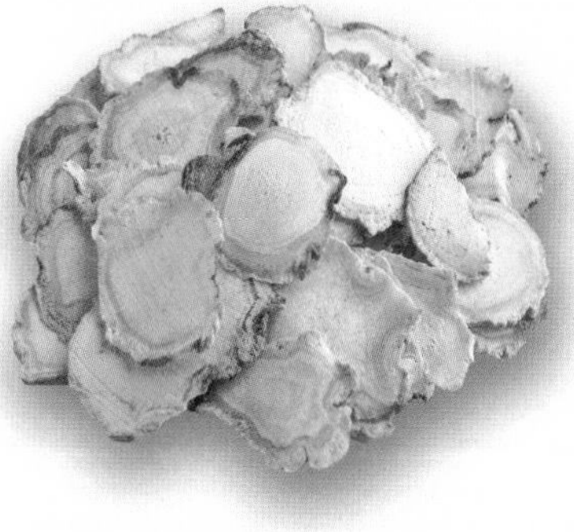

《本草綱目》記載：人參可補五臟，安精神，定魂魄，止驚悸，除邪氣，聰耳明目，輕身，使人肌膚潤澤，精力旺盛，不易衰老，開心益智。久服可輕身延年。

釋　名　又名黃參、血參、人銜、鬼蓋、神草、地精等。

性味歸經　性微溫，味甘、苦，入脾、肺經。

主　治　大補元氣，補脾益肺，生津安神，用於體虛欲脫、肢冷脈微、脾虛食少、肺虛喘咳、久病虛羸、驚悸失眠、陽痿宮冷等。

本草附方

1 **治嗽化痰**：人參末 1 兩；明礬 2 兩，以醋 2 升，熬礬成為膏狀，入參末煉蜜和收。每以豌豆大 1 丸，放舌下，就不會再咳嗽。

2 **治上吐下瀉**：人參、黃連各 1 錢，水煎，細細呷服。

小偏方大功效

1 **補氣養血**：人參 3 克，白米 100 克，桂圓肉 20 克，同煮為粥。每日早晚服，連服 1 週。

2 **健脾益氣**：人參末 3 克，白米 60 克，煮粥食用。

養生藥膳

補正氣、療虛損、抗衰老

人參黃耆粥：人參 5 克，白米 80 克，黃耆、白朮各 10 克，白糖適量。將人參、黃耆、白朮切片，清水泡 40 分鐘，放鍋中加水煮開，再用小火慢煮成濃汁，取藥汁；再次加水煮開後取汁，合併 2 次藥汁。早晚分別煮白米粥，加糖調味。

黨參

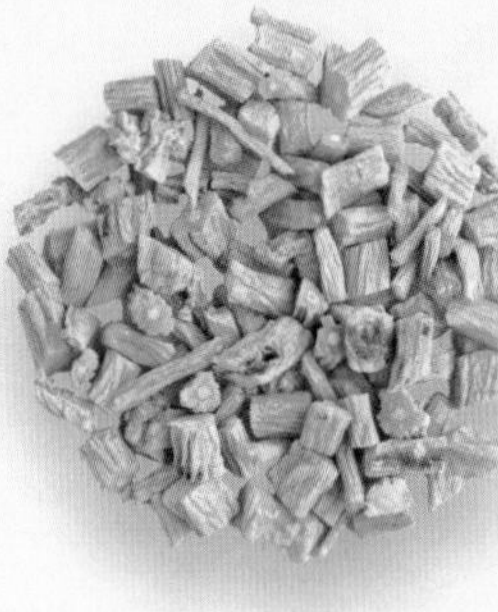

《本草綱目》記載：黨參有補中、益氣、生津之功用，能治脾胃虛弱、氣血兩虧、體倦無力、口渴等疾病，同時它還是很好的補血劑。

釋　名　又名黃參、上黨參、獅頭參、中靈草。

性味歸經　性微溫，味甘，入脾、肺經。

主　治　有補中益氣、健脾益肺的功效，用於脾肺虛弱、氣短心悸、食少便稀、虛喘咳嗽、糖尿病等。

本草附方

治口舌生瘡：黨參（焙）、黃耆（炙）各2錢，茯苓1錢，甘草（生）5分，白芍7分。白水煎，溫服。

小偏方大功效

1 **益氣健脾**：黨參10克，白米100克，山藥、薏仁各30克，大棗10個，煮粥食用。

2 **養心安神**：黨參10克，大棗20個，煎煮2次，每次40分鐘，合併藥液後代茶飲。

3 **增強記憶**：黨參5~10克，切為薄片嚼服。

養生藥膳

補氣活血

黨參大棗燉排骨：黨參30克，排骨500克，大棗8個，薑片、蔥花、鹽、雞精、胡椒粉、料酒各適量。將黨參洗淨，切片；大棗洗淨，去核；排骨洗淨，剁成段。將排骨、黨參、大棗、薑片、蔥花、料酒放入鍋內，加入清水適量，置大火上燒開，再用小火燉熟，湯熟時加入鹽、雞精、胡椒粉即可。

西洋參

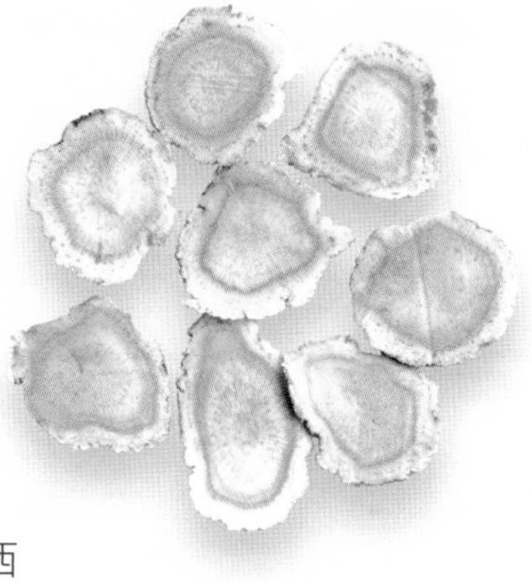

藥典精要《本草綱目拾遺》記載：西洋參有補肺降火，生津液，除煩倦等功效。

釋名 又名花旗參、洋參、西參等，因原產於美國、加拿大及法國，故名西洋參。

性味歸經 性寒，味微甘、苦，入心、肺、腎經。

主治 補氣養陰，清熱生津，用於氣虛陰虧、內熱、咳喘痰血、虛熱煩倦、消渴、口燥咽乾等。

小偏方大功效

1 **神經衰弱**：取西洋參 1~4 克，含服或燉服，每日 1 次，連續服 7~14 日。

2 **便血**：取西洋參 3 克，加入桂圓肉適量隔水蒸透後服用，效果顯著。

3 **益智健腦**：西洋參 5 克，靈芝 10 克，煎水飲用，每日 2 次。

4 **滋陰生津**：西洋參 3 克（切片），麥冬 10 克，加水煮沸後改小火煮約 1 小時，代茶飲。

養生藥膳

補氣健脾

西洋參瘦肉湯：西洋參 5 克，瘦豬肉 300 克。將西洋參洗淨，溫水泡軟切片；瘦豬肉洗淨，與參片一起放入鍋內，加入泡過西洋參的水及適量的清水，大火煮沸後改小火煲約 2 小時至熟，加鹽調味，飲湯食肉。

芡米

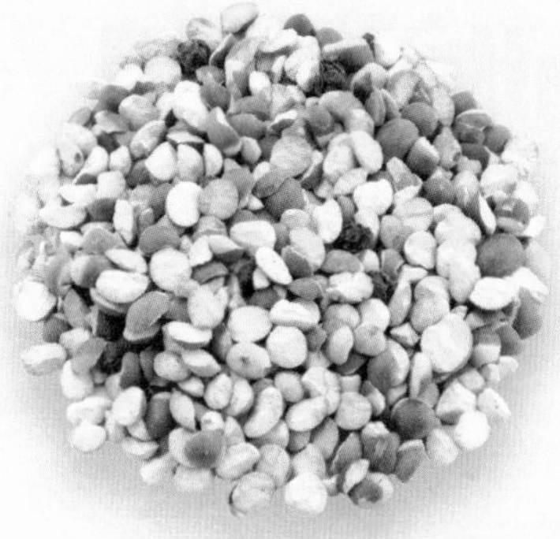

《本草綱目》記載：芡米能利水除濕、健脾止瀉，其作用緩和，微寒而不傷胃，益脾而不滋膩。

釋　　名　又名雞頭米、雞頭苞、雞頭蓮、刺蓮藕、肇實、芡實等。

性味歸經　性平，味甘、澀，入脾、心、腎經。

主　　治　滋補脾腎，固澀精氣，適用於脾腎氣虛、精氣不固而引起的遺精、滑泄、腰膝無力等。

本草附方

治老幼脾腎虛熱及久痢：芡米、山藥、茯苓、白朮、蓮肉、薏仁、白扁豆各4兩，人參1兩。全部炒燥為末，白湯調服。

小偏方大功效

1 **健脾養胃、益腎固精：**芡米50克，枸杞子20克，金櫻子10克，鴨1隻，調料少許。將鴨子去毛及內臟，洗淨切為小塊，加諸藥及調料燉煮1~2個小時至熟，食肉喝湯。

2 **補脾腎：**芡米、蓮子各10克，白米100克，山藥50克，加水共煮成粥，每日2次，每次1碗。

養生藥膳

養血安神、益腎固精

桂圓芡米飲：桂圓肉、炒酸棗仁各10克，芡米15克。將桂圓、棗仁、芡米一起放入砂鍋，加水煎煮1小時，取汁飲用。

健脾止瀉、滋陰潤肺

八寶清涼飲：薏仁、山藥、蓮子、大棗各40克，百合、沙參、芡米、玉竹各20克。一起煮湯，加糖，連湯帶渣服食。

冬蟲夏草

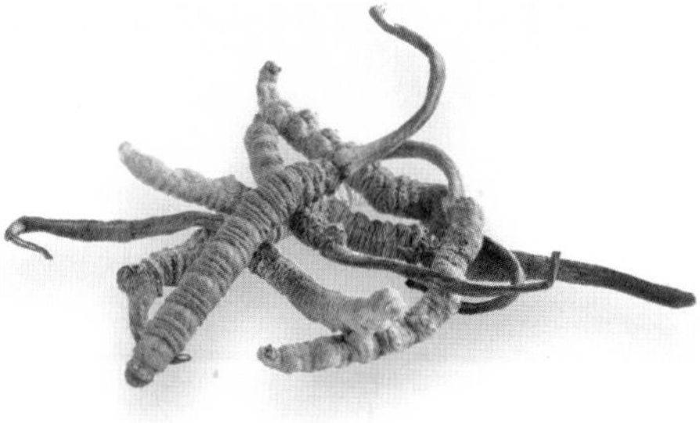

藥典精要《本草綱目拾遺》記載：冬蟲夏草治腰膀間痛楚，有益腎之功。《中藥大辭典》記載：冬蟲夏草補虛損，益精氣，治陽痿遺精、腰膝酸痛，病後久虛。

釋　名　冬蟲夏草簡稱蟲草，是冬季真菌寄生於蟲草蛾幼蟲體內，到了夏季發育而成。

性味歸經　性溫，味甘，入肺、腎經。

主　治　補肺益腎，化痰止咳，可用之於久咳虛喘、產後虛弱、陽痿陰冷等「虛」的病症。

本草附方

1 **治腎虛陽痿**：冬蟲夏草、人參各等量。以酒浸泡。每次飲 1 小杯。

2 **治咳血**：冬蟲夏草 6 克，白及 10 克，白米 50 克。二藥研細末，白米加水煮成稀粥，米近熟時加入藥末，煮至米熟粥稠。

小偏方大功效

1 **補血滋陰**：冬蟲夏草 5 克，烏雞 1 隻，桂圓肉 15 克，大棗 6 個（去核）。煲約 3 小時至熟，加鹽調味，飲湯食肉。

2 **補腎滋陰**：冬蟲夏草 3 克，女貞子 10 克，大棗 10 個。將三味藥水煎 2 次，合併藥液代茶飲。

養生藥膳

益氣補腎

蟲草蒸烏雞：冬蟲夏草 3 克，烏雞 1 隻，枸杞子 30 克，薑絲、蔥花、鹽適量。將烏雞宰殺後，除去毛、內臟，洗淨後備用；冬蟲夏草、枸杞子洗淨。將冬蟲夏草、枸杞子、適量鹽、薑絲、蔥花放入雞腹中縫合，放入蒸鍋中蒸至雞肉爛即可。

枸杞子

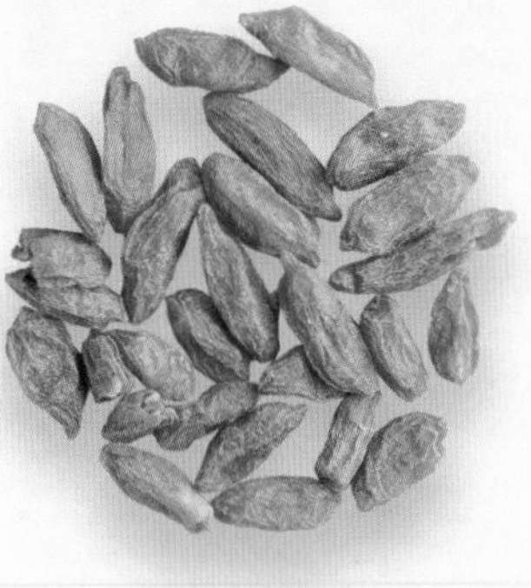

《本草綱目》記載：枸杞子可主五臟內邪氣，熱中消渴，風痺及風濕證。久服可堅筋骨，輕身不老，耐寒暑。

釋　名　又稱枸棘、天精、地骨。

性味歸經　性平，味甘，入肝、腎經。

主　治　滋補肝腎，益精明目，用於虛勞精虧、腰膝酸痛、眩暈耳鳴、內熱消渴、血虛萎黃、目昏不明等。

小偏方大功效

1 **慢性萎縮性胃炎**：取枸杞子適量，洗淨，烘乾打碎，用瓶或鐵罐裝好。每日用 20 克，分早晚兩次於空腹前嚼服，一般宜在飯前半小時服用。

2 **肥胖症**：每日取枸杞子 30 克，以開水泡後服用，早晚各 1 次。

3 **益腎健腦**：取山楂、枸杞子各 15 克。用沸水浸泡約 2 小時，代茶頻飲。

4 **補氣養身**：將枸杞子一小把及大棗 3 個放入水杯中，開水沖泡服用。

養生藥膳

補血護肝

枸杞子炒金針：枸杞子 15 克，金針菇 200 克，植物油、鹽各適量。將金針菇、枸杞子洗淨，瀝乾水分。熱鍋，倒入油，先放入枸杞子爆炒，再加入金針菇拌炒至熟，加鹽調味。

補肝腎、益氣血

枸杞子桂圓蛋糖水：先將枸杞子 15 克、桂圓肉 10 克和雞蛋 2 個一起加水煮，待蛋熟後去殼，再加入 30 克冰糖，稍煮片刻食用。

益母草

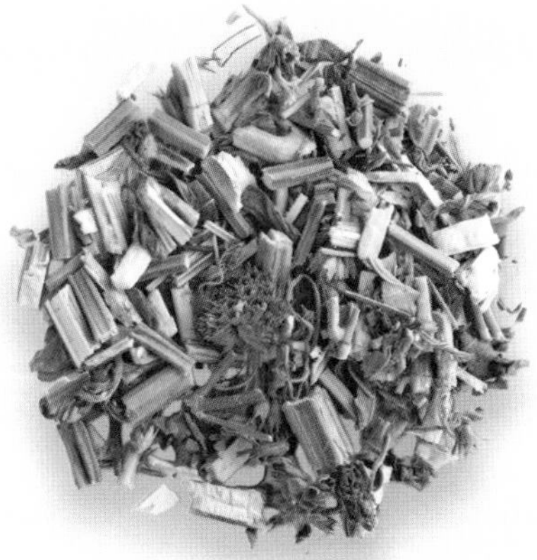

《本草綱目》記載：益母草行血養血，行血而不傷新血，養血而不滯瘀血，誠為血家之聖藥也。

釋名 又名益母蒿、益母艾、紅花艾。

性味歸經 性微寒，味辛、微苦，入心、肝、腎經。

主治 活血調經，利尿消腫，用於月經失調、經痛、惡露不盡、水腫尿少、急性腎炎水腫。

小偏方大功效

1 **活血化瘀：**益母草 500 克切段晒乾，燒成灰。以醋調成丸，火燒呈紅，反復 7 次後研細過篩，蜂蜜調勻存瓷器中。每天飯後服 1 粒。可治雀斑、黑斑、黃褐斑。

2 **調經：**益母草汁 10 克，生地黃汁、藕汁各 40 克、生薑汁 2 克、蜂蜜 10 克。先煮白米 100 克，米熟加藥汁及蜂蜜，煮粥即可。

養生藥膳

滋陰、養血

益母草排骨湯：益母草 10 克，排骨 300 克，大棗 10 個，冰糖適量。排骨洗淨，沸水焯一下，撇去浮沫，小火燉 1 小時；將益母草、大棗加入排骨湯中，繼續用小火煲湯 30 分鐘；湯成後，撇去藥渣，加入冰糖即成。

金銀花

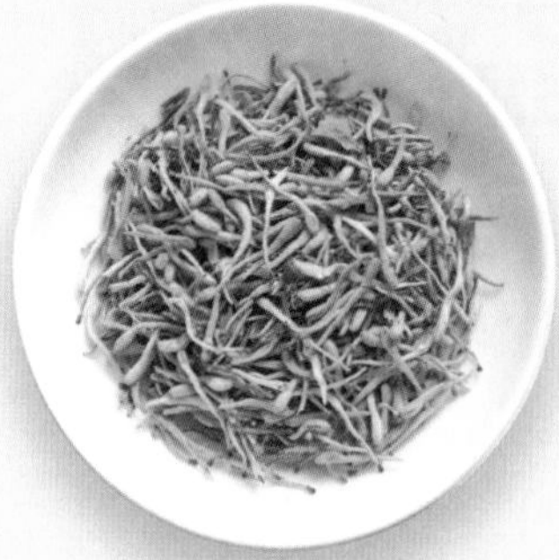

《本草綱目》記載：金銀花善於化毒，故治癰疽、腫毒、瘡癬。

釋名 又名金花、銀花、忍冬花。

性味歸經 性寒，味甘，入肺、胃、大腸經。

主治 清熱解毒，涼散風熱，用於癰腫疔瘡、喉痺、丹毒、熱血毒痢、風熱感冒、溫病發熱。

小偏方大功效

1 **暑熱瀉痢**：金銀花 20 克，鐵鍋烘乾研末，以糖水或蜜水調服。

2 **高血脂症**：金銀花 9 克，開水沖泡當茶飲。

3 **養顏美容**：金銀花 5 克，山楂 15 克，冰糖適量，沸水沖泡飲用。

養生藥膳

清熱清喉

蜂蜜金銀花飲：蜂蜜、金銀花各 15 克。金銀花洗淨，置於乾淨瓷杯裡，用開水沖泡，蓋焖 10 分鐘；去渣後用蜂蜜調和即可飲用。當日分幾次服完，每日 1 劑。

養陰清熱、解毒利咽

金銀花麥冬蒸蛋：金銀花、麥冬各 10 克，平菇、豬肉絲各 100 克，乾香菇 3 朵，雞蛋 3 個，植物油、鹽、雞精各適量。將金銀花、麥冬切碎，平菇切丁，豬肉絲以少許蛋清抓揉；香菇去蒂泡軟，切絲；雞蛋打散放置碗內。將金銀花、麥冬、平菇、豬肉絲、香菇、植物油、鹽、雞精等放入雞蛋內拌勻，隔水蒸 15 分鐘，即成。

鹿茸

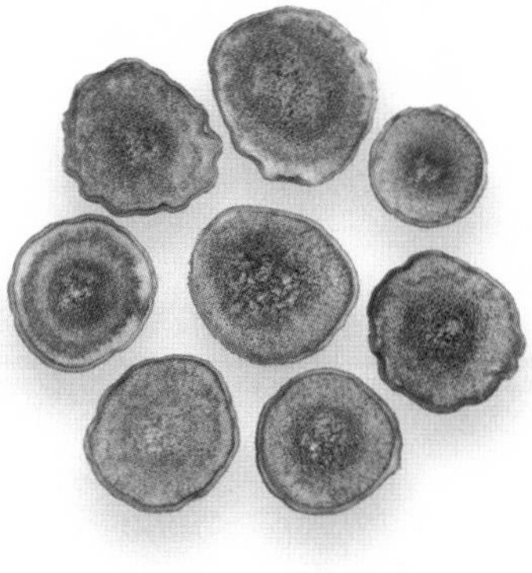

《本草綱目》記載：鹿茸性甘溫，為壯陽之品，能補元陽，治虛勞，填精血。

釋　名　雄鹿的嫩角沒有長成硬骨時，帶茸毛，含血液，叫做鹿茸。

性味歸經　性溫，味甘、鹹，入肝、腎經。

主　治　壯腎陽，益精血，強筋骨，調沖任，托瘡毒，用於陽痿滑精、宮冷不孕、瘦弱、畏寒、眩暈、耳鳴耳聾、腰脊冷痛、崩漏帶下等。

本草附方

治陽痿遺精、小便頻數：鹿茸10克，山藥30克，以白酒500克浸漬，每次飲1~2小杯。

小偏方大功效

1 **強筋健骨：**鹿茸50克，枸杞子100克，白酒1,000克。將鹿茸、枸杞子放入白酒中浸泡15天後飲用，每次20~30克，每日1~2次。

2 **溫腎助陽：**鹿茸3克，白米100克，薑3片。將鹿茸研末；白米洗淨加水，大火煮沸後加鹿茸末和薑片，再小火煎熬20~30分鐘至熟。冬季作為早晚餐食用。連服3~5天為一個療程。

養生藥膳

益氣壯陽

鹿茸人參童子雞：鹿茸1克，人參3克，童子雞1隻，鹽適量。將雞去毛及內臟，洗淨，切為小塊，和鹿茸、人參及少許鹽一起放入鍋內，加水適量，燉煮1~2小時至熟，吃肉喝湯。

甘草

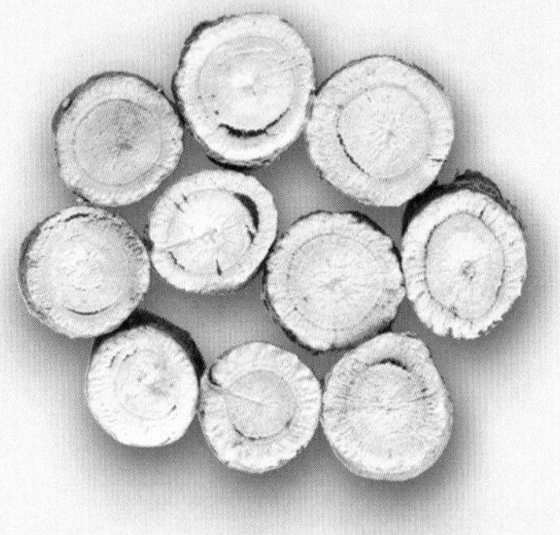

《本草綱目》記載：甘草可補脾益氣，潤肺止咳，緩急止痛，清熱解毒，緩和藥性，調和百藥。

釋　名　又稱蜜甘、蜜草。

性味歸經　性平，味甘，入脾、胃、心、肺經。

主　治　補脾益氣，清熱解毒，祛痰止咳，緩急止痛，用於脾胃虛弱，心悸氣短，咳嗽痰多，癰腫瘡毒，緩解藥物毒性、烈性。

本草附方

1 **治小兒羸瘦**：甘草 3 兩，炙焦為末，做成綠豆大小的蜜丸，每次用溫水服 5 丸，每日服 2 次。

2 **治傷寒心悸**：可用甘草 2 兩，水 3 升，煮一半，服 7 合，每日服 1 次。

小偏方大功效

1 **慢性咽炎**：取甘草 10 克，開水泡後當茶飲，至症狀全部解除為止。禁食魚、辣、糖等食物。

2 **排毒清肝**：甘草 1~2 片，綠豆適量。綠豆、甘草同煮 45 分鐘，即可取汁而飲。

養生藥膳

平肝利水

甘草綠豆燉白鴨：甘草 20 克，綠豆 90 克，白鴨肉 100 克，鹽 5 克。把甘草浸透，洗淨，切片；綠豆洗淨，去雜質；白鴨肉洗淨，切塊。把鴨肉、甘草、綠豆放入鍋內，加入清水 500 毫升，大火燒沸，再用小火燉煮 50 分鐘，加鹽並攪勻即成。

黃耆

《本草綱目》記載：黃耆可補氣升陽，固表止汗，利水消腫，托毒生肌。《日華子本草》言其助氣長筋骨，長肉補血。

釋名 又名黃芪，為植物和中藥材的統稱。

性味歸經 性微溫，味甘，入肺、脾經。

主治 補氣固表，托毒排膿，利尿，生肌，用於氣虛乏力、久瀉脫肛、自汗、水腫、子宮脫垂、慢性腎炎蛋白尿、糖尿病、瘡口久不癒合。

本草附方

1 **治氣虛咳嗽**：黃耆30克，麥冬15克，五味子、烏梅各6克。煎水取汁，以蜂蜜調味。

2 **治肢體疼痛**：黃耆30克，赤芍、桂枝各15克，薑10克，大棗10個，煎湯飲。

小偏方大功效

1 **胃潰瘍**：黃耆10~30克，水煎2次，每次煮沸30分鐘，代茶飲。

2 **健脾養胃**：黃耆30克，豬肚250克，黨參10克（或人參5克）。將豬肚洗淨切塊，放入諸藥，加水適量，燉1~2個小時至熟，吃豬肚喝湯。

養生藥膳

益氣固表

黃耆燉烏雞：黃耆30克，防風、焦白朮各15克，烏雞1隻，鹽適量。將雞去內臟洗淨後入沸水中汆一下，將上述幾味中藥用紗布包好，裝入雞肚內，入鍋加水及鹽適量，燉至雞爛熟即可。

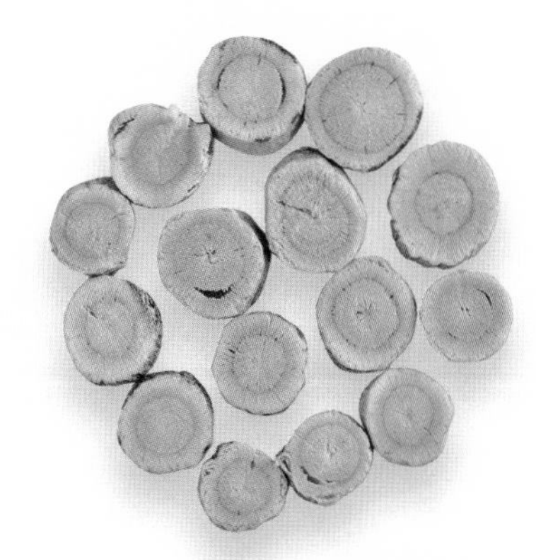

三七

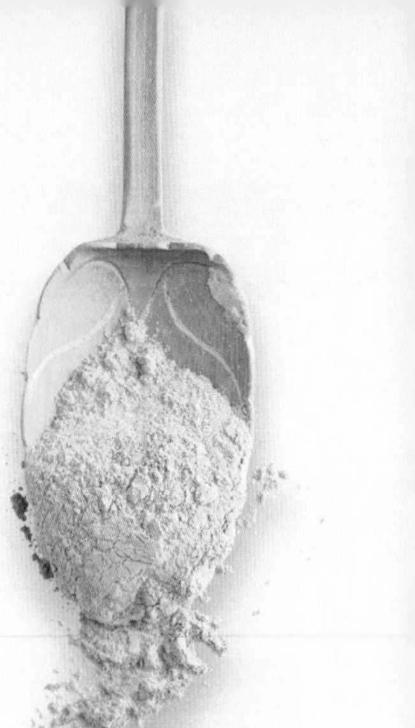

《本草綱目》記載：三七主吐血衄血，下血血痢，崩中經水不止，產後惡血不下，血瘀血痛、赤目癰腫，虎咬蛇傷諸病。

釋名 又名山漆、金不換。

性味歸經 性溫，味甘、苦，入肝、胃經。

主治 散瘀止血，消腫定痛，用於咯血、吐血、便血、衄血、崩漏、跌撲腫痛、外傷出血等。

本草附方

1 **吐血咳血不止**：用三七 1 錢，口嚼爛，米湯送下。

2 **腹瀉血便**：用三七 3 錢，研細，淘米水調服。

3 **便血、婦人血崩**：用三七研細，淡白酒調 1~2 錢服。

小偏方大功效

1 **外傷流血**：三七研磨成粉，直接撒在傷口上，可以快速止血、止痛，好得快，而且不留疤痕。

2 **理氣和胃**：三七 2 克，砂仁 5 克，研末，與藕粉 30 克、白糖適量拌勻，沖泡飲服。

養生藥膳

健脾、消腫

三七蒸鮮藕：三七 10 克，鮮藕 500 克，薑片 5 克，蔥段、鹽、雞精、香油各適量。三七研末，鮮藕洗淨去皮切塊。以上材料一起放鍋內，加水 200 毫升，上蒸籠置大火上蒸約 45 分鐘至熟即可。

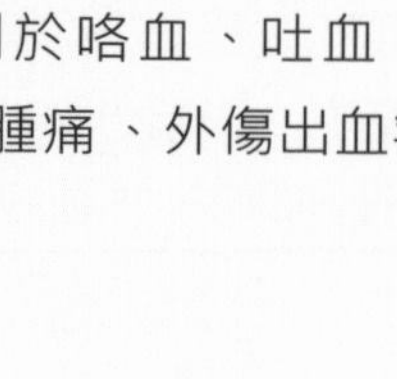

麥冬

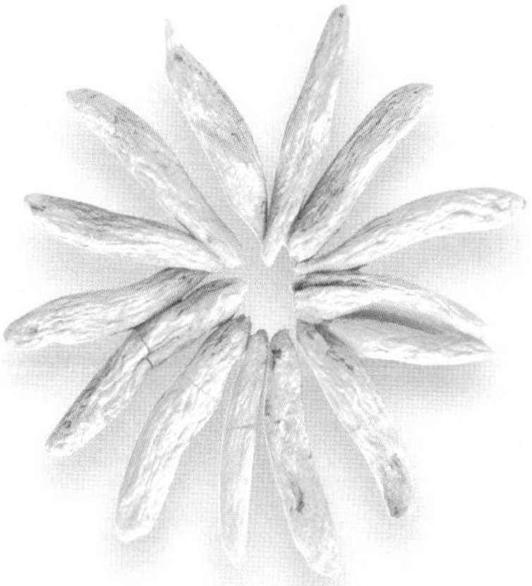

《本草綱目》記載：麥冬主治心腹結氣、傷中傷飽、胃絡脈絕，能強陰益精、定肺氣、安五臟、止煩熱，久服輕身明目、不老不饑。

釋名 又名沿階草、書帶草、麥門冬。

性味歸經 性微寒，味甘、微苦，入胃、心經。

主治 養陰生津，潤肺清心，用於肺燥乾咳、虛癆咳嗽、心煩失眠、糖尿病、腸燥便祕、咽白喉等。

本草附方

治陰虛燥咳、咯血等：麥冬、天門冬、川貝各9克，沙參、生地各15克，水煎服。

小偏方大功效

1 **糖尿病：**麥冬30克，放鍋內煎煮25分鐘，去渣取汁，與白米50克同煮成粥。

2 **冠心病、心絞痛：**麥冬45克，加水煎成30~40毫升，分次服用。

3 **活血滋陰：**丹參、麥冬各10克，用開水沖泡後，代茶飲用。

養生藥膳

潤肺降氣、滋陰養胃

麥冬百合湯：麥冬15克，豬瘦肉50克，百合30克，鹽適量。將百合、麥冬、豬瘦肉分別洗淨，同置鍋中，加水煲湯，加適量鹽調味即可。

黃精

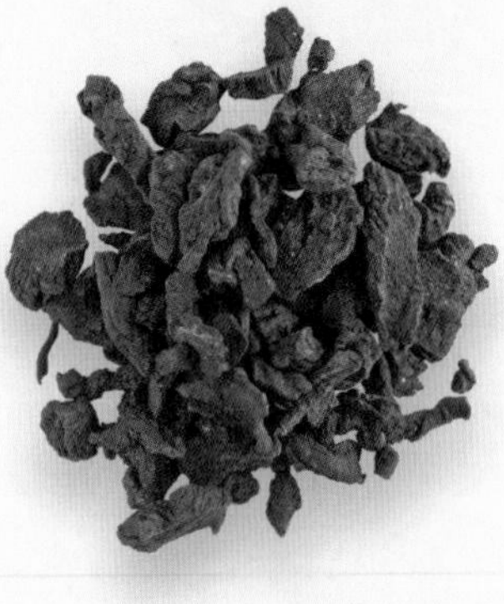

《本草綱目》記載：黃精可補中益氣，除風濕，安五臟。久服輕身延年，不感到饑餓。補五勞七傷，助筋骨，耐寒暑，益脾胃，潤心肺。

釋　名　又名黃芝、鹿竹、救窮草、野薑等。

性味歸經　性平，味甘，入肝、腎經。

主　治　補中益氣，潤心肺，強筋骨，治虛損寒熱、肺癆咳血、病後體虛食少、筋骨軟弱、風濕疼痛等。

本草附方

1 **治大風癩瘡**：用黃精根去皮洗淨2斤，在太陽下晒軟，放入小米飯中蒸熟，經常食用。

2 **補肝明目**：黃精2斤，蔓荊子1斤淘洗，放在一起，九蒸九晒，搗為末，空腹每次服下2錢，每日兩次，可補肝明目，延年益壽。

3 **補虛強身**：黃精、冰糖各20克，共煎約1小時，飲湯食黃精。

小偏方大功效

1 **咳血，赤白帶**：鮮黃精根頭100克，冰糖少許。開水燉服。

2 **肺結核，病後體虛**：黃精30克，水煎服。

養生藥膳

強身健體

黃精燉豬肉：黃精30克，豬瘦肉500克，鹽、料酒、蔥花、薑末、胡椒粉各適量。把豬肉洗淨，放入沸水鍋中氽去血水，撈出切成塊；黃精洗淨切成片。把豬肉塊、黃精片、料酒、鹽、蔥花、薑末一起放入鍋中，加入適量清水用大火燒沸，改小火燉至肉熟爛，加胡椒粉調味即可。

當歸

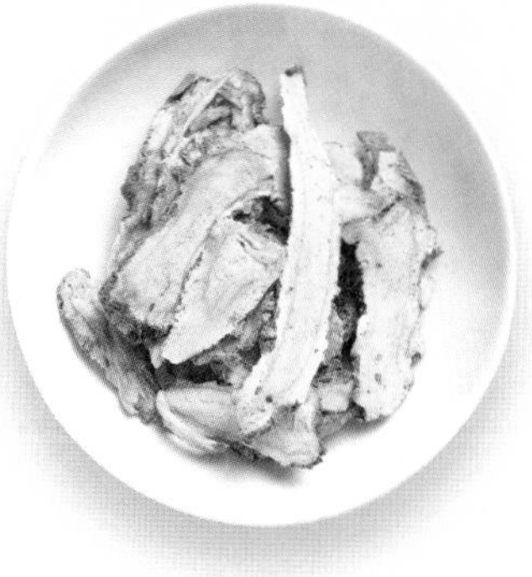

《本草綱目》記載：當歸可治咳逆上氣、溫瘧寒熱，及女人月經失調。能溫中止痛，補五臟，生肌肉。

釋　名 又稱乾歸、山蘄、白蘄。

性味歸經 性溫，味甘、辛，入肝、心、脾經。

主　治 補血活血，調經止痛，潤腸，用於血虛、面色萎黃、眩暈心悸、月經失調、閉經、經痛及虛寒性腹痛、風濕痺痛等痛證，也用於腸燥便祕、久咳氣喘等症。

本草附方

1 **治小便出血**：用當歸四兩，研碎，加酒 3 升，煮成 1 升，一次服下。

2 **治大便不通**：用當歸、白芷，等分為末。每服 2 錢，米湯送下。

小偏方大功效

活血通經：當歸 30 克，熟地黃 50 克，紅花 15 克，肉桂 6 克，甜酒 1,000 克。用甜酒浸泡各藥 1~2 週以上即成。

養生藥膳

補氣益血、補虛提神

參耆當歸母雞湯：當歸 30 克，高麗參 12 克，黃耆 80 克，母雞 1 隻。母雞洗淨斬件。當歸、黃耆洗淨，放入鍋內加水煎汁，湯成去渣留汁。高麗參切厚片。將母雞、高麗參放入煲內，加入藥湯，小火燉 3 小時，調味食用。

益氣養血、補心安神

人參當歸豬心湯：豬心 1 個，人參 10 克，當歸 15 克。人參、當歸洗淨切片，豬心去肥脂，洗淨，把人參、當歸塞入豬心內，放入鍋中，加開水適量，小火燉 3 小時，調味食用。

地黃

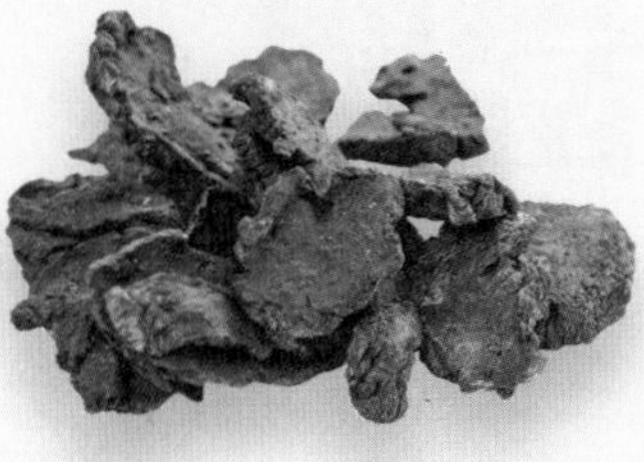

《本草綱目》記載：地黃可填骨髓，長肌肉，生精補血，滋補五臟。治男子五勞七傷，女子傷中氣、子宮出血、月經失調、產前後百病。

釋　名　也稱地髓。有生地黃與熟地黃之分，其藥性和功效也有差異，鮮地黃為清熱涼血藥；熟地黃則為補益藥。

性味歸經　性溫，味甘，入肝、腎經。

主　治　滋陰，補血，治陰虛血少、腰膝痿弱、遺精、崩漏、月經失調、耳聾、目昏等症。

本草附方

1 **病後虛汗、口乾**：用熟地黃5兩，加水3碗煎成1.5碗，分3次服，日服完。

2 **耳鳴**：用生地黃1截塞耳中，一天換幾次。生地黃煨熟塞耳更好。

小偏方大功效

1 **治療濕疹、神經性皮炎、蕁麻疹等皮膚病**：生地黃90克切碎，加水1,000毫升，煎煮1小時，過濾得藥液300毫升，1次或2次服完。

2 **滋陰養血、安神**：生地黃15克，麥冬10克，鮮藕2節。生地黃、麥冬煎汁；鮮藕洗淨，搗爛擠汁，煮熟放溫，再與煎出的藥汁混合服下。

養生藥膳

涼血安神、養陰清熱

百合地黃粥：百合、白米各25克，生地黃5克。百合洗淨，白米淘淨，生地黃入清水泡30分鐘，煎汁去渣。將地黃汁、百合、白米同放鍋內，加水煮粥至熟，加蜂蜜調味即可。

阿膠

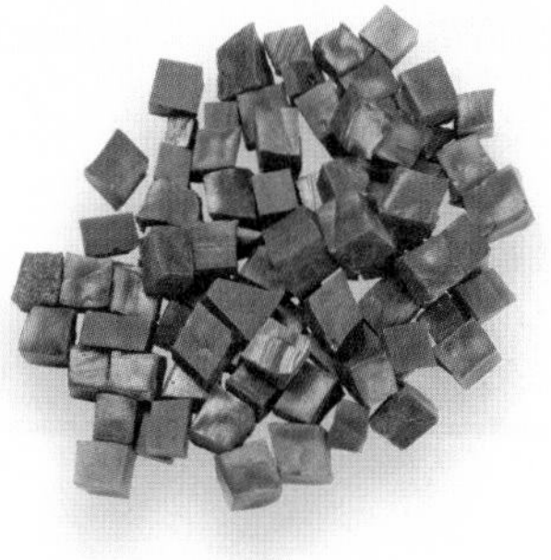

《本草綱目》記載：阿膠可治心腹內崩、腰腹痛、四肢酸痛、女子下血。久服，輕身益氣。

釋　名　為驢皮熬成的膠塊。因出自東阿，故名阿膠。

性味歸經　性平，味甘，入肺、肝、腎經。

主　治　滋陰潤肺，補血止血，定痛安胎，主 治血虛萎黃、眩暈心悸、便血、崩漏、陰虛咳嗽、發熱等症。

本草附方

1 **吐血不止**：用阿膠炒 2 兩，蒲黃 6 合，生地黃 3 升，水 5 升，煮 3 升，分服。

2 **多年咳嗽**：炒阿膠、人參各二 2，搗為末。每用 3 錢，蔥白少許，煎服，每日 3 次。

小偏方大功效

1 **滋陰養血**：阿膠 10 克，蜂蜜 20 克，以開水溶化，代茶飲。

2 **潤肺止咳**：阿膠、白木耳 5 克，將白木耳泡發洗淨後與打碎的阿膠同放碗中，隔水蒸約 3 小時，可加冰糖少許調味。

養生藥膳

補血養顏，滋陰補腎

阿膠枸杞子雞湯：阿膠 30~50 克，枸杞子 15 克，雞 1 隻。雞去毛及內臟洗淨，阿膠砸碎，與枸杞子、雞同煮煲湯，分多次食用。

滋陰補血、健腦益智

阿膠八寶粥：糯米 250 克，花生、紅小豆、冰糖各 50 克，蓮子、薏仁各 30 克，桂圓 10 克，阿膠 15 克。小火煨粥 90 分鐘即可。

肉蓯蓉

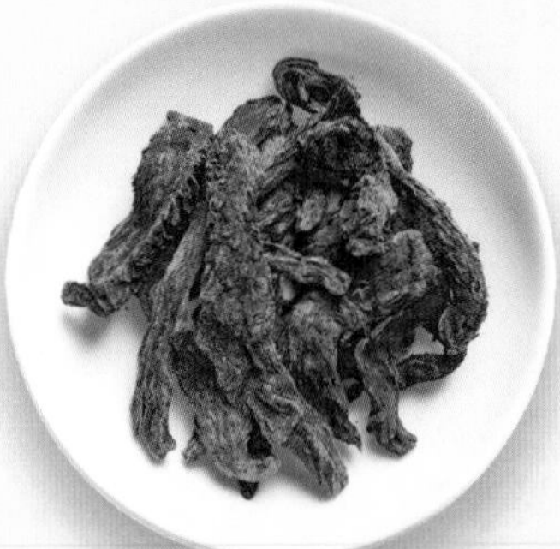

《本草綱目》記載：肉蓯蓉可治五勞七傷，補中，除陰莖寒熱痛，養五臟，強陰益精氣，增強生育力。

釋　名　也稱肉鬆容、黑司命。

性味歸經　性微溫，味甘，入腎、大腸經。

主　治　補腎陽，益精血，潤腸通便，用於陽痿、不孕、腰膝酸軟、筋骨無力、腸燥便祕等。

本草附方

治男子腎虛陽痿、女子宮寒不孕：

肉蓯蓉30克，白米150克，羊肉100克，鹿角膠5克。肉蓯蓉煎水取汁，羊肉切小塊，與白米同煮粥，臨熟時下鹿角膠煮至粥熟。

小偏方大功效

1 **補腎壯陽：**肉蓯蓉、何首烏、枸杞子各10克，將諸藥用水煎煮2次，分早中晚服用。

2 **補益肝腎：**肉蓯蓉100克，枸杞子50克，白酒500毫升，將肉蓯蓉與枸杞子洗淨後放入白酒中，浸泡1個月後飲用，每次20~30克。

養生藥膳

滋腎壯陽

羊肉蓯蓉湯：羊肉200克，肉蓯蓉、川續斷各12克，綠豆5克或幾片蘿蔔，薑片、鹽各適量。羊肉洗淨、切塊，入鍋內與綠豆或者蘿蔔加水煮，煮沸約15分鐘，將綠豆或蘿蔔和水一起倒掉，膻味即除。鍋內再加清水、肉蓯蓉、川續斷、薑片和鹽，小火煨至羊肉爛熟即可，喝湯吃肉。

杜仲

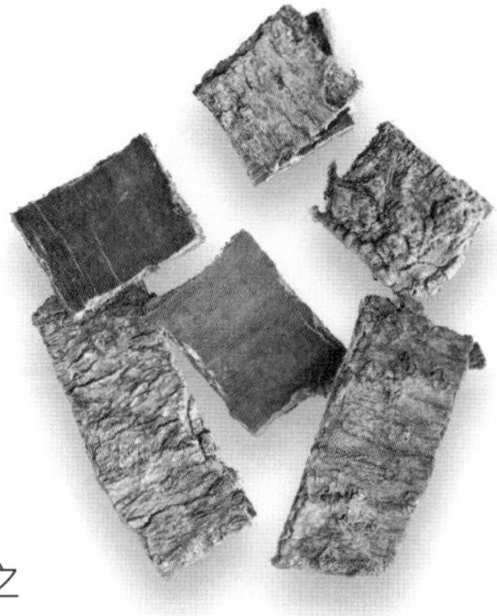

《本草綱目》記載：杜仲能治腰膝痛，補中益氣，強健筋骨，消除陰部濕癢，止小便淋瀝。長期服用，能健身抗衰老。

釋　名　傳說中有一位名叫杜仲的人服食之後獲得了很高的道行，故以他的名字來命名。

性味歸經　性溫，味甘、微辛，入肝、腎經。

主　治　補肝腎，強筋骨，安胎，用於腎虛腰痛、高血壓、筋骨無力、妊娠漏血、胎動不安等。

本草附方

1 **治病後虛汗：**以杜仲、牡蠣各等分，共研細末，臨睡前用溫水送服5芍藥末，汗不止可再服。

2 **治腰背虛痛：**取杜仲（切炒）1斤，酒2升，浸泡10天，每天服3次。

小偏方大功效

1 **益氣養血：**杜仲、黃耆各10克，核桃仁5克，雞蛋1顆，將杜仲、黃耆、核桃仁用適量水煎煮40~50分鐘後，打入雞蛋同煮至熟。

2 **坐骨神經痛：**取杜仲30克，豬腰1對，加清水300毫升煎沸後，再煮半小時至100毫升，然後去杜仲，吃豬腰並喝湯，每日1劑，一般用7~10日則症狀能消失。

養生藥膳

溫經通絡、除濕化瘀

杜仲桂枝粥：杜仲18克，薏仁30克，桂枝9克，白糖適量。先把桂枝和杜仲加水煎煮取汁，再加薏仁煮成稀粥，白糖調味即成。

女貞子

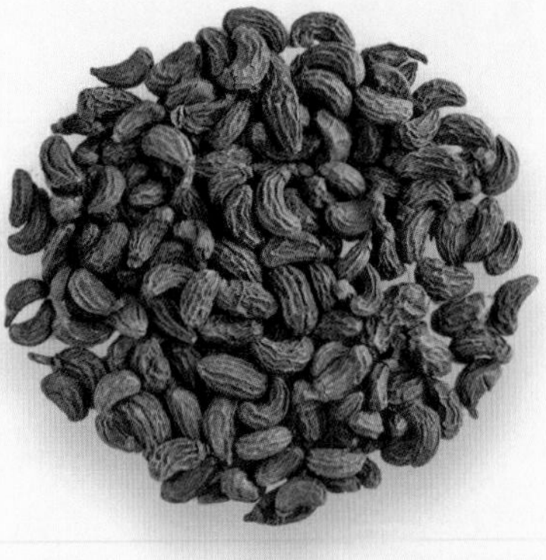

《本草綱目》記載：女貞子可補中，安五臟，養精神，除百病。久服使人肥健，輕身不老，強陰，健腰膝，明目。

釋　名　又名貞木、冬青、蠟樹。此木淩冬青翠，有貞守之操，因此得名。

性味歸經　性平，味甘，入肝、腎經。

主　治　滋補肝腎，明目烏髮，用於眩暈耳鳴、腰膝酸軟、鬚髮早白、目暗不明。

本草附方

1 **治腰膝酸軟，鬚髮早白**：桑椹、女貞子、旱蓮草各等分。加水煎取濃汁，再加入約等量的煉蜜，煮沸收膏。每次食 1~2 匙。

2 **治視物眼花**：女貞子、枸杞子各 15 克，菊花 10 克，煎水飲。

小偏方大功效

1 **養肝明目**：女貞子 250 克，枸杞子 100 克，白酒 1,000 毫升，將女貞子、枸杞子洗淨放入白酒中，浸泡 15 天服用。

2 **滋陰養血**：女貞子 30 克，雞血藤 15 克，大棗 10 個，水煎代茶飲。

養生藥膳

延緩衰老、強壯筋骨

女貞子粥：女貞子 5 克，白米 100 克。將女貞子用水洗淨，裝入紗布袋；白米洗淨，放入鍋中，放入女貞子藥袋，加水煮粥食用。

決明子

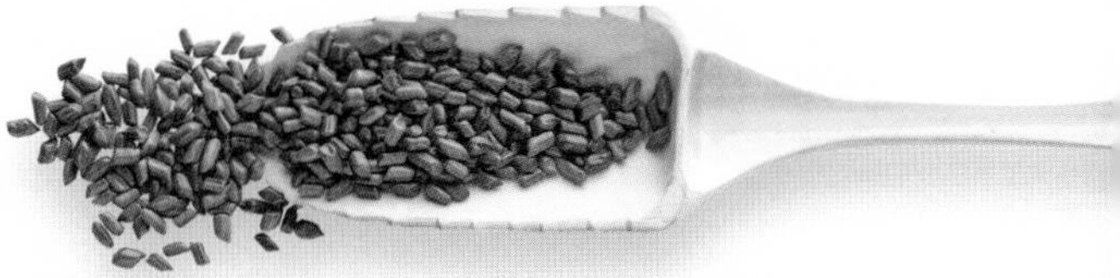

《本草綱目》記載：決明子主治
青盲目淫、瞶赤白膜、眼赤淚出，久服益精光。

釋　　名　此為馬蹄決明，以其明目之功而出名。
性味歸經　性微寒，味甘、苦、鹹，入肝、大腸經。
主　　治　清熱明目，潤腸通便，用於目赤澀痛、羞明多淚、頭痛眩暈、目暗不明、大便祕結。

本草附方

1 **補肝明目**：決明子 1 升，蔓荊子 2 升，以酒 5 升煮，曝乾為末。每飲服 2 錢。
2 **治頭痛**：決明子炒研，用茶水調敷太陽穴，乾了再敷。

小偏方大功效

1 **便祕**：決明子 10~15 克，煎服。
2 **清暑排毒**：炒決明子 6 克，荷葉 3 克，玫瑰花 3 朵。開水沖泡飲用。
3 **益腎明目**：決明子 30 克，綠茶 2 克。沸水沖泡，代茶飲。

養生藥膳

高血壓食療

決明子紫菜湯：紫菜 50 克，決明子 20 克。紫菜洗淨切碎，決明子洗淨瀝乾，同入鍋內，加水煎 2 次，每次用水 500 克，煎約 30 分鐘，去渣取汁。分 2 次服。

清肝、明目、通便

決明子粥：決明子 15 克，白米 100 克，冰糖少許，或加白菊花 10 克。先將決明子放入鍋內炒至微有香氣，取出待冷後煎汁；或與白菊花同煎取汁，去渣；藥汁中放入白米煮粥，粥將熟時，加入冰糖，再煮 1~2 沸即成。

夏枯草

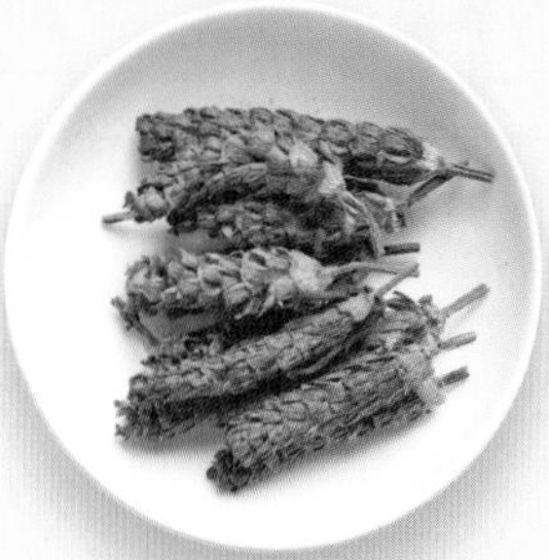

《本草綱目》記載：夏枯草可治寒熱淋巴結核、頭瘡，破腹部結塊、腳腫濕痺，輕身。

釋　名　又名燕面、鐵色草。由於此草夏至後即枯，故名夏枯草。

性味歸經　性寒，味苦、辛，入肝、膽經。

主　治　清肝明目，用於肝熱目赤腫痛及肝陽上亢之頭痛、目眩；清熱散結，用於乳腺炎、腮腺炎。

本草附方

1 **治肝虛目痛，冷淚不止**：用夏枯草半兩，香附子 1 兩，共研末。每服 1 錢，茶湯調下。

2 **治血崩不止**：用夏枯草研末，每服 1 小匙，米湯送下。

小偏方大功效

1 **肺結核咳血**：夏枯草 30 克，用黃酒 100 毫升浸泡，然後蒸至無酒味，再過濾。每次服 20~40 毫升，每日 3~4 次，有止血效果。

2 **足跟痛**：夏枯草 500 克，加醋 1,000 毫升，泡浸 2~4 小時，然後煮沸 15 分鐘，先熏後洗患處 20 分鐘，每日 1~3 次。

養生藥膳

清熱、降壓

夏枯草燜香菇：夏枯草鮮嫩莖葉 250 克，乾香菇 5 朵，料酒、雞精、鹽、太白粉、香油、植物油各適量。夏枯草洗淨，入滾水焯過，撈出用涼水浸洗，控乾；乾香菇用開水泡發，洗淨，去蒂，泡香菇水待用。鍋中放油燒熱後，入夏枯草煸炒，下香菇、泡菇水、料酒、雞精、鹽翻炒熟，以太白粉勾芡、淋香油，顛翻幾下出鍋即成。

靈芝

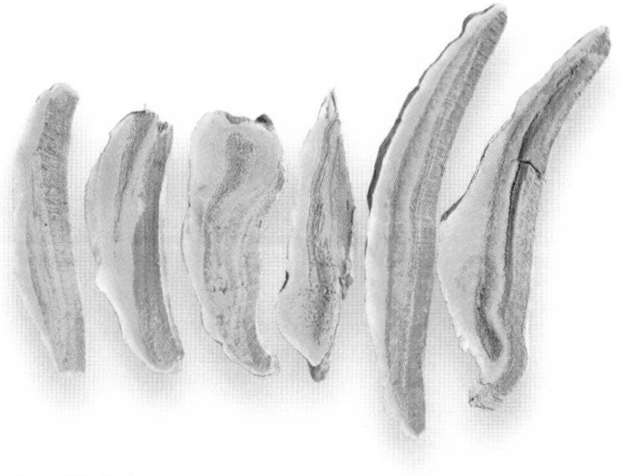

《本草綱目》記載：靈芝久食益人面色，到老時容顏不改。令人不饑，大小便少，明目益精。

釋　名　又名石耳。
性味歸經　性溫，味甘、淡，入心、肝、肺經。
主　治　滋補強壯，用於健腦、消炎、益腎。

小偏方大功效

1 **高血脂症、高血壓：**取靈芝 250 克，加入白酒 500 毫升，浸泡 30 日後，可去渣飲用，每日 1~2 次，每次 10~20 毫升。

2 **慢性支氣管炎：**取靈芝適量研末，裝入膠囊，每粒 1 克，每次服 6 粒，每日服 3 次，連續用藥 1 個月為 1 療程，一般用藥 1~3 個療程可痊癒。

養生藥膳

補血益精

靈芝鵪鶉蛋湯：靈芝 12 克，鵪鶉蛋、去核大棗各 12 個，白糖適量。將靈芝洗淨，切成細塊；大棗洗淨；鵪鶉蛋煮熟，去殼。把全部用料放入鍋內，加清水適量，大火煮沸後，小火煲至靈芝出味，加白糖適量，再煲沸即成。

五味子

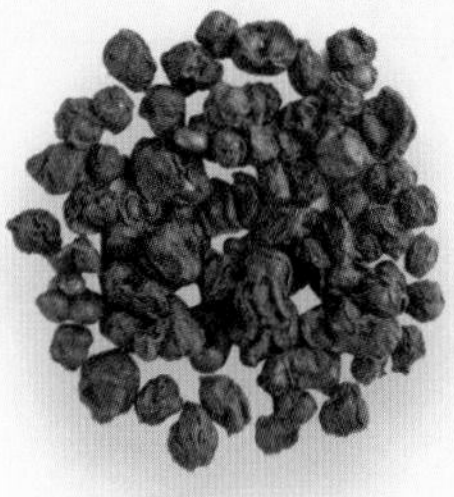

《本草綱目》記載：五味子可益氣，咳逆上氣，勞傷羸瘦，補不足，強陰，益男子精。養五臟，除熱，生陰中肌。治中下氣，止嘔逆，補虛勞。

釋　名　又稱玄及、會及。

性味歸經　性溫，味酸，入肺、腎、心經。

主　治　斂肺滋腎，生津收汗澀精，用於肺虛喘咳、口乾作渴、自汗、盜汗、勞傷羸瘦、夢遺滑精、久瀉久痢。

本草附方

治久咳不止：用五味子 5 錢，甘草 1 錢半，五倍子、玄明粉各 2 錢。研為末，直接噙在嘴中。

小偏方大功效

1 **滋補肝腎**：五味子、枸杞子各 10 克，生晒參（乾燥的人參根）5 克，大棗 5 個。水煎代茶飲。

2 **生津止渴、清燥保健**：烏梅 10 克，五味子 5 克，大棗 3 個，洗淨與茶葉 2 克同放杯中，倒入 300 克開水泡開，加蓋燜約 10 分鐘，除藥渣飲用。

養生藥膳

補肺益腎、止咳平喘

五味子燉肉：五味子 5 克，豬瘦肉 100 克，鹽適量。五味子洗淨，豬瘦肉洗淨切塊。五味子與肉一起燉至肉熟爛，加鹽調味。

補益五臟

五味子黃耆排骨湯：五味子、黃耆各 10 克，南杏仁、北杏仁各 5 克，排骨 250 克，大棗 5 個。以上全部材料加清水適量，燉煮約 2 小時至熟，加鹽調味即可。

白朮

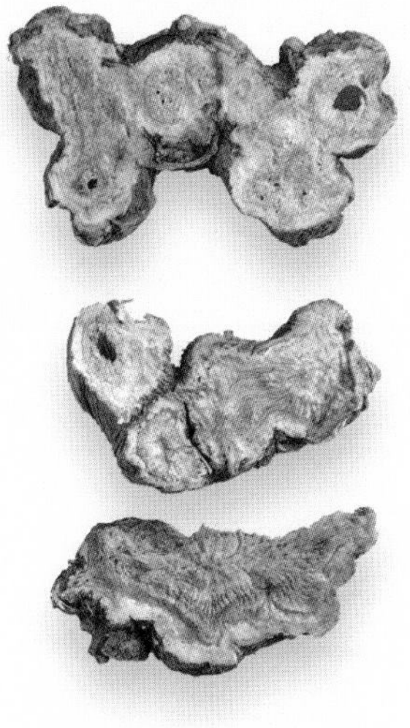

《本草綱目》記載：白朮可治風寒濕痺，頸強直，背反張，止汗除熱消食。

釋名 又名山薊、馬薊、山薑、山連等。

性味歸經 性溫，味苦、甘，入脾、胃經。

主治 補脾益胃，燥濕和中，安胎，主治脾胃氣弱、不思飲食、泄瀉、水腫、黃疸、胎氣不安、小便不利等。

本草附方

1 **治中風**：白朮 4 兩、酒 3 升，合煮 1 升，視病情服藥。

2 **治產後中寒**：白朮 4 兩，澤瀉 1 兩，薑 5 錢，水 1 升，煎服。

小偏方大功效

1 **便祕**：白朮 30~60 克，加清水 250 毫升煎為 100 毫升，早晚 2 次分服，每日 1 劑，一般服藥 3~5 日顯效。

2 **體虛多汗**：白朮適量研為細末，每次 2~3 克，以溫水送服，每日 2 次。一般用藥 1 週見效。

養生藥膳

安胎

白朮鯽魚粥：白朮 10 克，鯽魚 100 克，白米 30 克，糖適量。鯽魚去雜，洗淨切片。白朮洗淨先煎汁 100 毫升，然後將魚、白米煮粥，粥成時加入藥汁和勻，加糖調味。

桂枝

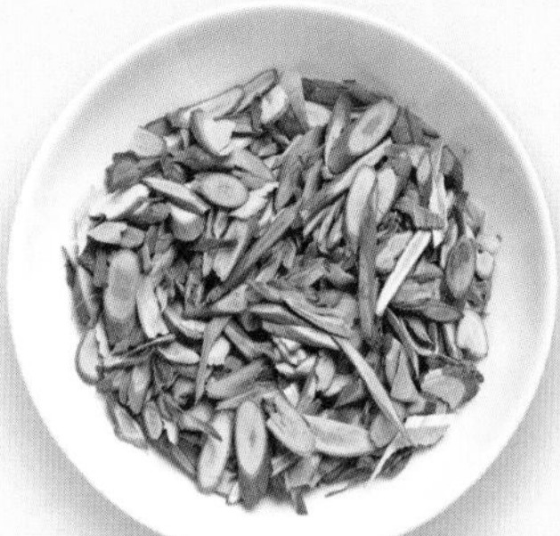

《本草綱目》記載：桂枝可去傷風頭痛，開腠理，解表發汗，去皮膚風濕。

釋　名　又名柳桂、肉桂枝。

性味歸經　性溫，味辛、甘，入心、肺、膀胱經。

主　治　發汗解肌，溫經通脈，主治風寒表證、肩背肢節酸疼、胸痺、閉經等症。

小偏方大功效

1 **凍瘡**：桂枝 60 克，加清水 100 毫升，大火煎 10 分鐘後待溫，浸洗患處，每次 10~15 分鐘，每日早晚各 1 次。至痊癒為止。

2 **益氣養血、活血通絡**：丹參、葛根、黃耆、大棗各 18 克，桂枝、甘草（炙）各 6 克，赤芍、當歸、羌活各 12 克，白芷、地龍各 9 克。水煎服，每日 1 劑。

養生藥膳

養血活血

桂枝燉羊肉：桂枝、當歸各 15 克，羊肉 500 克，乾薑 10 克，鹽、糖、黃酒各適量。將羊肉切塊放砂鍋內，加桂枝、當歸、乾薑及鹽、糖、黃酒、清水，用小火燉煮，熟爛後服食。每日 1~2 次，連服 7~10 天。

溫經散寒、活血止痛

桂枝大棗湯：桂枝 10 克，大棗 10 個，山楂 15 克，紅糖 30 克。將桂枝、大棗、山楂水煎取汁，加入紅糖煮沸後趁熱飲服，每日 2 次。

補骨脂

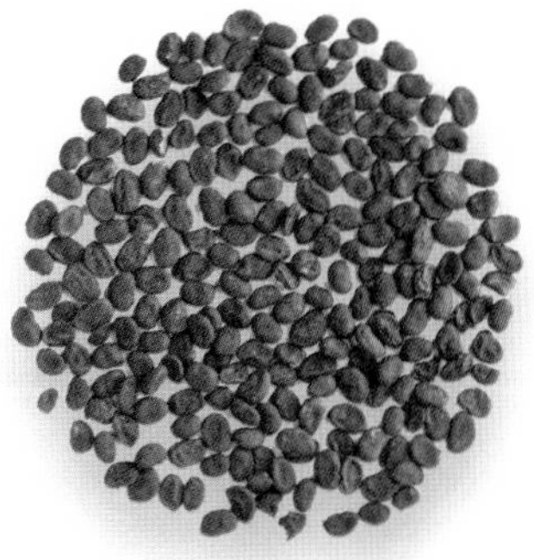

《本草綱目》記載：補骨脂可治腎瀉，通命門，暖丹田，斂精神。

釋名	又稱破故紙、婆固脂、胡韭子。
性味歸經	性溫，味苦、辛，入腎、脾經。
主治	溫腎助陽，止瀉，用於陽痿遺精、腰膝冷痛、腎虛遺尿，外用治白癜風、斑禿。

本草附方

1 **治腎虛腰痛：**補骨脂 1 兩，炒為末。溫酒服 3 錢。

2 **治小兒遺尿：**補骨脂適量，炒過，研為末，每夜用開水沖服 5 分。

小偏方大功效

1 **溫養脾胃：**補骨脂 12 克，肉豆蔻、五味子、吳茱萸各 6 克。水煎服。

2 **滋補肝腎、強身健體：**製首烏 300 克，菟絲子 2,400 克，補骨脂 25 克，茶葉適量。將前三味藥研細末貯存於瓷罐中，每次取 40~60 克，加適量茶葉，放進杯中用沸水沖泡後頻飲。

養生藥膳

用於骨質疏鬆症食療

加味板栗燉牛肉：牛肉 500 克，板栗 100 克，大棗 20 個，補骨脂 15 克，蔥花、薑末、醬油、鹽適量。將補骨脂水煎 2 次，合併藥液 500 毫升。牛肉洗淨切塊，加蔥花、薑末、醬油略煸後，放入鍋中，加補骨脂煎液、去殼板栗、大棗，小火燉至熟爛後加鹽調味。

桑椹

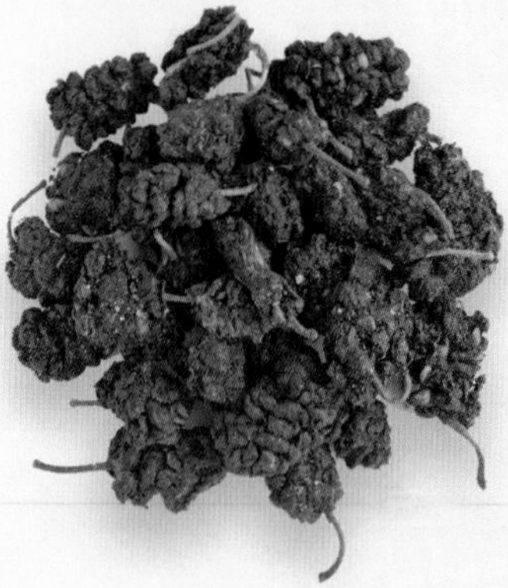

《本草綱目》記載：桑椹可治傷中，五勞六極，消瘦，脈細弱，可補虛益氣、去肺中水氣、唾血熱渴等。

釋　名　又叫桑果、桑棗。

性味歸經　性寒，味甘，入肝、腎經。

主　治　補血滋陰，生津潤燥，用於眩暈耳鳴、心悸失眠、鬚髮早白、津傷口渴、血虛便祕等。

本草附方

治結核：用黑熟的桑椹，取汁，熬成膏。每服1匙。白米湯調服。

小偏方大功效

1 **貧血**：桑椹60克，桂圓肉適量。燉爛食，每日2次。

2 **便祕**：桑椹30克，蜂蜜適量。水煎服，每日1次。

3 **補腎安神**：桑椹榨汁，小火煮至黏稠時，加入蜂蜜適量攪勻，同熬至膏狀，冷卻裝瓶。每日早晚各服1次。

養生藥膳

涼血滋陰

桑椹燉烏雞：桑椹、熟地黃各30克，紫草、側柏葉各10克，丹皮5克，烏雞1隻。將烏雞去毛、皮及內臟，其他藥料洗淨，放入烏雞腹腔裡，用線或繩捆紮好，放入鍋中，加清水適量，煮至烏雞肉熟爛，調味即可。

紅花

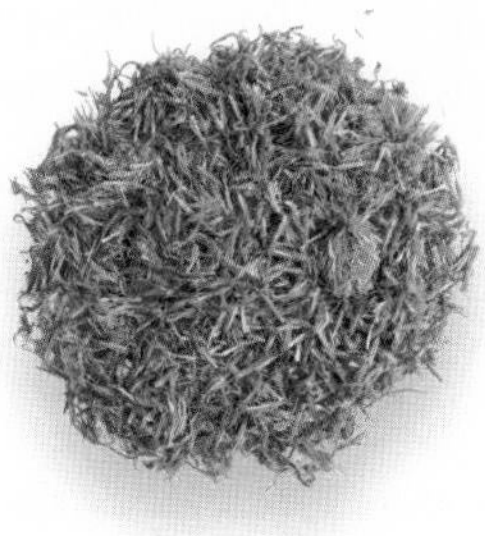

《本草綱目》記載：紅花可活血潤燥，止痛，散腫，通經。

釋名 又稱紅藍花、黃藍。

性味歸經 性溫、味辛，入心、肝經。

主治 活血通經，祛瘀止痛，主治閉經、經痛、產後瘀阻腹痛、跌打損傷、關節疼痛、中風偏癱、斑疹等。

本草附方

1 **治一切腫疾**：用紅花熟搗取汁服。

2 **治產後血暈**：用紅花1兩研細，分作2服，每服以酒2碗煎成1碗送下。

小偏方大功效

理氣活血、調經養血：桃仁30克，紅花20克，丹參、月季花各15克，米酒1,500毫升。將上述四味藥材研成細末，裝入紗布袋內，放進乾淨的器皿中，倒入米酒浸泡，封口，3~7日後開啟，去掉藥袋，澄清後即可飲用。每次15~30毫升，每日2次，將酒溫熱空腹服用。

養生藥膳

活血養血

三七紅花煮鴿蛋：紅花5克，鴿蛋200克，三七3克，鹽、蔥末、薑末各適量。把三七研成細粉，紅花洗淨，鴿蛋煮熟去殼。鍋內放入適量水，放入以上材料同煮25分鐘，加鹽調味即可。

活血通經

紅花粥：紅花6~10克，白米50~100克，桃仁10~15克，紅糖適量。先將桃仁搗爛如泥，與紅花一併煎煮，去渣取汁，同白米煮為稀粥，加紅糖調味。

川芎

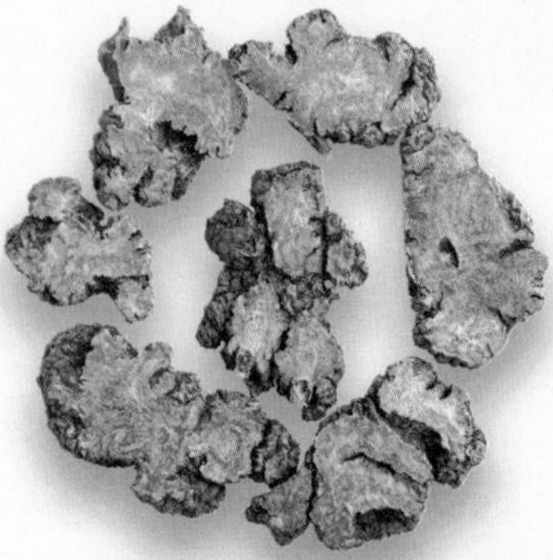

《本草綱目》記載：川芎可燥濕，止瀉痢，行氣開鬱。

釋　名　又名撫芎、小葉川芎。

性味歸經　性溫，味辛，入肝、膽、心經。

主　治　活血行氣，祛風止痛，用於月經失調、閉經經痛、跌撲腫痛、頭痛、風濕痺痛。

本草附方

治風熱頭痛：川芎 1 錢，茶葉 2 錢。飯前熱服。

小偏方大功效

1 **偏頭痛**：川芎 200 克，用米酒 500 毫升浸泡 3 個月。每日 3 次，服用 5~6 日即可見效。

2 **骨質增生**：川芎適量，研為粉末，熱敷患處，一般敷 1~3 次就能減輕症狀。

3 **預防中風**：地龍、川芎、赤芍、牛膝、丹參各 10 克。水煎服，每日 2 次，每次 150 克。

養生藥膳

活血滋陰，適用於女性血虛頭暈

川芎鴨：川芎 5 克，鴨肉 200 克，薑絲、鹽、植物油各適量。鴨肉洗淨，剁塊。鍋中放油燒熱後，爆香薑絲，接著放入鴨塊略炒，加水適量，放入川芎，以小火燉 1 小時，最後加鹽調味。

川貝母

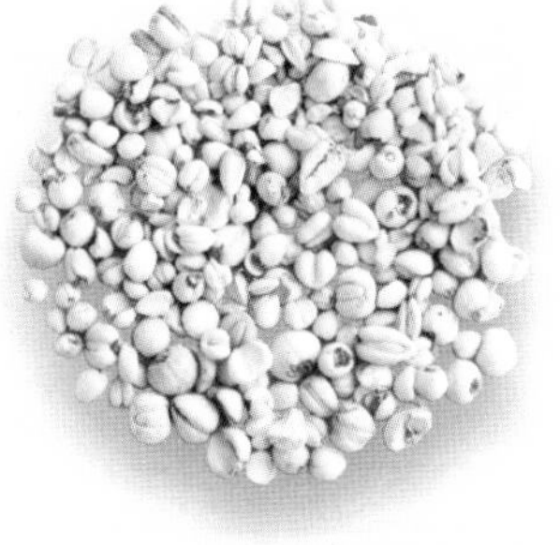

《本草綱目》記載：川貝母主治傷寒煩熱、咳嗽止氣、安五臟、利骨髓、消痰潤心肺，有消炎退腫、治療痛癧腫毒等功效。

釋　名　又名勤母、苦菜、苦花、空草、藥實。

性味歸經　性微寒，味甘、苦，入肺、心經。

主　治　清熱潤肺，化痰止咳，主治肺熱燥咳、乾咳少痰、陰虛勞咳等等。

本草附方

1 **治乳汁不下：**川貝母、知母、牡蠣粉各等分，研為細末。每次服2錢，用豬蹄湯調服。

2 **治紫斑、白斑：**貝母、南星各等分研為末。生薑帶汁調藥搽癜上。

小偏方大功效

1 **小兒咳嗽：**川貝母6克，梨1個，冰糖適量。將川貝母碾粉，梨去皮、核，切小塊後放入碗內，加川貝母、冰糖拌勻，置鍋內隔水燉熟。分3次服。

2 **清熱潤肺：**將川貝母研末，取川貝粉5~10克，加冰糖30~50克，開水沖服。

養生藥膳

清熱化痰

貝母燉排骨：川貝母10克，排骨320克，大棗10個，薑片、鹽各適量。將川貝母泡水約10分鐘，大棗洗淨。將排骨洗淨後汆一下，再撈出。將所有材料放入燉盅裡，加入熱水，放入蒸籠或蒸鍋中蒸1.5小時，再加鹽調味。

清熱潤肺

貝母米粥：川貝母5~10克研末，白米60克，冰糖適量。先用白米煮粥，待八、九分熟時，加入川貝母粉末，再煮至熟。服用時加入適量冰糖。

胖大海

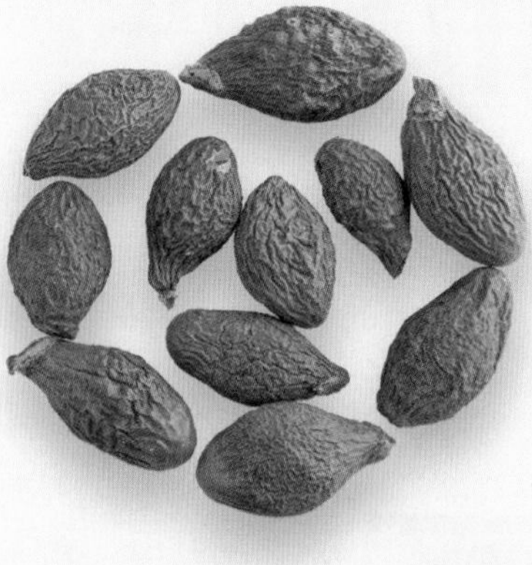

《本草綱目》記載：胖大海可清熱、潤肺、利咽、解毒。

釋　名　又名大海、大海子、大洞果、大發、通大海。

性味歸經　性寒，味甘，入肺、大腸經。

主　治　清熱潤肺，利咽解毒，潤腸通便，用於肺熱聲啞、乾咳無痰、咽喉乾痛、熱結便祕、頭痛目赤等。

小偏方大功效

1 **便血**：胖大海數枚，開水泡發，去核，加冰糖調服。

2 **清肺利咽、滋陰生津**：胖大海5枚，生地12克，冰糖30克，茶適量。將上述材料放於熱水瓶中，沸水沖泡半瓶，燜15分鐘左右，代茶飲。每日2~3劑。

養生藥膳

清咽利喉，用於慢性咽炎

大海白木耳羹：胖大海3枚，白木耳60克，蜂蜜適量。白木耳放涼水中泡6小時，放鍋中，加水適量。大火煮至上汽後，轉小火煮40分鐘；關掉10分鐘後打開鍋蓋，放入胖大海，再加蓋煮5分鐘。喝的時候，調入蜂蜜。

清熱解毒，用於慢性咽炎

銀翹大海飲：胖大海3枚，金銀花、連翹各9克，冰糖適量。先將金銀花、連翹放鍋中，加300毫升水，煮至200毫升時，放入胖大海，燜30分鐘後，放冰糖飲用。

天門冬

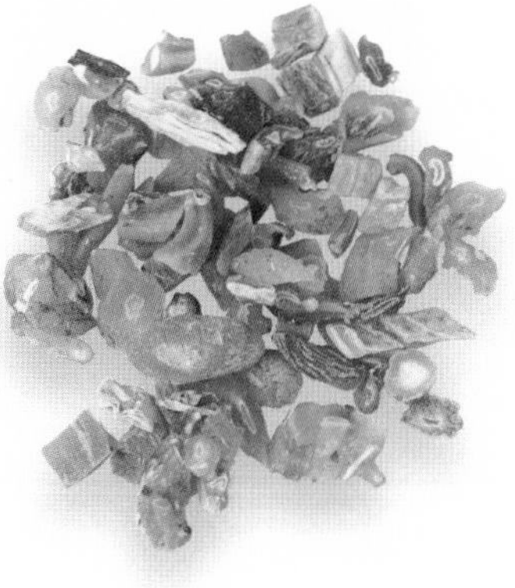

《本草綱目》記載：天冬可清熱，通腎氣，潤五臟，補五勞七傷。治吐血咳嗽，化痰潤燥，滋陰，降火。

釋　　名　又名天冬，為百合科植物天門冬的塊根。

性味歸經　性寒，味鹹，入肝、腎經。

主　　治　養陰生津，潤肺清心，用於肺燥乾咳、虛勞咳嗽、津傷口渴、心煩失眠、腸燥便祕等。

本草附方

治咳嗽咯血：天門冬 100 克，阿膠、杏仁、川貝母、茯苓各 50 克。加水煎取濃汁，加入約等量煉蜜攪勻，煮沸即成。每次吃 1 匙。

小偏方大功效

1 **便祕**：天門冬 15 克，白米 100 克，冰糖適量。天門冬煎水取汁，入白米煮粥，將熟時放入冰糖煮至粥熟。

2 **養心祛煩**：天門冬、麥冬各 15 克，水楊柳 9 克。水煎服。

養生藥膳

養陰清熱

天門冬枸杞子燉豬肺：天門冬 20 克，豬肺 250 克，枸杞子、玉竹各 15 克。豬肺洗淨切塊，天門冬、枸杞子、玉竹洗淨。把全部材料放入鍋內，加清水適量，大火煮沸後，小火煮 1~2 小時，加鹽調味即可。

益肝補腎

天門冬黑豆粥：天門冬、黑豆、黑芝麻各 30 克，糯米 60 克，冰糖適量。將天門冬、黑豆、黑芝麻及糯米洗乾淨，放入鍋中，加水適量，同煮成粥。待粥將熟時，加入冰糖，再煮 1~2 沸即可。

柏子仁

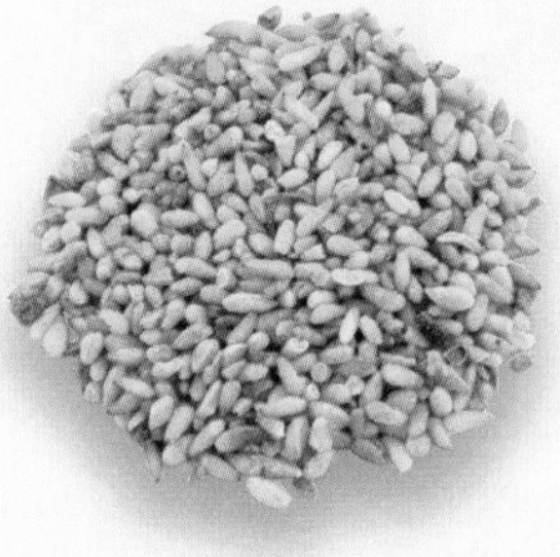

《本草綱目》記載：柏子仁，性平而不寒不燥，味甘而補，辛而能潤，其氣清香，能透心腎，益脾胃，蓋上品藥也，宜乎滋養之劑用之。

釋　名　又名柏仁、柏子、柏實、側柏仁。

性味歸經　性平，味甘，入心、腎、大腸經。

主　治　養心安神，潤腸通便，用於虛煩不眠、驚悸怔忡、腸燥便祕等證。

小偏方大功效

1 **便祕**：柏子仁 15 克，沸水沖泡。每日 1 劑，代茶頻飲。

2 **失眠**：將柏子仁 150 克洗淨，晒乾，微炒後研末即成。睡前吞服 10 克。

3 **潤腸通便**：甜杏仁、松子仁、大麻子仁、柏子仁各 10 克，搗爛，加開水 500 克沖泡代茶飲。

養生藥膳

養心安神

柏子仁養心湯：柏子仁 15 克、酸棗仁 13 克、炙北沙參 8 克、遠志 8 克、茯神 13 克、五味子 3 克、生地 13 克、黨參 13 克，豬心半個。將豬心入沸水略汆，沖淨，與其他材料同放入煲內，加適量清水煲約 2 小時，加鹽調味即成。

益脾補胃、潤腸通便

柏子仁安神粥：熟半夏 25 克，柏子仁 13 克，酸棗仁 5 克，香菇 5 朵，裡脊肉 50 克，白米 50 克，醬油、澱粉、香油各適量。熟半夏泡軟，切碎；柏子仁、酸棗仁洗淨；香菇洗淨，泡軟切絲；裡脊肉切絲，加醬油、澱粉、香油拌勻。白米洗淨，加熟半夏煮粥，加入香菇絲、肉絲，煮至肉熟，加柏子仁粉、棗仁粉拌勻。

紫蘇

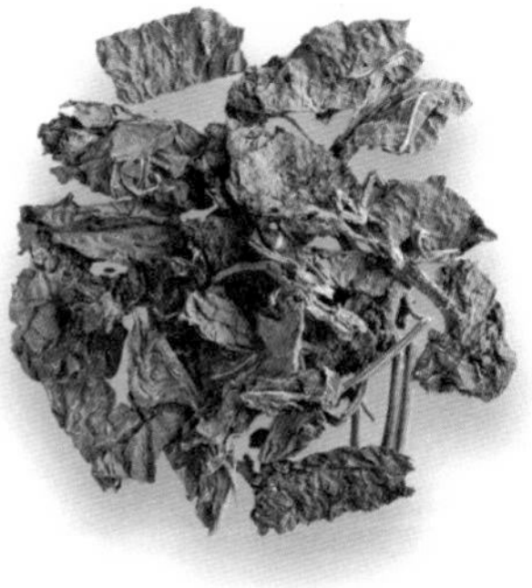

《本草綱目》記載：紫蘇可主治下氣，除寒溫中，益五臟，補虛勞，潤心肺。

釋名	又名赤蘇、桂荏。
性味歸經	性溫，味辛，入肺、脾經。
主治	下氣清痰，潤肺寬腸，治咳逆、痰喘、氣滯、便祕。

小偏方大功效

1 **感冒**：紫蘇15克，加沸水適量沖服，代茶飲之，每日2次，一般用藥3~5日。

2 **降氣消痰、止咳平喘**：白芥子6克，紫蘇、萊菔子各9克，將上述藥材搗碎，用紗布包好，煎湯頻服。

3 **感冒**：紫蘇15克，加沸水適量沖服，代茶飲之，每日2次，一般用藥3~5日。

養生藥膳

袪瘀血、通便祕

紫蘇桃仁粥：紫蘇10克，桃仁3克，白米50克，鹽適量。將紫蘇去雜質，洗淨、烘乾，研成細末；桃仁去雜質，洗淨；白米淘洗乾淨。把白米放入鍋內，加水600毫升，放入桃仁，用大火燒沸，小火燉煮至八分熟時，加入紫蘇、鹽攪勻，繼續煮至粥熟即成。

陳皮

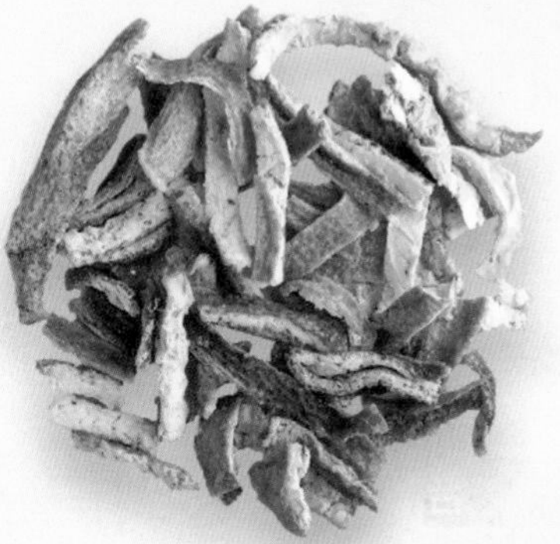

《本草綱目》記載：陳皮主氣滯、消食、破積結和膈氣，消乳腫，疏肝膽，瀉肺氣。

釋名 又名橘皮、貴老、紅皮、黃橘皮。

性味歸經 性溫，味辛、苦，入脾、肺經。

主治 理氣調中，燥濕化痰，用於胸腹脹滿、不思飲食、咳嗽痰多。亦解魚、蟹毒。

本草附方

化食消痰：用陳皮半兩微熬，研成末，水煎後代茶細細飲服。

小偏方大功效

1 **腸胃不適、口臭**：陳皮9克，每日2次水煎服。15天為一個療程。

2 **乳腺炎**：陳皮、薄荷葉各60克，加水4大碗，熬湯至2大碗，去渣後用乾淨毛巾浸湯，熱敷患處，每日早晚各熱敷1次。

3 **健胃消食**：陳皮9克，桂枝、炒麥芽各15克，水煎服。

養生藥膳

健脾暖胃

陳皮鯽魚：陳皮10克，鯽魚250克，薑片、蔥段、胡椒、料酒、醋、鹽、雞精各適量。將陳皮泡開，洗淨，切絲；鯽魚去鱗雜，洗淨。將陳皮、薑片、胡椒、蔥段放入魚腹內，然後將鯽魚放碗中，上面擺上薑片，再加入料酒、醋、鹽、雞精，隔水燉熟後服食。

香附

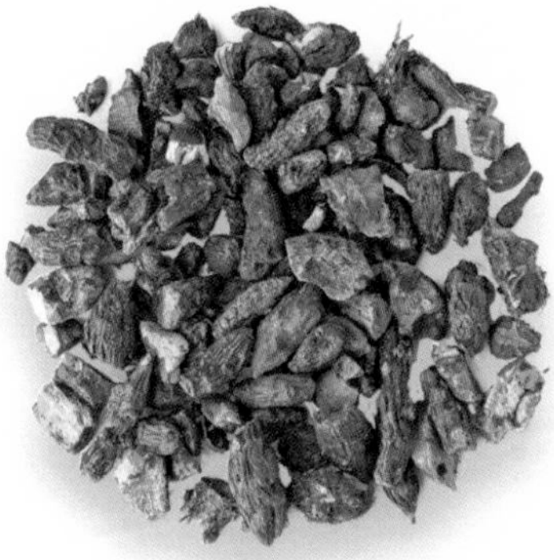

《本草綱目》記載：香附可調血中之氣，開鬱，寬中，消食，止嘔吐。

釋　　名　又稱香頭草、回頭青、雀頭香、雷公頭。

性味歸經　性平，味辛、微苦，入肝經。

主　　治　理氣解鬱，用於肝氣鬱結之胸脅及胃腹脹痛、月經失調、經痛。

本草附方

治跌打損傷：炒香附4錢，薑黃6錢。共研細末。每日服3次，每次服1錢。

小偏方大功效

1 **疏肝解鬱：**香附30克，桃仁20克，黃酒250毫升。將二味藥材洗淨，浸泡黃酒中3天，每次服15~30克，日服2次。

2 **安神止痛：**香附6克，川芎30克，共炒後研末，每日2次，每次6克，以茶水送服。

養生藥膳

活血調經

玫瑰香附豬肝湯：香附5克，豬肝300克，乾玫瑰花7朵，蔥段、薑片、橄欖油、澱粉、鹽、料酒各適量。豬肝洗淨切片，加少許澱粉拌勻。香附洗淨，與玫瑰花一起，加3碗水，煮約5分鐘出味後熄火，去渣留湯。湯汁煮滾，滴數滴橄欖油，入豬肝片、蔥段、薑片，快火煮熟，加鹽、料酒調味即可。

佛手

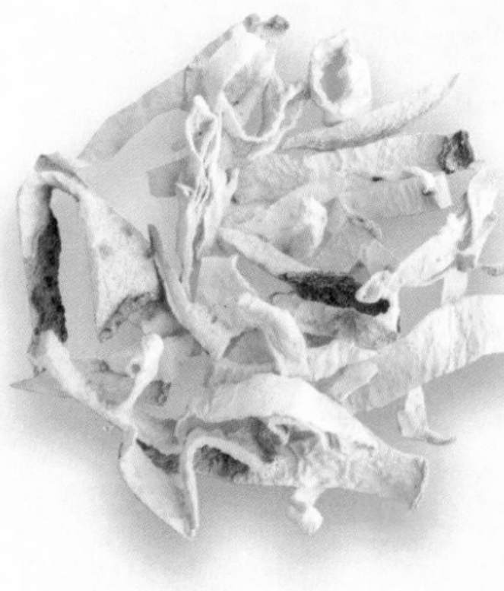

《本草綱目》記載：佛手煮酒飲，治痰氣咳嗽。煎湯，治心下氣痛。

釋　名　又名九爪木、五指橘、佛手柑。

性味歸經　性溫，味辛、苦，入肝、脾、胃、肺經。

主　治　舒肝理氣，和胃止痛，用於肝胃氣滯、胸脅脹痛、胃脘痞滿、食少嘔吐。

本草附方

治噁心嘔吐：佛手 15 克，陳皮 9 克，生薑 3 克，水煎服。

小偏方大功效

1 **咳嗽**：佛手 6~9 克，加清水 200 毫升煎為 100 毫升，每日 1 次服用。連續用藥 5~7 日。

2 **咽喉梗塞不暢**：佛手 30 克，用白酒泡於碗內，放在鍋內隔水蒸 1.5 小時，取出後覆蓋上一層白糖。稍涼片刻，吃佛手，酒適量飲。

養生藥膳

行氣強身

佛手瓜炒魷魚：佛手 300 克，魷魚 1 條，豬肉 50 克，甜椒 1 個，蔥白、鹽、料酒、澱粉、胡椒粉、香油、植物油各適量。將發好的魷魚切絲，浸入料酒中；豬肉去脂肪切絲，放入料酒、澱粉、鹽醃泡；佛手洗淨，切成細絲；甜椒洗淨、去子，切絲；蔥白切斜片。鍋中放油燒熱後，放入豬肉煸炒，變色後取出待用；鍋中再放油燒熱後，放入蔥片、魷魚、佛手、甜椒翻炒，加入肉、鹽拌勻，撒入胡椒粉，滴上香油即可。

雞內金

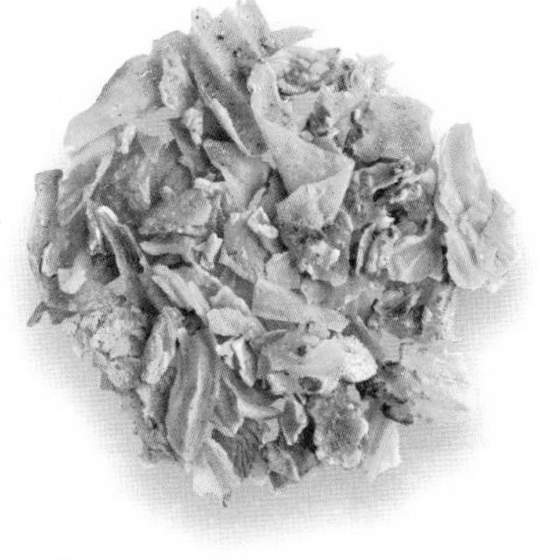

《本草綱目》記載：雞內金可治小兒食瘧，療小便淋瀝、反胃，消酒積，主喉閉，乳蛾，一切口瘡、牙疳諸瘡。

釋　名　指家雞的砂囊內壁。殺雞後，取出雞肫，立即取下內壁，洗淨，晒乾。

性味歸經　性平，味甘，入脾、胃經。

主　治　消積滯，健脾胃，治食積脹滿、嘔吐反胃、瀉痢、營養不良等。

小偏方大功效

小兒積滯：雞內金10個，掰碎成小塊，入鐵鍋中，加半碗乾淨的草木灰，燒成焦黃色，待雞內金上面有小泡時，取出，除出草木灰，晾涼，研成細末，加入適量白糖攪拌，分為10包，小兒日服2包，分上、下午服之。用此法治療小兒積滯有特效，一般服藥1週後，病情全無。

養生藥膳

養胃健脾

雞內金陳皮粥：雞內金6克，陳皮3克，砂仁15克，白米30克，白糖適量。雞內金、陳皮、砂仁研末，白米洗淨煮粥，粥成入藥末，加白糖食用。

活血通經、健胃消食

糯米內金粥：雞內金15克，山藥45克，糯米50克。先以小火煮雞內金1小時，加入糯米及山藥再煮成粥。每日分2次服。

麥芽

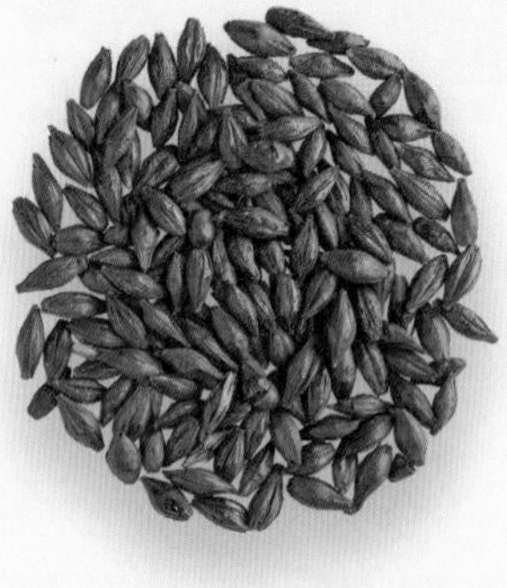

《本草綱目》記載：麥芽，但有積者能消化，無積而久服，則消人元氣也。

釋　名　植物大麥的成熟果實經發芽乾燥而得。

性味歸經　性平，味甘，入脾、胃、肝經。

主　治　消食，和中，下氣，治食積不消、脘腹脹滿、食欲不振、嘔吐泄瀉、乳脹不消。

小偏方大功效

1 **產後乳脹**：麥芽適量，用小火慢炒至金黃色，研為藥末，每次25克，以溫開水沖服，每日2次。一般用藥3日見效，宜用藥至症狀消失為止。

2 **降脂消脹**：麥芽15克，穀芽7克，陳皮5克，冰糖少許。水煎服。

3 **消食化積**：麥芽15克，沙棘果、山楂各10克。水煎服。

4 **開胃健胃**：穀芽、麥芽、蓮子肉各15克，山藥10克。水煎服，每日3次。

養生藥膳

健脾開胃、消食導滯，適用於小兒消化不良

麥芽山楂蛋羹：麥芽、山藥各15克，山楂20克，雞蛋2個，澱粉適量。將麥芽、山楂、山藥洗淨，放入鍋內，加清水適量，煮1小時左右，去渣取汁；雞蛋打散，澱粉用水調成糊狀。將藥湯煮沸，加入雞蛋液及澱粉糊，邊下邊攪拌，加適量鹽調味即可。

薄荷

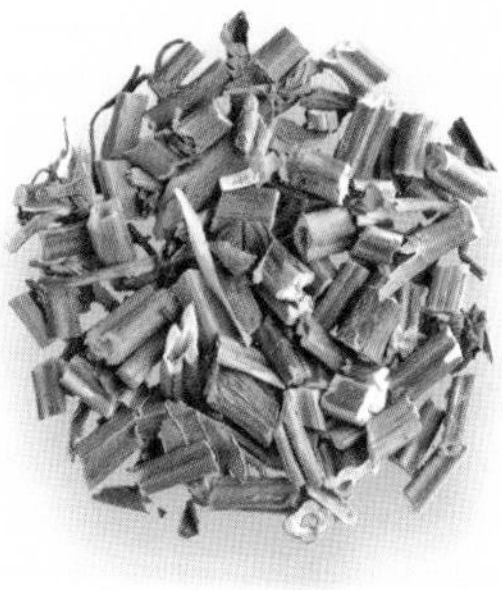

《本草綱目》記載：薄荷可治惡氣心腹脹滿，宿食不消，下氣。除勞氣，解勞乏，使人口氣香潔。

釋名	也稱蕃荷菜、南薄荷、金錢薄荷。
性味歸經	性涼，味辛，入肺、肝經。
主治	疏風散熱，解毒，治外感風熱、頭痛、目赤、咽喉腫痛、食滯氣脹、口瘡、牙痛等。

本草附方

治腹瀉便血不止：用薄荷葉煎湯常服。

小偏方大功效

1 **慢性蕁麻疹**：薄荷 15 克，桂圓乾適量。二者加清水 400 毫升煎至 200 毫升，過濾後飲用。

2 **清熱解暑**：薄荷 8 克，滑石、甘草各 5 克。共研為細末。每次 5 克，每日 2 次以溫開水沖服。對中暑引起的煩渴、頭暈等症狀，一般用藥 1~2 日即見效。

養生藥膳

清火解暑

薄荷雞絲：雞脯肉 150 克，薄荷 10 克，雞蛋 1 顆，澱粉、蔥花、薑末、鹽、料酒、植物油各適量。將雞脯肉洗淨，切成細絲；雞蛋打散，雞絲加蛋清、澱粉、鹽拌勻；薄荷洗淨，切片。將拌好的雞絲倒入五分熱的油鍋過油，備用；另起鍋，加底油，下蔥花、薑末，加料酒、薄荷、雞絲、鹽略炒片刻即可。

荊芥

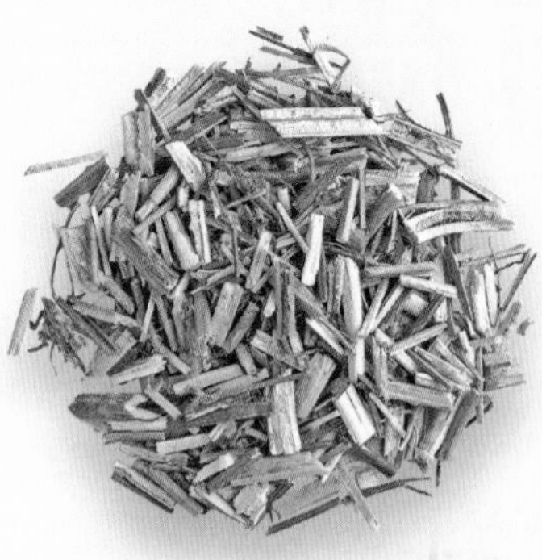

《本草綱目》記載：荊芥能散風熱，清頭目，利咽喉，消瘡腫。

釋　名	也稱假蘇、薑芥。
性味歸經	性微溫，味辛，入肺、肝經。
主　治	解表散風，透疹，用於感冒、頭痛、麻疹、風疹等。

小偏方大功效

1 **流行性腮腺炎：**荊芥 9 克，加清水 1,000 毫升，煎至 300 毫升後濾出藥渣，藥液裝入保溫瓶內，為 1 日量，多次飲之。外用醋浸紗布敷患處，每日換 3~4 次。治療 3 日可癒。

2 **解表散風：**荊芥、防風、人參、羌活、獨活、前胡、柴胡、桔梗、枳殼、茯苓、川芎、甘草各 3 克。水煎。飯後 1 小時服。

養生藥膳

理血、止痛

涼拌荊芥：鮮荊芥 100 克，薑絲、蔥末、蒜末、香油、醋、醬油、鹽各適量。將荊芥洗淨切段。荊芥入盤，放入薑絲、蒜末、香油、醋、醬油、鹽，拌勻即成。

辛溫解表

荊芥生薑粥：乾荊芥 5 克，淡豆豉 6 克，薄荷 3 克，白米 70 克，薑片、白糖適量。將薄荷、淡豆豉、荊芥、薑片，大火煎煮 6 分鐘左右，去渣取汁。將白米洗好放入鍋裡，加適量清水煮粥，待到八分熟時，改用小火，將藥汁倒入粥裡，用小火再煮至粥熟。根據口味調入適量白糖。

海馬

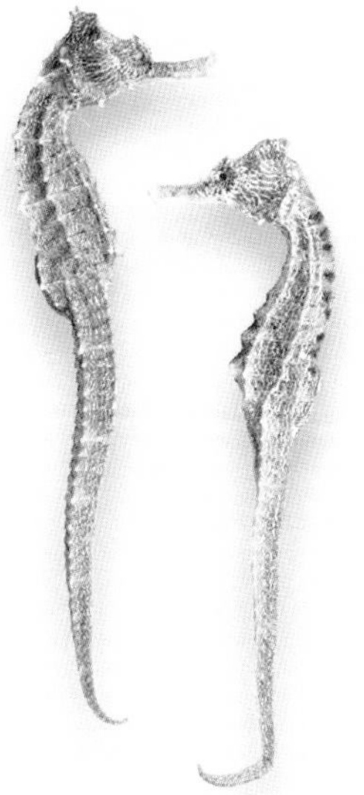

《本草綱目》記載：海馬可暖五臟，壯陽道，消瘕塊，主治瘡瘍腫毒。

釋　名　又稱水馬。

性味歸經　性溫，味甘，入肝、腎經。

主　治　升陽解肌，透疹止瀉，除煩止溫，治傷寒、溫熱頭痛項強、煩熱消渴、泄瀉、痢疾、耳聾等。

小偏方大功效

1 **腎虛陽痿**：海馬研細末，每次1~2克，黃酒送服，每日2~3次。

2 **滋補溫內**：用海馬配核桃仁、黃耆、黨參、山藥、大棗、枸杞子和雞肉，燉湯食用。

養生藥膳

壯陽益精

海馬熟地燉羊肉：海馬5條，羊肉400克，熟地25克，薑5片，鹽適量。將上述材料洗淨。羊肉去脂肪、洗淨，切塊，與海馬、熟地、薑放入鍋內，加水適量，加蓋隔水燉3小時。食用時加鹽調味。

溫中補陽

海馬蒸童子雞：海馬10克，蝦仁12克，童子雞1隻，蔥段、薑末、鹽、雞精、料酒、清湯各適量。童子雞去毛雜，洗淨；海馬、蝦仁泡開、洗淨，擺放在童子雞身上，加適量蔥段、薑末、鹽、雞精、料酒、清湯，上籠蒸熟即可。

鬱金

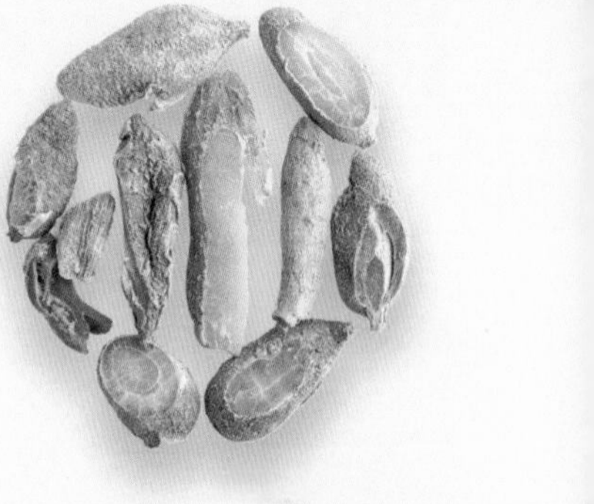

《本草綱目》記載：鬱金可血積下氣，生肌止血，破惡血，血淋尿血，金瘡。

釋　名　又稱薑黃、毛薑黃。

性味歸經　性涼，味辛、苦，入心、肝、膽經。

主　治　行氣解鬱，涼血破瘀，治胸腹脅肋諸痛、熱病、吐血、尿血、婦女倒經、黃疸。

本草附方

1 **治鼻血**：將鬱金研細，水服2錢，不癒，再服一次。

2 **治痔瘡腫痛**：將鬱金研細，加水調勻搽患處。

小偏方大功效

1 **肺結核咳血**：鬱金適量，用清水洗淨，加入少量清水磨汁，用消毒棉團，蘸藥液擦洗背部，每日2次，每次10分鐘，一般用藥3日為一個療程，用藥1~2日見效。

2 **吐血、鼻出血**：鬱金適量研為細末，每次6克，溫開水送服，每日2~3次。一般用藥1~2日見效。

養生藥膳

理氣活血

鬱金荷葉粥：鬱金15克，白米100克，桂枝30克，荷葉20克，冰糖適量。將白米、桂枝、荷葉洗淨。把一整張荷葉撕成小塊，放入開水中煎煮，放入鬱金，攪拌一下，讓它們徹底浸泡在水中，用大火煮10分鐘左右。把煮透的荷葉和鬱金都撈出來；把桂枝、白米和冰糖放進用荷葉和鬱金熬出的湯汁裡，大火煮20分鐘，再換小火煮10分鐘即可。

桔梗

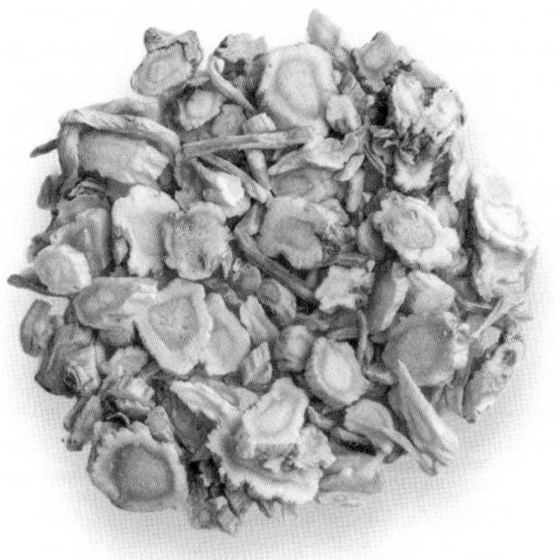

《本草綱目》記載：桔梗利竅，除肺部風熱，清利頭目咽嗌、胸膈滯氣及痛，除鼻塞。

釋　　名　又稱白藥、梗草。

性味歸經　性平，味甘、苦，入肺經。

主　　治　宣肺利咽，祛痰排膿，用於咳嗽痰多、胸悶不暢、咽痛、音啞等。

本草附方

1 **治傷寒腹脹**：用桔梗、半夏、陳皮各3錢，薑5片，煎水2杯，成1杯時服。

2 **治咳嗽**：用桔梗1兩、甘草2兩，加水3升，煮成1升，溫服。

小偏方大功效

1 **急性咽喉炎**：桔梗60克，加清水200毫升煎為100毫升服，每日1劑，分早晚2次服。一般服1~2劑即可見效。

2 **開宣肺氣**：桔梗、荊芥、紫菀、百部、白前、甘草各3克，陳皮6克。上述藥材研為末，每次服6~9克開水調下。

養生藥膳

疏風清熱、宣肺止咳

桔梗冬瓜湯：桔梗9克，冬瓜150克，杏仁10克，甘草6克，植物油、鹽、蒜末、蔥花、醬油、雞精各適量。將冬瓜洗淨、切塊。鍋中放油燒熱，放入冬瓜煸炒後，加適量清水，下杏仁、桔梗、甘草一併煎煮，至熟後，以鹽、蒜末等調料調味即成。

隨書附贈　非賣品

脾益胃，補肺清熱，祛風勝濕，養顏駐容，輕身延年
丹田、補虛損、開腸胃，其功用在於健脾、和胃、安眠。
下水腫，排除癰腫和膿血。消熱毒，止腹瀉，利小便，除
濕。除煩悶，通氣，健脾胃。芝麻可治療體虛、勞累過度
疏經絡，通血脈，去除頭皮屑，滋潤肌膚。蛤蜊可滋潤
消渴，能開胃。牛奶可養心肺，解熱毒，潤皮膚。冷補
月季可活血，消腫，敷毒。薑可除風邪寒熱，傷寒頭痛鼻
氣喘，止嘔吐，去痰下氣，去水腫氣脹，治時令外感咳嗽
治療肌膚麻木，關節腫痛，腳氣，霍亂大吐，轉筋不止。
補肺清熱，祛風勝濕，養顏駐容，輕身延年。治療體虛

丹田、補虛損、開腸胃，其功用在於健脾、和胃、安眠。
下水腫，排除癰腫和膿血。消熱毒，止腹瀉，利小便，除
渴。除煩悶，通氣，健脾胃。芝麻可治療體虛、勞累過度
疏經絡，通血脈，去除頭皮屑，滋潤肌膚。蛤蜊可滋潤
消渴，能開胃。牛奶可養心肺，解熱毒，潤皮膚。冷補，
月季可活血，消腫，敷毒。薑可除風邪寒熱，傷寒頭痛鼻
氣喘，止嘔吐，去痰下氣，去水腫氣脹，治時令外感咳嗽
治療肌膚麻木，關節腫痛，腳氣，霍亂大吐，轉筋不止。
補肺清熱，祛風勝濕，養顏駐容，輕身延年。治療體虛